儿科住院医师规范化培训
临床思维案例

郑跃杰　王朝霞　主编

SPM
南方传媒

广东科技出版社
全国优秀出版社

· 广 州 ·

图书在版编目（CIP）数据

儿科住院医师规范化培训临床思维案例 / 郑跃杰，王朝霞主编. —广州：广东科技出版社，2023.11

ISBN 978-7-5359-7858-5

Ⅰ.①儿…　Ⅱ.①郑…②王…　Ⅲ.①小儿疾病—病案　Ⅳ.①R72

中国版本图书馆CIP数据核字（2022）第076448号

儿科住院医师规范化培训临床思维案例
Erke Zhuyuan Yishi Guifanhua Peixun Linchuang Siwei Anli

出 版 人：严奉强
责任编辑：严　旻　王　芬
封面设计：集力書装
责任校对：陈　静　廖婷婷
责任印制：彭海波
出版发行：广东科技出版社
　　　　　（广州市环市东路水荫路 11 号　邮政编码：510075）
销售热线：020-37607413
https://www.gdstp.com.cn
E-mail：gdkjbw@nfcb.com.cn
经　　销：广东新华发行集团股份有限公司
印　　刷：广州一龙印刷有限公司
　　　　　（广州市增城区荔新九路43号1幢自编101房　邮政编码：511340）
规　　格：787 mm×1092 mm　1/16　印张18　字数450千
版　　次：2023年11月第1版
　　　　　2023年11月第1次印刷
定　　价：98.00元

《儿科住院医师规范化培训临床思维案例》
编委会

主　　编：郑跃杰　王朝霞

编委会名单：（按姓氏音序排列）

鲍燕敏	操德智	陈　佳	陈杰华	陈冉冉
冯　雪	冯志冠	付　丹	高　镝	高晓洁
苟　静	郭建群	侯丽萍	胡　倩	胡湛棋
黄超颖	黄　璐	黄文献	贾实磊	江静波
姜　曼	雷　旻	黎　萍	李博宁	李　莉
李统慧	李志川	梁芳芳	梁漂红	凌加云
刘春艳	刘　亮	刘　麟	卢志威	路新国
罗序峰	罗　颖	罗智强	南晓娟	齐鸿涛
齐利峰	齐　颖	乾　霞	宋　萍	苏　尉
田树凤	王琳琳	王　卫	王晓东	王玉蕾
王　媛	魏雪梅	温智新	文家伦	翁若航
伍洋子	谢　颖	徐焕丽	杨春兰	杨　慧
杨　芝	叶国嫦	叶园珍	易秋维	余珍珠
张交生	张锐沐	张小玲	钟金花	朱忠生
邹东方				

前　言

死记硬背就能够当好医生？掌握了疾病的知识和基本操作技能就能够"看好"患者？并非如此。除了掌握"三基"（基本理论、基本知识和基本技能以外），还需要对临床收集的资料进行归纳、综合、分析和推理，做出合理的决策，即具备正确的临床思维，才能解决患者的具体诊断和治疗等问题。因此临床思维是住院医师六种胜任力（临床实践技能、专业理论知识、临床思维、医德医风、人际沟通能力、教学和科研意识）之一，而临床案例学习和教学又是建立和培训临床思维的重要途径。

本书以深圳市儿童医院真实病例为基础，覆盖了国家住院医师规范化培训儿科学培训细则中的近90个病种，详细讲述了从"病史、查体、初步诊断和鉴别诊断、初步治疗、进一步检验检查、调整诊断和治疗"的临床诊治过程，方便临床医师进行学习和教学。本书体现了临床思维的循序渐进和动态性特点，通过发挥临床医师的主动思考能力，达到培训临床思维的目的。

郑跃杰

2022年2月

目　录

第一章
儿 童 保 健

第一节 营 养 不 良

【病史题干】

患儿，女，孕31^{+5}周早产，现纠正胎龄24 d，因"体重增长缓慢2周"入院。混合喂养（母乳及早产儿奶粉混合喂养），以早产儿奶粉为主，奶量300 mL/d，有吐奶及呛奶情况，无明显腹胀，无呼吸暂停，无抽搐，无气促，无发绀，睡眠一般，大小便正常。

问题1：针对以上，还应该询问哪些病史？（10分）

答案及评分：

（1）补充现病史：询问喂养方式及吃奶情况（2分）。母乳（亲喂，还是挤出来喂养）多长时间喂奶一次？每次吃多长时间？是否添加配方奶粉？什么时候添加？添加量多少？吃奶吸吮是否有力？一般什么时间吐奶或呛奶？结果：母乳及早产儿奶粉混合喂养，母乳亲喂，一般2～2.5 h/次，每次10～20 min，母乳亲喂后添加早产儿奶粉，每次50～60 mL，吃奶吸吮有力，吃奶后数分钟偶有吐奶及呛奶情况。

（2）补充个人史：出生史（2分）、住院期间主要诊治（2分）、生长发育史（1分）、预防接种史（1分）。结果：患儿母亲是怀孕1次生产1次（G1P1），母孕期无明显异常，因"胎膜早破"孕31^{+5}周顺产出生，出生体重（WT）1.49 kg，出生时羊水清，新生儿评分（Apgar Score）10分，出生后出现腹胀，因"先天性胃壁缺如并穿孔，弥漫性血管内凝血（DIC），动脉导管未闭，早产儿颅内出血（Ⅲ级），新生儿肺炎，血小板减少，右侧腹股沟斜疝，脑积水（轻度），早产儿，败血症"于我院新生儿科住院治疗55 d，术后有喂养不耐受，经治疗后改善，近2周WT增长约0.3 kg，尚未预防接种。

（3）补充家族史：有无传染病接触史（2分）。结果：母亲有葡萄糖-6-磷酸脱氢酶缺乏症（glucose-6-phosphate dehydrogenase deficiency, G-6-PD）俗称蚕豆病，否认传染病接触病史。

【查体题干】

体温（T）37.5 ℃，呼吸（R）30次/min，心率（P）120次/min，WT 3.1 kg，身高

（HT）49.5 cm，头围（HC）36.5 cm，前囟长度2.5 cm，平软，巩膜及面部皮肤无黄染，全身皮肤无出血点及瘀斑。胸廓无畸形，双肺呼吸音粗，未闻及干湿啰音，心音有力，心律齐，心前区未闻及杂音，腹平软，腹部可见手术瘢痕，肝脾肋下未扪及肿大。四肢无畸形，肌张力正常。

问题2：针对以上，还应该补充哪些查体？（10分）
答案及评分：
（1）血压（BP）（2分）。结果：BP 80/50 mmHg。
（2）全身情况（2分）。结果：全身皮肤略显苍白，皮肤松弛，腹壁皮下脂肪薄，约0.5 cm。
（3）腹部体征（2分）。结果：腹部未扪及包块，肠鸣音正常，移动性浊音阴性。
（4）末梢循环（2分）。结果：四肢末梢温暖，毛细血管充盈时间（capillary refilling time，CRT）0.5 s。
（5）神经系统体征（2分）。结果：肌力及肌张力正常。

【前期辅助检查】

腹部X线正侧位片（图1-1）：腹腔大量游离气体。心脏彩超：心房水平左向右分流，左心室整体收缩及舒张功能正常。头颅彩超：早产儿颅内出血（Ⅲ级）。眼底检查：早产儿视网膜病变Ⅰ期。听力筛查：通过。头颅MRI：侧脑室扩大、双侧脑室少量积血，双侧大脑半球脑白质含水量增高，脑白质髓鞘化程度符合足月儿1个月水平；血常规检查提示血红蛋白浓度（Hb）105 g/L。

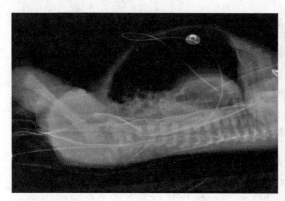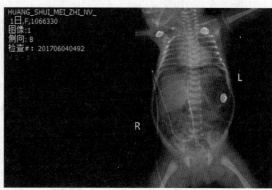

图1-1　腹部X线正侧位片

问题3：初步诊断及其依据。（10分）
答案及评分：
（1）诊断（3分）。①高危儿。②胃穿孔术后。③营养不良。④早产儿视网膜病变。⑤早产儿脑损伤（恢复期）。⑥早产儿贫血。
（2）依据（7分）。①出生时有高危因素，有消化道穿孔，已行手术治疗。②目前HT、WT低于同年龄、同性别儿童-2标准差（standard deviation，SD）水平。③眼底筛查提示早产儿视网膜病变。④头颅彩超及头颅MRI异常。⑤Hb减低。⑥营养不良为中度，判断依据为HT、WT低于同年龄、同性别儿童-3SD～-2SD水平。

问题4：营养不良如何分型及分度？（10分）

答案及评分：

（1）营养不良临床分型（6分）。低体重（low body weight）是指WT低于同年龄、同性别参照人群值的均值–2SD。生长迟缓（growth retardation）是身长（高）低于同年龄、同性别参照人群值的均值–2SD。消瘦（marasmus）是WT低于同性别、同身长（高）参照人群值的均值–2SD。

（2）营养不良分度（4分）。以均值–nSD来决定营养不良的严重程度，"中度"为≤–3SD～–2SD，"重度"为<–3SD。

问题5：如何初步治疗？（10分）

答案及评分：

（1）去除病因（2分）。消化道穿孔已治疗，目前无明显消化道症状及阳性体征，喂养不耐受已改善。

（2）喂养指导（2分）。根据目前年龄，建议继续混合喂养，若以母乳喂养为主，可添加母乳强化剂提高能量；若以配方奶为主，建议早产儿出院后配方奶提高能量，建议奶量150 mL/kg左右。

（3）定期监测（2分）。每周监测WT增长，绘制生长曲线，与同年龄及同性别儿童按世界卫生组织（WHO）标准横向比较，同时监测WT与自身纵向比较，了解WT、HT增长速度。

（4）动态调整营养指导（2分）。每月随访，根据WT、HT增长情况，按照《早产/低出生体重儿喂养建议》指导调整。

（5）纠正贫血（2分）。根据WT补充铁剂。

问题6：需要做哪些进一步检验检查？（10分）

答案及评分：

（1）1月后监测HT、WT、HC（2分）。结果：HT 52 cm，WT 4.5 kg，HC 38 cm，较前明显改善。

（2）1月后监测血常规，了解Hb变化（2分）。结果：Hb 128 g/L。

（3）复查眼底（2分）。结果：早产儿视网膜病变已恢复。

（4）脑损伤方面检查（2分）。结果：运动及肌张力正常，复查头颅MRI较前改善。

（5）完善生化检查（2分）。结果：血钙、血磷、维生素A、25-羟维生素D_3、白蛋白均正常。

问题7：根据检查结果，应做哪些诊断和治疗调整？（10分）

答案及评分：

（1）评估方面（2.5分）。目前营养不良较前改善，继续监测体格生长情况（HT、WT、HC）。

（2）监测神经系统发育情况（2.5分）。如追视、追听、抬头情况，肌张力情况。

（3）治疗方面：①继续母乳及早产儿奶粉强化喂养（2分）。②继续补充铁剂（1分）。③继续补充维生素AD（1分）。④早期干预指导（1分）。

问题8：知识点复习——早产儿营养风险评估。（表1-1，10分）

答案及评分：

（1）根据胎龄及出生体重初步评估（5分）。

（2）根据有无下面条目再次评估，若有相关条目则升到上一级管理（5分）。

表1-1　早产儿出院时营养风险评估

评估项目	高危早产儿	中危早产儿	低危早产儿
胎龄/周	<32	32～34	>34
出生WT/g	<1 500	1 500～2 000	>2 000
宫内生长迟缓	有	无	无
经口喂养	欠协调	顺利	顺利
奶量/mL·（kg·d）$^{-1}$	<150	>150	>150
WT增长/（g·d）$^{-1}$	<25	>25	>25
宫外生长迟缓	有	无	无
营养不良并发症	有	无	无

问题9：知识点复习——营养不良常见并发症。（10分）

答案及评分：

（1）营养性贫血（2分）。以小细胞低色素性贫血最为常见。早期的营养不良常表现为贮存铁消耗，铁缺乏，进而发生贫血。

（2）多种维生素缺乏（2分）。以维生素A缺乏、维生素D缺乏最为常见。

（3）约有3/4的患儿伴有锌缺乏（2分）。

（4）免疫功能低下（2分）。易患各种感染，加重营养不良，形成恶性循环。

（5）营养不良可并发自发性低血糖（2分）。患儿可突然面色灰白、脉搏减慢、呼吸暂停、体温不升，可危及生命。

问题10：知识点复习——早产儿出院后喂养指导流程图。（图1-2，10分）

答案及评分：

（1）进行营养风险筛查评估（2.5分）。

（2）首选母乳喂养，若母乳量不够或由特殊原因导致不能母乳喂养，可添加配方奶喂养（2.5分）。

（3）根据体格生长情况进行个体强化（母乳强化剂或早产儿奶粉）（2.5分）。

（4）连续动态评估，不断调整喂养，个体化指导（2.5分）。

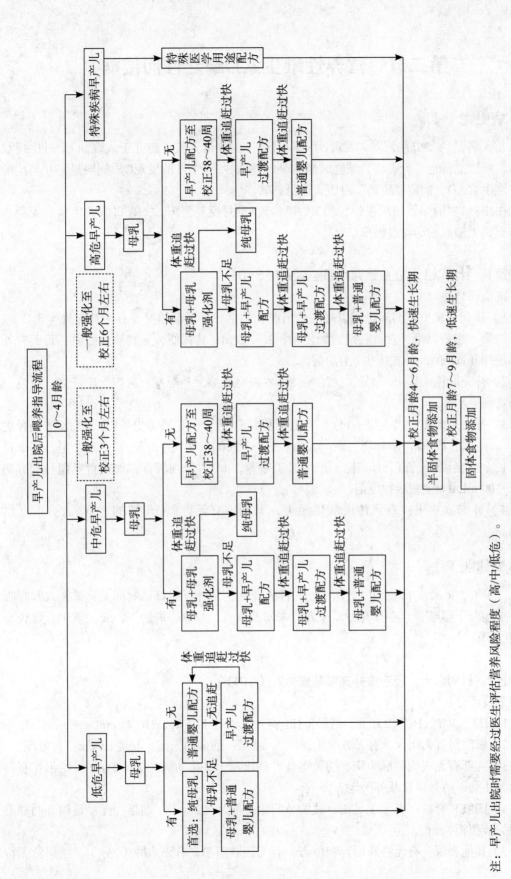

图1-2 早产儿出院后喂养指导流程

注：早产儿出院时需要经过医生评估营养风险程度（高中/低危）。

第二节　营养性维生素D缺乏性佝偻病

【病史题干】

患儿，男，1岁5个月，以"发现O形腿4月余"为主诉入院。患儿于入院前4个月出现双腿不直，可独立行走，行走稳，站立时膝内翻，睡眠少，1个月前发现O形腿明显，在当地医院予"维生素AD、葡萄糖酸钙"口服，未见好转。

既往史：1岁前频繁出现夜惊，约3次/晚。近1个月反复腹泻，一直口服益生菌。无手术和外伤史，无输血和药物过敏史。

问题1：针对以上，还应该询问哪些病史？（10分）

答案及评分：

（1）补充现病史：询问患病以来一般情况，包括户外活动情况及有无补充维生素D（2分）。结果：患病以来，食欲一般，大便稀，2～3次/d，黄稀便，无黏液及脓血；每天户外活动不足30 min，间断补充维生素D滴剂。

（2）补充既往疾病史（2分）。结果：半岁前有夜惊、易激惹、哭闹、出汗多、脱发。无特殊疾病史。

（3）补充个人史：出生史（1分）、生长发育史（1分）、喂养史（1分）、预防接种史（1分）。结果：G1P1，孕40周，顺产，出生WT 3 500 g。3个月抬头，7个月会坐，10个月扶站，12个月会说话，14个月走路。产后人工喂养，4个月添加辅食，现主食米粥、配方奶量200～300 mL/d。全程接种疫苗。

（4）补充家族史：有无传染病接触史，家庭中有无类似O形腿的患者（2分）。结果：无。

【查体题干】

T 37.3 ℃，R 32次/min，P 125次/min，神志清醒，精神反应好，咽部无充血，双肺呼吸音清，未闻及干湿啰音，心音有力，律齐，未闻及杂音，腹软，肝肋下2 cm，质中，缘锐。双下肢O形腿。

问题2：针对以上，还应该补充哪些查体？（10分）

答案及评分：

（1）HT、WT、HC（2分）。结果：HT 84 cm，WT 11.5 kg，HC 48 cm。

（2）前囟门有无闭合，有无方颅（2分）。结果：前囟门未闭，长度1.5 cm，有方颅。

（3）胸部有无鸡胸、漏斗胸、肋骨串珠、郝氏沟（又称肋膈沟）（2分）。结果：有鸡胸，无漏斗胸、肋骨串珠及郝氏沟。

（4）四肢和脊柱：有无手足镯，膝关节间距几厘米（2分）。结果：无手足镯。两腿靠拢，膝关节相距4 cm。

（5）其他表现：有无特殊面容和体态，有无四肢短小，有无水肿（2分）。结果：无特殊面容和体态，无四肢短小，无水肿。

【前期辅助检查】

外院双侧膝关节X线片：双侧膝关节各构成骨质改变，符合佝偻病（早期改变）。25-羟维生素D_3为12.2 ng/mL。

问题3：初步诊断及其依据。（10分）

答案及评分：

（1）维生素D缺乏性佝偻病。依据：①患儿户外活动少，维生素D补充不足，既往有夜惊、易激惹、哭闹、出汗多、脱发（2.5分）。②查体有O形腿，鸡胸，前囟门偏大症状（2.5分）。

（2）疾病分期为激期。依据：①在夜惊、易激惹、多汗等神经精神症状的基础上，出现骨骼的变化，有方颅、鸡胸、O形腿（2.5分）。②双侧膝关节X线片提示双侧膝关节各构成骨质改变，符合佝偻病（早期改变）（2.5分）。

问题4：需要与哪些疾病鉴别？（10分）

答案及评分：

（1）软骨发育不良：患儿为幼儿，出现O形腿，但无四肢及手指短粗、头大、前额突出、腰椎前突、臀部后凸，无家族史，X线检查可以帮助鉴别（3分）。

（2）低磷抗维生素D佝偻病：有佝偻病表现，血磷降低，尿磷增加，为X连锁或常染色体显性遗传，血磷、尿磷、基因检测可帮助鉴别（4分）。

（3）远端肾小管酸中毒：患儿骨骼畸形显著，身材矮小，有代谢性酸中毒，多尿，碱性尿，除低血钙、低血磷、血氨增高，还常有低血钾症状（3分）。

问题5：如何初步治疗？（10分）

答案及评分：

（1）治疗目的：控制活动期，防止畸形发生（3分）。

（2）治疗方法：补充维生素D（4分）。

（3）其他治疗：①注意摄入足够量的配方奶，保证钙的足量摄入。②适量的日照促使皮肤维生素D合成（3分）。

问题6：需要做哪些进一步检验检查？（10分）

答案及评分：

（1）血钙、血磷、碱性磷酸酶（ALP）检测（2.5分）。结果：血钙、血磷降低，碱性磷酸酶增高。

（2）血气分析（2.5分）。结果：无异常。

（3）甲状旁腺激素（PTH）、降钙素检测（2.5分）。结果：甲状旁腺激素增高，降钙素无异常。

（4）数字X线摄影（digital radiography，DR）手正位片（2.5分）。结果：早期佝偻病表现。片中所见左尺桡骨钙化带增宽、模糊，骨小梁较稀疏，左尺桡骨稍呈杯口状，毛刷状改变不明显。

问题7：根据检验检查结果，应做哪些诊断和治疗调整？（10分）

答案及评分：

（1）诊断及鉴别诊断方面（5分）：维生素D缺乏性佝偻病（激期），骨骼X线检查显示长骨干骺端增宽，临时钙化带消失，呈毛刷状或杯口状改变，不符合软骨发育不良、低磷抗维生素D佝偻病和远端肾小管酸中毒。

（2）治疗方面（5分）：激期（中重度）维生素D治疗，口服2 000～4 000 U/d，1个月后改为400 U/d。

问题8：知识点复习——各型佝偻病的实验室检查。（表1-2，10分）

答案及评分：

初期和激期答对各得4分，恢复期答对得2分。

表1-2　各型佝偻病实验室检查结果

不同时期	血钙	血磷	ALP	PTH	25(OH)D$_3$	1, 25(OH)$_2$D$_3$
初期	正常或降低	正常或降低	升高	升高	降低	正常
激期	降低	降低	明显升高	明显升高	明显降低	正常、升高或降低
恢复期	趋于正常	趋于正常	趋于正常	趋于正常	趋于正常	趋于正常

问题9：知识点复习——发生佝偻病的病因有哪些？（10分）

答案及评分：

（1）围生期维生素D不足（2分）。妊娠后期维生素D营养不足，如母亲严重营养不良，患肝肾疾病、慢性腹泻，以及早产、双胎均可使婴儿体内维生素D贮存不足。

（2）日照不足（2分）。因紫外线不能透过玻璃，户外活动少，使内源性维生素D生成不足。大气污染，如烟雾、尘埃可吸收部分紫外线。冬季日照短，紫外线较弱。

（3）生长速度快，需要增加维生素D（2分）。如早产及双胎婴儿出生后生长发育快，需要维生素D多，且体内贮存维生素D不足。婴儿早期生长速度快，也易发生佝偻病。

（4）食物中维生素D不足（2分）。天然食物中维生素D含量少。

（5）疾病影响（2分）。胃肠道或肝胆疾病影响维生素D吸收。肝肾严重损害致维生素D羟化障碍，1, 25(OH)$_2$D$_3$生成不足。

问题10：知识点复习——维生素D缺乏性佝偻病各期临床特点有哪些？（表1-3，10分）

答案及评分：

（1）活动期（5分）。①初期（2.5分）：多于小儿出生后3个月左右起病。主要表现为神经精神症状，常见易激惹、烦躁、睡眠不安、易惊、夜啼、多汗、枕秃等，骨骼改变轻。②激期（2.5分）：除有上述神经精神症状外，骨骼改变加重，出现颅骨软化，方颅，前囟宽大、闭合延迟，出牙延迟、牙釉质缺乏，骨骼畸形如"手镯、足镯"，肋骨串珠，鸡胸或漏斗胸，肋膈沟等。严重者有脊柱后突或侧弯畸形，走路后下肢可见弯曲形成O形腿或X形腿，患儿表情淡漠，免疫功能低下。患儿血钙正常或稍低，血磷减低。钙、磷乘积常低于30，碱性磷酸酶增高。X线检查：长骨干骺端膨大、临时钙化带模糊或消失、有杯口状改变、骨骺软骨盘增宽；骨干弯曲，骨质疏松，有时可见骨折。

（2）恢复期（2.5分）。临床症状减轻或消失。血钙、血磷浓度及碱性磷酸酶水平恢复正常，部分患儿X线检查骨骼异常。

（3）后遗症期（2.5分）。多见于2岁以后。临床症状消失，血生化及骨骼X线检查正常，仅遗留不同程度的骨骼畸形。

表1-3 维生素D缺乏性佝偻病各期临床特点

项目	活动期（5分）		恢复期（2.5分）	后遗症期（2.5分）
	初期（2.5分）	激期（2.5分）		
发病年龄	6个月以内，特别是3个月以内	>3个月		多见于2岁以后的儿童
症状	神经兴奋性增高的表现，如易激惹、哭闹、出汗多、摇头	典型骨骼改变：颅骨软化、方颅、肋骨串珠、手足镯、鸡胸、漏斗胸、膝内翻（O形腿）、膝外翻（X形腿）	症状减轻或接近消失	无临床症状
体征	枕秃	生长发育最快的部位骨骼改变	骨骼改变或无	遗留不同程度的骨骼畸形
骨骼X线	无骨骼病变，骨骼X线检查正常	骨骺端钙化带消失，呈杯口状、毛刷状。骨骺软骨盘增宽（>2 mm），骨质稀疏，骨皮质变薄	长骨干骺端临时钙化带重现，增宽，密度增加，骨骺软骨盘变薄（<2 mm）	长骨干骺端病变消失

第三节 蛋白质-能量营养不良

【病史题干】

患儿，女，5个月，以"WT不增3个月"为主诉入院。患儿于入院前3个月开始WT不增，常有吐奶，每日4～5次，非喷射性，呕吐物为奶液，无发热、咳嗽，无腹胀、腹泻，未治疗。

既往史：平素常患湿疹。无手术和外伤史，无输血和药物过敏史。

问题1：针对以上，还应该询问哪些病史？（10分）

答案及评分：

（1）补充病史：询问喂养情况（2分）。结果：目前普通配方奶喂养，奶量50～60 mL/次，间隔3 h左右喂养1次，每天总奶量约400 mL。未添加辅食。

（2）补充现病史：询问一般情况（2分）。结果：患儿患病以来精神状态良好，睡眠不安稳，食欲稍差，大便1～2次/d，黄色糊状，小便无异常。

（3）补充个人史：出生史（1分）、生长发育史（1分）、预防接种史（1分）。结果：

G2P2，足月顺产，出生WT 3.15 kg。2个月竖头，4个月翻身，现能扶坐。按计划预防接种。

（4）家族史（2分）。结果：家族中无矮小患者，无遗传代谢性疾病史。父亲有过敏性鼻炎病史。

（5）有无智力落后、表情呆滞（1分）。结果：无。

【查体题干】

T 36.5 ℃，R 28次/min，P 126次/min，神志清醒，精神反应好，营养不良貌，全身皮肤黏膜无黄染，颜面可见少许红色皮疹，头颅大小正常，前囟长度1.5 cm，口唇红润，双肺呼吸音清，未闻及干湿啰音，心音有力，律齐，未闻及杂音。腹软，肝肋下2 cm，质地软。神经系统查体未见异常。

问题2：针对以上，还应该补充哪些查体？（10分）

答案及评分：

（1）WT、HT、HC、皮下脂肪厚度（4分）。结果：WT 5 kg、HT 58 cm、HC 40 cm、皮下脂肪厚度0.5 cm。

（2）有无四肢短小、身材是否匀称（2分）。结果：无四肢短小，身材匀称。

（3）全身有无水肿（2分）。结果：无水肿。

（4）其他表现（2分）。结果：皮肤弹性差，肌肉松弛、四肢肌张力正常。

【前期辅助检查】

血常规：红细胞计数（RBC）3.5×10^{12}/L，Hb 100 g/L，平均红细胞体积（MCV）4.6 fL，平均红细胞血红蛋白含量（MCH）21 pg，平均红细胞血红蛋白浓度（MCHC）300 g/L，白细胞、血小板正常。过敏原检测：总IgE＜100 kU/L；牛奶2.17 U/mL↑。

问题3：初步诊断及其依据。（10分）

答案及评分：

（1）蛋白质-能量营养不良。依据：①主诉为3个月体重不增（2分）。②查体有HT、WT不达标，皮下脂肪薄等症状（2分）。病情分度为中度，依据：年龄别体重（-2.09SD）、年龄别身高（-2SD），均在-3SD～-2SD（3分）。

（2）牛奶蛋白过敏。患儿WT增长不理想，进食配方奶有呕吐，平素常患湿疹。过敏原检测：牛奶为阳性结果（3分）。

问题4：需要与哪些疾病鉴别？（10分）

答案及评分：

（1）甲状腺功能减退症（5分）。该病患者具有特殊面容和体态，眼裂小、眼距宽、鼻梁低、舌大常伸出口外、四肢短小、躯干相对较长，头发稀疏，皮肤干、粗糙，可有黏液性水肿，还有表情呆滞、智力低下、肌张力低下，不支持，甲状腺功能检测可以鉴别。

（2）遗传代谢性疾病（5分）。患儿HT、WT不达标，摄入量少，喂养困难，需要排除。但患儿无家族史，无异味，必要时尿筛查和血液串联质谱检测可鉴别。

问题5：如何初步治疗？（10分）

答案及评分：

（1）去除病因治疗（4分）。治疗引起营养不良的原发病。该患儿牛奶蛋白过敏，考虑过敏影响肠道的消化和吸收功能，需要将普通配方奶粉更换为无过敏原的氨基酸奶粉。

（2）一般治疗及加强护理（3分）。监测电解质和血糖，必要时需要补液。补充必要的维生素和矿物质。

（3）保证能量摄入充足，如喂养困难，必要时进行肠内营养治疗（3分）。逐渐增加能量，WT可逐渐加至0.46～0.50 kJ/kg，再个体化调整。

问题6：需要做哪些进一步检验检查？（10分）

答案及评分：

（1）白蛋白、前白蛋白、转铁蛋白检测（2分）。结果：均减低。

（2）电解质、血糖检测（2分）。结果：电解质和血糖正常。

（3）维生素及微量元素检测（2分）。结果：血清铁、锌等均减低。

（4）胰岛素样生长因子检测（2分）。结果：低于正常。

（5）甲状腺功能五项检查（2分）。结果：正常范围。

问题7：根据检验检查结果，应做哪些诊断和治疗调整？（10分）

答案及评分：

（1）诊断及鉴别诊断方面（5分）。牛奶蛋白过敏方面，在回避过敏原，更换为氨基酸奶粉2周后可喂食普通配方奶，行牛奶蛋白激发试验以明确诊断。鉴别诊断甲状腺功能减退：甲状腺功能五项结果正常，不符合甲状腺功能减退的诊断。

（2）治疗方面（5分）。合理喂养为主，保证充足的能量供给，并实现追赶生长。保证充足的睡眠、适当的户外活动和按时预防接种。随访后期HT、WT增长情况，了解生长曲线有无追赶，必要时再次调整治疗方案。加强护理、预防感染发生。

问题8：知识点复习——严重营养不良在临床上的3种表现形式。（10分）

答案及评分：

（1）干瘦型营养不良（4分）。又称营养不良性消瘦，指重度蛋白质-能量营养不良，以能量缺乏为主，最主要的临床表现是消瘦。

（2）水肿型营养不良（4分）。以低蛋白血症和水肿为主要表现。其发生是由于蛋白质摄入不足。

（3）中间型（2分）。上述两型都有。

问题9：知识点复习——营养不良有哪些并发症？（10分）

答案及评分：

（1）营养性贫血（2.5分）。患儿造血原料如蛋白质、铁、维生素B_{12}均易缺乏，常见为缺铁性贫血。

（2）维生素及微量元素缺乏（2.5分）。维生素A缺乏，表现为眼角膜干燥。B族维生素缺乏引起口角炎等。严重营养不良常伴随铁、锌、铜、硒缺乏。

（3）免疫力低下，容易伴发感染（2.5分）。

（4）生长发育迟缓（2.5分）。

问题10：知识点复习——蛋白质-能量营养不良的病因有哪些？（10分）

答案及评分：

（1）摄入不足（2.5分）。主要原因为喂养不当或饮食习惯不良（如偏食、挑食等）。

（2）消化吸收不良（2.5分）。消化吸收障碍、迁延性腹泻、过敏性肠炎、肠吸收不良综合征等均可影响食物的消化和吸收。

（3）需要量增加（2.5分）。急、慢性感染性疾病的恢复期，生长发育快速阶段等均可因需要量增多而造成营养相对缺乏。糖尿病、大量蛋白尿、发热性疾病、甲状腺功能亢进、恶性肿瘤等均可使营养素的消耗量增多而导致营养不良。

（4）先天不足和生理机能低下（2.5分）。如早产儿、双胎由于追赶生长的需要量增加引起的营养不良。

第四节 贫 血

【病史题干】

患儿，女，6个月15 d，以"面色苍白2个月"为主诉入院。出生后纯母乳喂养，2个月前患儿出现面色苍白，无发热，无烦躁不安，无血便，进乳正常，未予诊治。既往史：无手术和外伤史，无输血和药物过敏史。

问题1：针对以上，还应该询问哪些病史？（10分）

（1）补充现病史：询问患病以来一般情况（3分）。结果：无精神差，无酱油色样尿、血尿，大便正常。

（2）补充个人史（5分）。结果：出生史（早产——该患儿为胎龄36^{+2}周早产儿、双胎、低出生WT等）、喂养史（该患儿未添加辅食）、生长发育史、预防接种史、食物过敏史无异常。

（3）补充家族史。结果：无贫血家族史（2分）。

【查体题干】

T 36.5 ℃，R 36次/min，P 135次/min，神志清醒，精神尚可，前囟大小1.5 cm×1.5 cm，皮肤、口唇和甲床苍白，呼吸平稳，双肺呼吸音清，未闻及干湿性啰音。心跳，节律规整，心音有力，腹软，肝脏肋下2 cm，质软，缘锐，脾脏肋下未扪及。四肢、神经系统查体未见异常。

问题2：针对以上，还应该补充哪些查体？（10分）

答案及评分：

（1）BP、WT、HT（2分）。结果：BP 90/60 mmHg、WT 8.0 kg、HT 68.2 cm。

（2）有无营养不良貌（2分）。结果：无。

（3）皮肤有无瘀点瘀斑（2分）。结果：无。

（4）浅表淋巴结有无肿大（2分）。结果：无。

（5）末梢循环情况（2分）。结果：四肢末梢温暖，CRT0.5s。

【前期辅助检查】

门诊血常规检查：白细胞计数（WBC）5.4×10^9/L，中性粒细胞百分比（NEUT%）15.2%，淋巴细胞百分比（LY%）71.3%，RBC 4.35×10^{12}/L，Hb 60 g/L，红细胞压积（HCT）23.2%，MCV 53.3 fL，MCH 13.8 pg，MCHC 259 g/L，血小板（PLT）656×10^9/L。末梢血涂片显示白细胞分类：中性粒细胞（N）0.13，淋巴细胞（L）0.73，单核细胞（M）0.08，嗜酸性粒细胞（E）0.05，嗜碱性粒细胞（B）0.01，细胞形态未见明显异常；红细胞大小不均，以小细胞为主，中央淡染区扩大。血小板易见，聚集或散在分布。尿常规检查：正常。粪便常规检查+隐血试验：正常。

问题3：初步诊断及其依据。（10分）

答案及评分：

（1）中度贫血（4分）。依据：皮肤、口唇和甲床苍白；Hb 60 g/L。

（2）营养性贫血（6分）。依据：36^{+2}周早产儿，6个月16 d，出生后纯母乳喂养，未添加辅食；血常规检查中的RBC 4.35×10^{12}/L，Hb 60 g/L，MCV 53.3 fL（正常范围82～99 fL），MCH 13.8 pg（正常范围27～33 pg），MCHC 259 g/L（正常范围320～360 g/L）均低于正常值。末梢血涂片：红细胞大小不均，以小细胞为主，中央淡染区扩大，为小细胞低色素性贫血中缺铁性贫血的形态学特征。

问题4：需要与哪些疾病鉴别及进一步检查？（10分）

答案及评分：

（1）地中海贫血（2分）。该病常伴有家族史，血涂片可见较多靶形红细胞。该患儿无地中海贫血家族史，血涂片见红细胞大小不均，以小细胞为主，中央淡染区扩大，不支持。血清铁蛋白（serum ferritin，SF）、血清铁（serum iron，SI）、总铁结合力（total iron binding capacity，TIBC）、转铁蛋白饱和度（transferrin saturation，TS）、红细胞游离原卟啉（FEP）等生化指标可鉴别。

（2）失血性贫血（2分）。慢性病程，起病年龄较早，无黑便、血便，血常规检查结果提示小细胞低色素性贫血，粪便常规检查结果RBC、隐血正常，不支持。

（3）铁粒幼细胞性贫血（2分）。该病老年人多见，常为小细胞低色素性贫血，不支持。SF、SI、TIBC、TS等生化指标可助鉴别。

（4）需要做的进一步检查（4分）。铁代谢相关检查：SF（↓）、SI（↓）、TIBC（↑）、TS（↓）、FEP（↑）；地中海贫血基因检测：正常。

问题5：如何治疗？（10分）

答案及评分：

（1）病因治疗（2分）。去除病因，改善营养，添加高铁辅食。

（2）补充铁剂（6分）。首选口服（亚铁剂），每日补充铁元素2～6 mg/kg，餐间服用，每日2～3次。用药后3～5 d，外周血网织红细胞增多，7～12 d达高峰，2周后Hb上升，应在Hb正常后继续补铁2个月，恢复机体储存铁水平。

（3）辅助治疗（2分）。可同时服用维生素C促进铁吸收。必要时可同时补充其他维生素和微量元素，如叶酸、维生素B_{12}。

问题6：治疗后无网织红细胞反应，Hb不增高，应考虑什么？（10分）

答案及评分：

（1）药量不足（5分），即药物含铁量不足。

（2）诊断是否有误（5分）。

问题7：降低缺铁性贫血发病率的预防措施有哪些？（10分）

答案及评分：

（1）预防早产，预防孕妇贫血（2分）。

（2）提倡母乳喂养（2分）。

（3）定期进行健康体检和喂养指导，及时添加富含铁且吸收率高的辅食（2分）。

（4）在婴儿食品中加入铁剂进行强化（2分）。

（5）对早产儿尽早给予铁剂预防（2分）。

问题8：知识点复习——小儿Hb正常值（表1-4，10分）

答案及评分：

表1-4　小儿Hb正常值

年龄	中国儿科血液学组	世界卫生组织
新生儿（2分）	Hb≥145 g/L	—
1～4个月（2分）	Hb≥90 g/L	—
4～6个月（2分）	Hb≥100 g/L	—
6个月～6岁（2分）	—	Hb≥110 g/L
6～14岁（2分）	—	Hb≥120 g/L

注：海拔每升高1 000米，Hb浓度上升4%，低于以上值称为贫血。

问题9：知识点复习——缺铁性贫血的临床表现有哪些？（10分）

答案及评分：

（1）一般表现（4分）。①皮肤（面、耳轮、手掌等）、黏膜（口、唇、睑结膜）苍白。②易疲倦、头晕、耳鸣、毛发干枯、营养状态差、体格发育迟缓。

（2）髓外造血表现（2分）。结果：肝、脾、淋巴结轻度肿大。

（3）非造血系统表现（4分）。①循环、呼吸系统：呼吸、心率加快，重度时心脏扩大、有杂音、心力衰竭（简称心衰）。②消化系统：纳食差、恶心、腹胀、便秘，偶有舌炎、舌乳头萎缩。③神经系统：精神不振、注意力不集中、易激动、头痛、嗜睡。④免疫系统：免疫功能下降、易感染。

问题10：知识点复习——缺铁性贫血的诊断标准。（10分）

答案及评分：

缺铁性贫血（IDA）诊断标准（符合以下第1条和第2～8条中任何2条以上者可诊断为IDA）。

（1）小细胞低色素性贫血（3分）。男性Hb＜120 g/L，女性Hb＜110 g/L；MCV＜80 fL，MCH＜26 pg，MCHC＜310 g/L。红细胞形态可有明显低色素表现。

（2）有明确的缺铁病因和临床表现（1分）。

（3）血清（血浆）铁＜10.7 μmol/L，总铁结合力＞64.44 μmol/L（1分）。

（4）转铁蛋白饱和度＜0.15（1分）。

（5）骨髓铁染色显示骨髓小粒可染铁消失，铁幼粒细胞＜15%（1分）。

（6）FEP＞0.9 μmol/L（1分）。

（7）SF＜14 μg/L（1分）。

（8）铁剂治疗有效（1分）。

第五节 锌 缺 乏 症

【病史题干】

患儿，男，9个月2 d，以"腹泻1个月，脱发1周"为主诉入院。出生后纯母乳喂养，1个月前患儿出现腹泻，为黄色稀水样便，7～10次/d，量多少不等，无黏液、脓血。患儿头发稀黄，1周前患儿帽内可见大量脱发，无发热，无烦躁不安，未予诊治。既往史：无手术和外伤史，无输血和药物过敏史。

问题1：针对以上，还应该询问哪些病史？（10分）

答案及评分：

（1）询问患病以来喂养情况（3分）。纯母乳喂养，具体奶量不详。辅食添加情况：该患儿尚未添加辅食。

（2）补充个人史（5分）。结果：出生史（该患儿为足月顺产儿）。生长发育史（HT、WT增长缓慢）。预防接种史（按时预防接种）。无食物过敏史。

（3）补充家族史及传染病接触史（2分）。结果：无家族史，否认传染病接触史。

【查体题干】

T 36.5 ℃，R 32次/min，P 112次/min，神志清醒，精神尚可，前囟大小1.0 cm×1.0 cm，枕部可见大量脱发，呼吸平顺，双肺呼吸音清，未闻及干湿啰音。心律齐，未闻及杂音。腹软，肝、脾肋下未扪及肿大。四肢、神经系统查体未见异常。

问题2：针对以上，还应该补充哪些查体？（10分）

答案及评分：

（1）WT、HT（2分）。WT 7.2 kg，HT 67.1 cm。

（2）有无脱水症状（2分）。

（3）皮肤有无皮疹（2分）。臀部可见钱币大小红色皮疹，边缘片状脱屑。

（4）浅表淋巴结有无肿大（2分）。

（5）末梢循环情况（2分）。四肢末梢温暖，CRT 0.5 s。

【前期辅助检查】

门诊血常规检查：WBC 5.4×10^9/L，NEUT% 15.2%，LY% 71.3%，RBC 4.55×10^{12}/L，Hb 110 g/L，PLT 312×10^9/L。空腹血清锌6.8 mmol/L。尿常规检查：正常。粪便常规检查＋隐血试验：正常。

问题3：初步诊断及其依据。（10分）

答案及评分：

（1）锌缺乏（6分）。依据：①患儿纯母乳喂养，未添加辅食。②腹泻，臀部皮疹，脱发，HT、WT增长缓慢。③空腹血清锌 6.8 mmol/L。

（2）迁延性腹泻（4分）。依据：患儿腹泻1月，为黄色稀水便，7～10次/d，量多少不等。

问题4：需要与哪些疾病鉴别及需要做哪些进一步检查？（10分）

答案及评分：

（1）食物过敏（5分）。该病可出现迁延性腹泻、呕吐，可出现湿疹、荨麻疹。该患儿纯母乳喂养，未添加辅食，既往未出现腹泻，无呕吐，未见湿疹、荨麻疹等，家族史阴性，不支持。过敏原特异性IgE检查可帮助鉴别。

（2）轮状病毒肠炎（5分）。该病可出现腹泻，蛋花样便，一般为自限性疾病。该患儿粪便常规＋隐血：正常，不支持。粪便轮状病毒检查可鉴别。

问题5：如何治疗？（10分）

答案及评分：

（1）病因治疗（3分）。去除病因，改善营养，调整饮食，增加膳食锌摄入。

（2）口服锌治疗（5分）。元素锌1 mg/（kg·d），疗程1～2个月（如锌缺乏高危因素长期存在，建议小剂量长期口服元素锌5～10 mg/（kg·d）。

（3）益生菌调节肠道菌群、蒙脱石散止泻（2分）。

问题6：如何预防锌缺乏？（10分）

答案及评分：

（1）提倡母乳喂养，母乳不足或不能母乳喂养时强调选择强化锌的配方奶（2分）。

（2）婴儿4～6月后应及时添加辅食，首选强化锌的婴儿食物（3分）。

（3）腹泻时补充锌，有积极预防和辅助治疗作用（3分）。

（4）以药物或强化食物预防性补充锌时，必须考虑铁、锌、铜等各种矿物元素之间的相互平衡（2分）。

问题7：锌的主要食物来源有哪些？（10分）

答案及评分：

（1）极好来源（4分）。海产品、红肉、动物内脏。

（2）良好来源（3分）。干酪、燕麦、花生。

（3）一般来源（3分）。干果、谷物胚芽、麦麸。

问题8：知识点复习——锌缺乏的病因。（10分）

答案及评分：

（1）锌摄入不足（3分）。饮食习惯不良或未及时添加辅食。

（2）锌吸收减少或消耗增加（3分）。迁延性或慢性腹泻、肠吸收不良综合征、外科术后等。

（3）需求增加（2分）。生长发育迅速阶段的婴儿，4～6月后不及时添加含锌丰富的食物；早产儿及低WT出生儿，因出生时体内贮存不足及追赶生长，出生早期可能存在锌缺乏。

（4）药物使用（2分）。应用利尿剂、类固醇等药物。

问题9：知识点复习——锌缺乏的临床表现有哪些？（10分）

答案及评分：

（1）偏食、厌食、异食癖（2分）。

（2）生长发育不良，脱发（2分）。

（3）腹泻（2分）。

（4）皮肤干燥、炎症、疱疹、伤口愈合不良、反复口腔溃疡（2分）。

（5）反复感染、认知能力下降、白内障、夜盲（2分）。

问题10：知识点复习——锌缺乏的诊断标准。（10分）

答案及评分：

主要依据临床表现、血清锌浓度测定、膳食调查以及补锌后的反应进行综合判断。（确诊需具备下列5项中的3项）

（1）膳食调查（连续3 d记录法）每日锌摄入量<推荐摄入量（RNI）的60%（2分）。

（2）典型临床表现：纳呆、生长发育迟缓、皮炎、反复感染、免疫功能低下、异食癖等2项以上（2分）。

（3）空腹血清锌浓度<11.47 mmol/L（2分）。

（4）餐后血清锌浓度反应实验：进餐后2 h血清锌浓度较餐前下降15%（2分）。

（5）单独用常规剂量锌治疗1～2周，症状明显好转（2分）。

第二章

小儿危重症

第一节　水电解质酸碱平衡紊乱

【病史题干】

患儿，女，2个月20 d，以"呕吐、腹泻2 d，抽搐1次"为主诉就诊。患儿于入院前2 d出现呕吐、腹泻，大便为黄色稀水样便，偶可见血丝，未见黏液，量中等，腹泻＞10次/d，最多达20次/d。约6 h前，患儿突然出现抽搐1次，表现为意识丧失、双眼上翻凝视、四肢强直抖动，无口唇发绀及口吐白沫，持续约10 s缓解。为进一步治疗该患儿转入院。

既往史：患儿出生后因"呼吸困难"于当地医院新生儿科住院1周，无手术和外伤史，无输血和药物过敏史。

问题1：针对以上，应该询问哪些病史？（10分）

答案及评分：

（1）补充现病史：询问患儿发病诱因（1分）。结果：患儿2 d前因"发热、气促"于当地医院住院治疗，先后使用头孢曲松钠、美罗培南、舒巴坦-头孢哌酮，然后出现呕吐伴腹泻。

（2）补充现病史：询问患儿呕吐性状（1分）。结果：非喷射性呕吐，为黄绿色胃内容物，未见咖啡渣样物质，多于进食或喂药后出现。

（3）补充现病史：询问患儿患病2 d前外院的处理及疾病转归（2分）。结果：当地医院查血常规检查结果提示WBC 20.82×10^9/L、N 47.3%、PLT $1\,097 \times 10^9$/L、C反应蛋白（CRP）43.6 mg/L，予"双嘧达莫口服、美罗培南静脉滴注抗感染"，患儿呕吐好转，仍有腹泻；完善急诊生化检查提示血钠（Na^+）120.6 mmol/L、血钾（K^+）6.16 mmol/L，予"苯巴比妥肌内注射、高张氯化钠及甘露醇静脉滴注、维生素K_1肌内注射、补碱、补液"等对症处理，未再抽搐。

（4）补充现病史：询问患病以来一般情况（2分）。结果：患病以来，精神反应差，纳食差，烦躁哭闹，睡眠欠佳，小便量明显减少，大便同现病史。

（5）补充个人史：出生史（1分）、生长发育史（1分）、预防接种史（1分）。结果：无特殊。

（6）补充家族史：有无传染病接触史，家庭中有无类似呕吐腹泻的患者（1分）。结果：无。

【查体题干】

T 36.8 ℃，P 164次/min，R 35次/min，神志清醒，精神反应欠佳，全身皮肤稍干燥，未见皮疹及皮下出血点，前囟未闭，稍凹陷，双侧瞳孔等大等圆，对光反射灵敏，口唇稍干燥、欠红润，咽无出血，颈软，无抵抗，双肺呼吸音粗，未闻及明显啰音，心音有力，律齐，未闻及杂音，腹软，按压无哭吵，肝右肋下约3 cm，质软，脾肋下未扪及，肠鸣音稍活跃，双下肢可见花斑纹，肢端凉，心脏再同步治疗CRT 4s。

问题2：针对以上，还应该补充哪些查体？（10分）
答案及评分：
（1）WT（1分）。结果：5 kg。Bp（1分）。结果：108/84 mmHg。
（2）浅表淋巴结（2分）。结果：全身淋巴结未扪及。
（3）前囟大小（2分）。结果：2 cm×2 cm。
（4）神经系统查体（2分）。结果：克尼格征（简称克氏征）和布鲁辛斯基征（简称布氏征）阴性，双侧巴宾斯基征（简称巴氏征）可疑阳性。
（5）其他脱水表现（2分）。结果：皮肤弹性稍差，眼窝稍凹陷。

【前期辅助检查】

外院血常规检查：WBC 20.82×10^9/L、NEUT% 47.3%、Hb 95g/L、PLT $1\ 097 \times 10^9$/L、CRP 43.6 mg/L；急诊生化提示Na^+120.6 mmol/L、K^+6.16 mmol/L；粪便常规检查结果显示红细胞2～5个/高倍视野（high power field，HPF）、白细胞（+++）；轮状病毒抗原检测阴性；粪便沙门菌、志贺菌培养及霍乱弧菌培养阴性。急诊血气分析：pH 7.11、二氧化碳分压（PCO_2）18.1 mmHg、氧分压（PO_2）34 mmHg、血浆碳酸氢根浓度（HCO_3^-）5.7 mmol/L、碱剩余（BE）–24 mmol/L、Na^+ 142 mmol/L、K^+ 3.7 mmol/L、葡萄糖（GLU）3.2 mmol/L。

问题3：初步诊断及其依据。（10分）
答案及评分：
（1）急性腹泻病。依据：患儿，女，小婴儿，解黄色稀水样便3 d，有大便性状的改变，次数约10次/d，最多达20次/d。外院粪便常规检查：红细胞2～5个/HPF、白细胞（+++）（2分）。
（2）重度低渗性脱水。依据：患儿，女，小婴儿，有呕吐、腹泻，间断烦躁哭闹，小便量明显减少。查体有精神反应差，前囟、眼窝稍凹陷，皮肤稍干燥，弹性稍差，口唇干燥，四肢凉，CRT 4 s。辅助检查：外院急诊生化检查提示Na^+ 120.6 mmol/L（<130 mmol/L）（2分）。
（3）重度代谢性酸中毒。患儿，女，小婴儿，病程中有明显的呕吐伴腹泻，查体精神反应差。血气分析提示pH 7.11（<7.35）、HCO_3^- 5.7 mmol/L（<9 mmol/L）、BE –24 mmol/L（2分）。
（4）电解质紊乱（低钠血症、高钾血症）。依据：患儿，女，小婴儿，有明确的呕吐、腹泻病史，纳食差，外院急诊生化检查提示Na$^+$ 120.6 mmol/L（＜130 mmol/L）、K$^+$ 6.16 mmol/L（＞5.5 mmol/L）（2分）。

（5）抽搐查因。依据：患儿病程中出现抽搐1次，表现为意识丧失、双眼上翻凝视、四肢强直抖动，无口唇发绀及口吐白沫，持续约10 s自行缓解。考虑因低钠血症引起，患儿呕吐腹泻后出现抽搐，外院急诊生化检查提示明确的低钠血症（Na$^+$ 120.6 mmol/L）。（2分）。

问题4：需要与哪些疾病鉴别？（10分）
答案及评分：

（1）脓毒症。患儿，女，小婴儿，有呕吐、腹泻，发病前有发热，伴烦躁哭闹，查体精神反应差，呼吸、心率偏快，双下肢可见花斑纹，肢端凉，CRT 4 s。外院血常规检查结果提示WBC、CRP明显升高，需注意鉴别，但患儿发热出现在呕吐、腹泻前，外院已给予多天抗生素治疗，此次发病以呕吐、腹泻为主要表现，查体有明确的重度脱水征象及酸中毒、电解质紊乱，故暂可排除。可完善血培养、降钙素原（PCT）等检查，以进一步鉴别（4分）。

（2）颅内感染。患儿发病前有发热，出现抽搐1次，伴有呕吐、烦躁哭闹，查体精神反应差，双侧巴氏征为可疑阳性，需注意排除。可进一步完善脑脊液检查、脑电图、头颅MRI等检查，以明确鉴别（3分）。

（3）胃肠炎相关性惊厥。患儿，女，小婴儿，以呕吐、腹泻为主要表现，伴抽搐，抽搐时间短，自行缓解，出生史无异常，需注意鉴别。但患儿有明确的低钠血症，后续纠正低钠血症，动态观察患儿有无再次抽搐，必要时完善头颅CT及脑电图进一步鉴别（3分）。

问题5：如何初步治疗？（10分）
答案及评分：

（1）收入院（1分）。依据：该患儿存在重度脱水及严重酸中毒、电解质紊乱，需要收入院进行治疗。

（2）一般治疗及护理（1分）。告病危、重症监护、低流量吸氧、留置胃管。

（3）患儿有重度脱水及严重代谢性酸中毒、电解质紊乱，需给予静脉补液纠正脱水，补碱纠正代谢性酸中毒，补钠纠正低钠血症。动态监测电解质情况，同时鼻饲深度水解婴儿配方奶25 mL/4h、口服补液盐（ORS）（3分）。

（4）对症（1分）。进行益生菌鼻饲调节肠道菌群、蒙脱石散鼻饲保护胃肠黏膜、补锌等对症治疗。

（5）抗感染（4分）。患儿为小婴儿，外院住院期间出现发热、呕吐、腹泻、精神差、烦躁，血常规提示WBC、CRP等炎症指标明显升高。外院检查结果：红细胞2～5个/HPF、白细胞（+++），可予头孢他啶静脉滴注抗感染，动态监测炎症指标及进行粪便常规检查、粪便培养。

问题6：需要做哪些进一步检验检查？（10分）
答案及评分：

（1）三大常规检查、PCT（2.5分）。结果：WBC 23.15×10^9/L、N 11.29×10^9/L、PLT 802×10^9/L、Hb 76 g/L、L 7.96×10^9/L、超敏C反应蛋白（超敏CRP）7.13 mg/L。PCT

检测0.55 ng/mL。尿常规检查未见明显异常。粪便常规检查霉菌孢子：大量/HPF。

（2）复查急诊生化、血糖和肾功能（2.5分）。急诊生化结果：氯化物测定（Cl^-）118.0 mmol/L、HCO_3^- 6.40 mmol/L、钙测定（iCa^{2+}）2.06 mmol/L、Na^+ 131.6 mmol/L、K^+ 4.8 mmol/L、乳酸浓度0.6 mmol/L、GLU 5.50 mmol/L，肾功能未见明显异常。

（3）下消化道超声、消化道病原学检查（2.5分）。下消化道超声结果：部分肠管扩张、积液。腹泻病4项阴性。

（4）粪便培养（2.5分）。结果：粪便培养阴性。

问题7：根据检验检查结果，应做哪些诊断和治疗调整？（10分）

答案及评分：

（1）诊断及鉴别诊断方面（5分）。我院①第一诊断修改为抗生素相关性腹泻：患儿在外院多次应用抗生素，继而出现呕吐、腹泻。②查粪便常规霉菌孢子：大量/HPF。腹泻病4项阴性，粪便培养阴性。故修正诊断为抗生素相关性腹泻，可进一步完善艰难梭菌霉素2项检测。

（2）治疗方面（5分）。以监护、补液纠正脱水、维持内环境稳定、营养支持、调节肠道菌群、保护胃肠黏膜为主；抗感染方面可停用抗生素。

问题8：知识点复习——抗生素相关性腹泻的定义、分类及其机制。（10分）

答案及评分：

（1）抗生素相关性腹泻（antibiotic-associated diarrhea，AAD）是指应用抗生素后发生的、无法用其他原因解释的腹泻（2分）。根据患者症状体征的不同，该病可分为5种类型（1分），其中单纯腹泻型及结肠炎型较为常见（1分），而伪膜性肠炎型、出血性结肠炎型及暴发性溃疡性结肠炎型等3种类型相对罕见（1分）。

（2）AAD的发病机制主要包括以下三个方面（5分）：抗生素导致肠道菌群的紊乱；抗生素干扰肠道糖类及胆汁酸代谢；抗生素直接影响肠道正常生理机能。

问题9：知识点复习——脱水的常见病因有哪些？（10分）

答案及评分：

脱水又称失水，指机体摄水过少和/或失水过多，超过机体生理调节能力所致的体液容量不足的病理现象。常见病因：呕吐、腹泻、多尿、高热/大汗、水摄入不足等。

（1）消化道疾病（2分）。胃肠炎、肠梗阻、肠吸收不良综合征等。

（2）神经系统疾病（2分）。颅内感染、颅内高压、精神性/再发性呕吐等。

（3）内分泌疾病（2分）。糖尿病、酮症酸中毒、肾上腺皮质增生症、尿崩症等。

（4）泌尿系统疾病（2分）。肾小管酸中毒、肾性尿崩症等。

（5）其他（2分）。不显性失水增加。

问题10：知识点复习——如何规范正确补液？（10分）

答案及评分：

（1）液体疗法实施基本原则。三定："定量、定性、定速"。三先后："先盐后糖、先浓后淡、先快后慢"。见尿补钾（2分）。

（2）轻度、中度脱水，能够耐受口服的患儿建议口服补液，中、重度脱水，不能够耐受口服的患儿建议静脉补液，静脉液体补充包括：累积损失量（发病前至开始治疗前丢失的水分和电解质）、继续损失量（治疗中继续丧失的水分和电解质）、生理需要量（维持基本生理机能所必需的水分和电解质）（2分）。

（3）有明显血容量及组织灌注不足或重度脱水的患儿，应立即静脉滴注等张含钠液。如生理盐水或乳酸林格氏液，每次20 mL/kg，30 min内（或更快）静脉滴注，必要时可重复1～2次。如果静脉滴注40～60 mL/kg仍无好转，应排除有无脓毒症、活动性出血、肠梗阻、肾上腺危象等情况。这种患者常需要2～3条静脉通道，静脉通道难以建立时应考虑立即建立骨通道（2分）。

（4）补充累积损失量（2分）。①补液量：轻度脱水补50 mL/kg；中度脱水补51～100 mL/kg；重度脱水补101～120 mL/kg。②补液成分：等渗脱水补1/2张；低渗脱水补2/3张；高渗脱水补1/5～1/3张。③补液速度：原则上先快后慢，重症补扩容20 mL/kg，30 min（或20 min）内完成，其余补满按8～10 mL/（kg·h）的速度8～12 h内完成。

（5）补充继续损失量（1分）。①补液量：为10～40 mL/（kg·d）。②补液成分：一般按1/3～1/2张补给。③补液速度：于补完累积损失量后12～16 h内静脉滴注5 mL/（kg·h）。

（6）补充生理需要量（1分）。①补液量：婴儿70～90 mL/（kg·d），幼儿60～70 mL/（kg·d），儿童50～60 mL/（kg·d）。②补液成分：一般按1/5～1/3张补给。③补液速度：与继续损失量一起在补完累积损失量后12～16 h内静脉滴注5 mL/（kg·h）。

第二节　严重过敏反应

【病史题干】

患儿，男，4岁，因呼吸困难1 h来院。

问题1：以上患儿，如何进行紧急评估、病情判断及处理？（10分）
答案及评分：

（1）紧急评估（ABC）：A. 患儿外观；B. 呼吸；C. 循环（3分）。结果：患儿神志清醒，烦躁；呼吸急促、深大，可闻及喉鸣音；面色稍苍白、口唇轻微发绀。

（2）病情判断。病情危重（1分）。

（3）紧急处理。入抢救室、保持舒适体位、心电监护、经皮动脉血氧饱和度（SpO_2）监测、测BP、吸氧（6分）。

问题2：针对此患儿，需要采集哪些病史？（10分）
答案及评分：

（1）发病前有无诱因，有无异物吸入及呛咳史，何时进食什么食物，之前有无发热及咳嗽（4分）。结果：无呛咳，病前10 min进食稀饭及饼干，之前无发热及咳嗽。

（2）有无对什么物质过敏（2分）。结果：对花生过敏、无药物过敏史。

（3）病前进食的稀饭及饼干有无花生（1分）。结果：稀饭中无花生，饼干有无花生成分不详。

（4）病后有无用药（1分）。结果：病后急来医院，未用药物。

（5）既往有无类似情况，有无过敏，喘息，平时身体如何（2分）。结果：曾有进食花生后出现皮肤红斑，偶有感冒后喘息。平时体质尚可，少生病。

【查体题干】

T 36.8 ℃，P 140次/min，R 38次/min，神志清醒，烦躁，呼吸急促，口唇轻微发绀，气管居中，双肺可闻及喉传导音。心音有力，律齐，未闻及杂音。腹软。四肢活动正常。

问题3：针对以上，还应该补充哪些查体？（10分）

答案及评分：

（1）WT、BP（2分）。结果：WT 15 kg，BP 92/60 mmHg。

（2）口鼻有无分泌物，有无三凹征，有无吸气/呼气时间延长，双肺呼吸音是否对称，SpO_2是多少（5分）。结果：口鼻无分泌物，可见三凹征，胸骨上窝凹陷明显，吸气时间延长，双肺呼吸音对称，空气下SpO_2 86%，面罩吸氧（6 L/min）SpO_2 94%。

（3）末梢循环情况（2分）。结果：四肢末梢温暖，CRT 2 s。

（4）全身皮肤有无皮疹（1分）。结果：躯干皮肤有少许红色斑丘疹，压之褪色。

问题4：初步诊断及其依据。（15分）

答案及评分：

（1）急性上呼吸道梗阻（6分）。依据：4岁儿童，急性起病。主要表现：喉鸣、呼吸困难。查体有气促、三凹征、吸气时间延长、双肺闻及喉传导音。

（2）严重过敏反应（6分）。依据：①4岁儿童，有急性上呼吸道梗阻表现。②皮疹。③既往对花生过敏，起病前进食饼干可能含有花生成分。④其他引起急性上呼吸道梗阻的疾病（急性喉炎、呼吸道异物）可能性不大。

（3）低氧血症（3分）。依据：患儿有急性上呼吸道梗阻表现，呼吸、心率增快，空气下SpO_2 86%，可诊断。

问题5：如何紧急治疗？（15分）

答案及评分（各3分）：

（1）持续心电、血氧、BP监护，吸氧。

（2）立即使用1∶1 000肾上腺素0.15 mg肌内注射。如果病情无好转，5～15 min可重复使用1次。

（3）肾上腺素雾化和/或糖皮质激素雾化，5～15 min可重复使用1次。

（4）建立静脉通道，考虑使用皮质激素及抗组胺药物等，如甲基强的松龙1～2 mg/（kg·次）。

（5）抗组胺药物可选用马来酸氯苯那敏（扑尔敏）、盐酸异丙嗪、西咪替丁等。

问题6：需要与哪些疾病鉴别？（10分）

答案及评分：

（1）急性喉炎（4分）。患儿上呼吸道梗阻需与急性喉炎鉴别。该患儿无发热、无犬吠样咳嗽等表现，急性喉炎依据不足。

（2）支气管异物（4分）。患儿呼吸道梗阻需与支气管异物鉴别。该患儿进食无呛咳及误吸史，双肺呼吸音对称，支气管异物依据不足。

（3）支气管炎或肺炎（2分）。患儿呼吸困难应与常见的支气管炎或肺炎鉴别。该患儿突发起病，病程1 h，不考虑支气管炎或肺炎。

问题7：严重过敏反应的治疗，肾上腺素如何使用？（10分）

答案及评分：

肾上腺素用法：首选股外侧肌内注射；剂量0.01 mg/kg；浓度1：1 000；儿童单次最大剂量0.3 mg（成人单次最大剂量0.5 mg）；必要时5～15 min重复使用1次，直至症状缓解（各2分）。

问题8：病情稳定后，如何对家长进行宣教？（10分）

答案及评分：

（1）病历上醒目标明"花生过敏"，交代家长及小孩避免进食花生及含有花生成分的食物（3分）。

（2）建议进行过敏原检测，专科咨询（2分）。

（3）任何时候身体不适就诊时，应告知医务人员患儿有花生过敏史（2分）。

（4）加强监护，如有呼吸困难、声嘶、喉鸣、面色和唇色改变等情况，应立即就近就医，并告诉医生患儿曾有花生引起严重过敏情况发生（3分）。

问题9：严重过敏反应诊断标准。（10分）

答案及评分：

依据2019年世界过敏组织（WAO）重新定义与更新严重过敏反应的定义和诊断标准，符合以下2项标准之一提示发生严重过敏反应的可能性极大（1分）。

（1）数分钟至数小时内急性发作的皮肤和/或黏膜症状（如全身荨麻疹、瘙痒或潮红、唇-舌-腭垂水肿），并伴发以下至少1种症状（3分）：①呼吸道症状［如呼吸困难、喘息/支气管痉挛、喘鸣、最大呼气流量（PEF）下降、低氧血症］（1分）。②BP下降或伴终末器官功能不全（循环衰竭、晕厥、尿便失禁）（1分）。③严重的胃肠道症状（如剧烈腹绞痛，反复呕吐），尤其是在非食物过敏原暴露后（1分）。

（2）暴露已知或可疑的变应原之后数分钟至数小时内急性发作的BP降低或支气管痉挛或喉部症状，可无典型的皮肤症状（3分）。

第三节　急性呼吸衰竭

【病史题干】

患儿，男，1个月18 d，以"咳嗽2 d"为主诉入院。患儿于入院前2 d出现咳嗽，为阵发性连声咳嗽，有痰不易咳出，无发热。

既往史：出生后出现呼吸费力，伴气促，无手术和外伤史，无输血和药物过敏史。

问题1：针对以上，还应该询问哪些病史？（30分）

答案及评分：

（1）现病史补充诱因：有无受凉（1分），居住环境有无特殊物质或气味（1分），有无异物呛咳（1分）。结果：无明显诱因。

（2）现病史补充痰液颜色（1分）、气味（1分）、痰量（1分）、有无咯血（1分）。结果：白色黏痰，痰量少许，无特殊气味，无咯血。

（3）现病史补充伴随症状：有无发热（1分）、盗汗（1分）、呼吸困难（1分）、喘息喘鸣（1分）、鼻塞（1分）。结果：有呼吸困难，其余无。

（4）现病史补充治疗经过：曾经的诊断（1分）、使用过的药物（1分）、疗程和疗效（1分）。结果：未就诊及用药。

（5）现病史补充发展与演变：加重（1分）、无变化（1分）、减轻（1分）。结果：咳嗽逐渐加重。

（6）现病史补充一般状况：患病以来精神状态（1分）、食欲（1分）、睡眠（1分），以及大小便情况（1分）。结果：精神状态稍差，吃奶减少，睡眠正常，大小便正常。

（7）补充既往史：疾病史（1分）、住院史（1分）、传染病史（1分）。结果：无。

（8）补充个人史：出生史（1分）、生长发育史（1分）、预防接种史（1分）。结果：无特殊。

（9）补充家族史：有无传染病接触史（1分），家庭中有无类似发热咳嗽的患者（1分）。结果：无。

【查体题干】

T 37 ℃，R 35次/min，P 141次/min，BP 87/44 mmHg，WT 3.5 kg，神志清醒，精神反应差，口唇稍发绀，咽部充血，双肺呼吸音粗，可闻及固定湿啰音；心音有力，心律齐；腹平软，肝、脾肋下未扪及肿大。四肢稍凉，右脚趾六趾畸形，CRT 2 s，神经系统查体未见异常。

问题2：针对以上，还应该补充哪些查体？（5分）

答案及评分：

（1）瞳孔（1分）。结果：等大等圆，对光反射灵敏。

（2）前囟（1分）。结果：前囟平软。

（3）气道是否通畅（1分）。结果：通畅。

（4）有无三凹征，鼻翼扇动，呻吟，点头样呼吸等呼吸做功增加改变（1分）。结果：呼吸做功浅表，其余无。

（5）双侧胸廓起伏是否对称（1分）。结果：对称。

【前期辅助检查】

急诊血气分析：pH 7.134，$PaCO_2$ 118.8 mmHg，PaO_2 292 mmHg（面罩吸氧3 L/min），BE 11 mmol/L，HCO_3^- 39.9 mmol/L，动脉血氧饱和度（SaO_2）100%，Na^+ 134 mmol/L，

K^+ 4.3 mmol/L，iCa^{2+} 1.27 mmol/L，GLU 8.8 mmol/L。血常规检查：WBC 7.19×10^9/L，N 5.36×10^9/L，L 1.13×10^9/L，RBC 2.85×10^{12}/L，Hb 88 g/L，PLT 357×10^9/L，CRP 7.1 mg/L。

问题3：初步诊断及其依据。（10分）

答案及评分：

（1）急性支气管肺炎。依据：①小婴儿，急性起病（1分）。②有咳嗽咳痰（1分）。③查体有固定湿啰音（1分），呼吸做功浅表（1分），可行胸片检查明确诊断（1分）。

（2）急性呼吸衰竭。依据：①呼吸做功浅表（2分）。②唇周稍发绀（1分）。③血气分析提示呼吸性酸中毒合并代谢性碱中毒失代偿（2分）。

问题4：需要与哪些疾病鉴别？（10分）

答案及评分：

（1）急性支气管炎（3分）。多有咳嗽、发热，肺部干湿性啰音不固定，该患儿为固定湿啰音，不支持，可行胸片检查鉴别。

（2）气道发育畸形（4分）。患儿出生后出现呼吸费力，伴气促（1分），有六趾畸形（1分），血气分析提示呼吸性酸中毒合并代谢性碱中毒失代偿（1分），可行胸部CT检查及支气管内镜协助诊断（1分）。

（3）先天性心脏病（3分）。患儿出生后出现呼吸费力，伴气促，吃奶差（1分），查体精神反应差，唇周稍发绀（1分），为支持点；心脏查体无异常，不支持，可行心脏彩超检查鉴别（1分）。

问题5：如何初步治疗？（10分）

答案及评分：

（1）收入院（2分）。依据：该患儿存在急性呼吸衰竭，需要收入儿童重症监护室（PICU）进行治疗。

（2）一般治疗及护理（2分）。保持呼吸道通畅，吸痰；患儿纳食差则需要适当补充液体。

（3）面罩吸氧后氧分压正常，但有明显二氧化碳潴留，予无创呼吸机辅助通气（2分）。

（4）对症（2分）：拍背吸痰等对症治疗。

（5）抗感染（2分）。患儿血常规检查无异常，衣原体感染不除外，予红霉素静脉滴注，有待进一步病原学检查明确。

问题6：需要做哪些进一步检验检查？（5分）

答案及评分：

（1）血氧饱和度监测或血气分析（1分）。结果：面罩吸氧前未测SpO_2，面罩吸氧3L/min后SpO_2 98%。

（2）胸片或肺部CT检查（1分）。结果：胸片显示两肺纹理增多，两肺中内带可见模糊片絮影，两肺门形态、大小、位置未见明显异常，纵隔及气管居中未见移位，心影增大，心胸比率为0.63，两肺血改变不明显，两膈光整，两肋膈角锐利。肺部CT显示胸骨下部及其相连的肋软骨向胸内稍凹陷，胸廓前后径变窄，两肺血管增多，两肺多发点及斑片状模糊影，可见支气管充气征，以两肺内带尤其明显。两肺门未见明确异常，纵隔未见偏移，其内未见明显异常肿大淋巴结影，心影较大，心胸比率为0.63，胸腺未见明确异常，两侧可见少许弧形低密度影。

（3）心脏彩超检查（1分）。结果：无异常。

（4）呼吸道病原学检查和痰培养（1分）。结果：呼吸道病毒免疫荧光检查为阴性；痰细菌培养阴性。

（5）支气管镜检查（图2-1，1分）。结果：先天性喉软化、气管支气管软化。

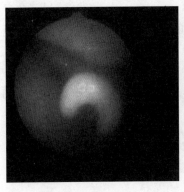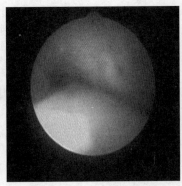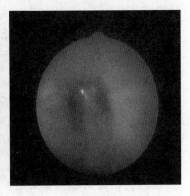

图2-1 患儿支气管镜检查

问题7：根据检验检查结果，应做哪些诊断和治疗调整？（5分）

答案及评分：

（1）诊断及鉴别诊断（2.5分）。急性支气管肺炎，胸片及肺部CT检查支持诊断。喉软化、气管支气管软化，支气管镜检查支持诊断。胸片及肺部CT支持支气管肺炎，排除支气管炎诊断。心脏彩超检查无异常，排除先天性心脏病诊断。

（2）治疗（2.5分）。无创呼吸机辅助通气。抗感染：小婴儿，咳嗽为主要表现，衣原体感染不除外，继续进行红霉素静脉滴注治疗。

问题8：知识点复习——呼吸衰竭定义及该患儿呼吸衰竭的特点。（10分）

答案及评分：

（1）呼吸衰竭：各种原因引起的肺通气和/或换气功能严重障碍，以致患者不能进行有效的气体交换，导致缺氧伴（或不伴）CO_2潴留，从而引起一系列生理机能和代谢紊乱的临床综合征（2分）。

（2）在海平面大气压下，于静息条件下呼吸室内空气，并排除心内解剖分流和原发于心排血量降低等致低氧因素：$PaO_2 < 8\,kPa$（60 mmHg），或伴有$PaCO_2 > 6.65\,kPa$（50 mmHg）（3分）。

（3）按动脉血气分析分型：

Ⅰ型呼吸衰竭：$PaO_2 < 60\,mmHg$，$PaCO_2$正常或降低（2分）。

Ⅱ型呼吸衰竭：$PaO_2 < 60\,mmHg$，$PaCO_2 > 50\,mmHg$（2分）。

（4）此病历特点，患儿有发绀表现，吸氧后氧分压正常，但存在高碳酸血症，仍可诊断为急性呼吸衰竭，以通气不足为主要表现（1分）。

问题9：知识点复习——给予该患儿面罩吸氧 3 L/min后，患儿的呼吸由气促变浅表了，血气分析显示CO_2分压明显升高，这是为什么？（5分）

答案及评分：

（1）此患儿存在喉软化、气管支气管软化基础病变，故存在长期的CO_2潴留，使得中枢化学感受器对CO_2的刺激产生了适应（1分）。

（2）外周化学感受器对低氧的适应发生很慢，在这种情况下，低氧刺激就成了驱动呼吸的一个非常重要的生理性刺激因素（1分）。

（3）在对这类患者进行氧疗的时候一定要特别注意，避免因低氧刺激得过快纠正，而引起呼吸抑制（1分）。

（4）此患儿面罩吸氧后低氧刺激纠正过快，引起了呼吸抑制，导致CO_2明显潴留，从而导致高碳酸血症（2分）。

问题10：知识点复习——无创通气禁忌证有哪些？该患儿若选择有创通气可能会出现哪些问题？（10分）

答案及评分：

无创通气禁忌证：

（1）精神状态明显变差（1分）。

（2）无法保证气道保护性反射，可快速进展至呼吸衰竭（1分）。

（3）呼吸频率不足（1分）。

（4）血流动力学不稳定（1分）。

（5）误吸风险高（1分）。

有创通气可能出现问题：

（1）此患儿若行气管插管呼吸机辅助通气，会增加呼吸机相关肺炎感染风险（2.5分）。

（2）患儿存在喉软化、气管与支气管软化基础病变，容易产生呼吸机依赖，导致撤机困难（2.5分）。

第四节　急性意识障碍

【病史题干】

患儿，女，2岁6个月，因"意识不清90 min"来院急诊。来院前约90 min，家长发现患儿在自家床上昏睡不醒，呼之不应，全身瘫软，身旁有呕吐物。为求进一步诊治，患儿父亲速将患儿抱送至医院急诊科。近日患儿午睡前精神、活动如常，饮食及大小便正常。

既往史：无手术和外伤史，无输血和药物过敏史。

问题1：针对以上，还应该询问哪些病史？（10分）

答案及评分：

（1）补充现病史：询问家长发现患儿时是否有抽搐表现，是否有面色发绀（2分）。结果：无。

（2）补充现病史：询问患儿近日有无发热、头痛、呕吐及头部外伤史（2分）。结果：无。

（3）补充个人史：出生史、生长发育史、预防接种史（1.5分）。结果：均无异常。

（4）补充家族史：家庭中有无类似发作的患者，家族中有无慢性病及传染病病史（1.5分）。结果：无。

（5）补充患儿发病前的活动范围（1分），最后一餐进食情况（1分），有无误服（食物、药物、毒物）的可能（1分）。结果：午餐前患儿曾在邻居家玩耍1 h；患儿与家人共同在家中吃午餐，家人无类似症状；误服情况不详。

【查体题干】

T 37 ℃，P 155次/min，R 27次/min，BP 99/32 mmHg，SpO_2 94%（在空气下），WT 12 kg；意识不清，面色稍显苍白，全身皮肤未见皮疹及出血点，浅表淋巴结无肿大。流涎多，口唇无发绀。可见双吸气和抽泣样呼吸，喉中有痰音；轻度三凹征，两肺呼吸音粗，未闻及啰音。心音有力，律齐，未闻及杂音。腹部平软，肝、脾不大，肠鸣音活跃。四肢稍凉，肌力Ⅲ～Ⅳ级，肌张力减低，CRT 2 s。双侧巴氏征可疑阳性。

问题2：针对以上，还应该补充哪些查体？（10分）

答案及评分：

（1）眼球运动。固定，不能追物（1分）。

（2）瞳孔。双侧瞳孔直径2.5 mm，对光反射迟钝（1分）。

（3）跟腱反射、膝腱反射减弱（2分）。

（4）脑膜刺激征。无颈项强直，克氏征、布氏征均阴性（3分）。

（5）格拉斯哥昏迷评分。疼痛刺激睁眼；仅能发出无意义的声音；疼痛刺激可定位（3分）。

问题3：请评估患儿病情的危重程度。（10分）

答案及评分：可利用儿科高级生命支持系统评估方法。

（1）初始印象（ABC）（3分）。A.患儿昏迷状态；B.呼吸模式异常、节律不规则；C.面色苍白、四肢凉。

（2）初步评估（ABCDE）（5分）。A.气道可维持，但流涎多，提示吞咽反射减弱，需注意保护气道；B.呼吸不规则，有呼吸做功，SpO_2 94%；C.窦性心动过速，面色苍白，四肢偏凉；D.疼痛刺激有反应，格拉斯哥评分为9分，中度昏迷，瞳孔小、对光反射迟钝；E.无特殊。

（3）结论（2分）。患儿属危重患者。

问题4：应采取哪些早期干预措施？（10分）

应采取以稳定患者气道、呼吸、循环为目的的干预措施。

（1）气道（3分）。摆放舒适体位（侧卧或者头侧位）；吸痰，保持呼吸道通畅；必要时气管插管。

（2）呼吸（3分）。给予面罩吸氧（6 L/min），维持SpO_2在94%以上，密切观察呼吸情况必要时辅助呼吸。

（3）循环（2分）。建立静脉通路。

严密监护，动态评估患儿意识障碍变化——格拉斯哥评分（2分）。

问题5：为协助诊断，首先应完善哪些辅助检查？（10分）

答案及评分：

（1）血气分析（2分）。结果：pH 7.383，PCO_2 36.8 mmHg，PO_2 66 mmHg，BE −3 mmol/L，HCO_3^- 21.9 mmol/L。

（2）血电解质检测（2分）。Na^+ 140 mmol/L，K^+ 2.8 mmol/L，iCa^{2+} 1.27 mmol/L；GLU 10.4 mmol/L。

（3）血常规检查（2分）。WBC 12.38×10^9/L，中性粒细胞绝对值（GR）6.28×10^9/L，Hb 94 g/L，PLT 501×10^9/L；CRP<0.499 mg/L。

（4）急诊头颅CT（2分）。头颅CT平扫未见异常。

（5）心电图检查（2分）。窦性心动过速。

问题6：如何进行诊断和鉴别诊断？（15分）

答案及评分：

（1）颅内病变。

①感染性疾病（2分）。各种脑炎、脑膜炎、脑脓肿等。

该患儿无前驱感染史、起病急、进展迅速，颅内感染的可能性不大，但暂时不能完全除外。

②非感染性疾病（2分）。癫痫发作；颅内占位性病变及颅压增高；颅脑损伤（脑挫裂伤、颅内出血、脑栓塞及梗死）等。

该患儿既往无反复抽搐病史，此次发病无明显抽搐表现，不支持癫痫；急诊头颅CT平扫未见异常，可排除颅内占位性病变、颅内出血、外伤等疾病。

（2）全身性疾病。

①急性重症感染性疾病（2分）。脓毒症、中毒性菌痢、重症肺炎等引起的中毒性脑病。

该患儿出现意识障碍前无明显感染病史，不支持。

②严重缺氧（2分）。窒息、休克、阿-斯综合征、高原性缺氧等。该患儿无窒息、无心律失常等严重心血管疾病等，不支持。

③内分泌代谢性疾病（2分）。糖尿病酮症酸中毒，甲状腺危象，尿毒症，肝昏迷，高氨血症；低血糖及高血糖，水、电解质、酸碱平衡紊乱，如重度脱水、高钠血症、低钠血症、严重酸中毒等。

该患儿急诊血气分析检查不支持代谢性疾病，可进一步完善肝肾功能、血生化、血氨等检查协助诊断。

④中毒（2分）。有机磷等农药中毒，麻醉药、镇静剂、乙醇、抗精神病类药物、鼠药类、水杨酸、阿托品等中毒，CO中毒等。

该患儿2岁，突然发生意识障碍，中枢神经系统抑制表现为主要特点，伴呕吐，应高度怀疑误服（镇静剂或抗精神病类药物）中毒的可能，需要进一步采集相关病史，必要时行毒物检测。

⑤物理因素（2分）。热射病、触电。病史不支持。

⑥其他（1分）。高血压脑病、瑞氏综合征。病史不支持。

问题7：该患儿初步诊断是什么？依据有哪些？（10分）

答案及评分：

（1）昏迷查因。①急性中毒（4分）。患儿2岁，正处于容易受到意外伤害的高发年龄；突然发生急性意识障碍，伴有呕吐；出现意识障碍前患儿无前驱病史；临床表现以中枢神经系统抑制为特点（昏迷、呼吸不规则、吞咽反射减弱、深浅反射减弱、肌张力下降等）；辅助检查初步排除心脑血管意外、代谢异常、电解质紊乱等导致意识障碍的急症。②颅内感染（4分）。患儿突发意识障碍，伴有呕吐，四肢肌张力减低，腱反射减弱，双侧巴氏征可疑阳性，颅内感染暂不除外。

（2）低钾血症（2分）。患儿血电解质检查提示K^+ 2.8 mmol/L。

问题8：为明确诊断，还需要获取哪些病史？完善哪些检查？（5分）

答案及评分：

（1）叮嘱家长尽快了解患儿在邻居家玩耍时的具体情况，特别是有无误服毒物、药物的可能，询问邻居家中是否有高危药物（2分）。结果：邻居家爷爷有精神病史，平日长期服用氯氮平治疗，查看药物后发现氯氮平少了4片。

（2）留置胃管，留取胃液、血液、尿液标本，以备毒物检测——氯氮平药物浓度测定（2分）。

（3）完善脑脊液（CSF）常规检查、生化、培养等，明确有无颅内感染（1分）。

问题9：进一步治疗方案是什么？（5分）

（1）彻底洗胃，给予静脉补液，纠正电解质紊乱（1分）。

（2）观察有无颅内高压表现，必要时给予甘露醇降颅压（1分）。

（3）如果明确为中毒，应积极寻找有无解毒剂（1分）。

（4）保护并维持重要脏器功能（1分）。

（5）如果颅内感染暂不能完全除外，可考虑抗感染治疗（1分）。

问题10：知识点复习——改良格拉斯哥昏迷评分标准。（表2-1，5分）

答案及评分：

能够正确答出三大评估项目总称及每个项目的最高分者可得3分；能够准确答出任一年龄段各个项目具体内容及对应评分者得满分5分。

表2-1 改良格拉斯哥昏迷评分标准

功能测定	婴儿	儿童	成人	分数
睁眼反应		自发睁眼		4
		语言刺激睁眼		3
		疼痛刺激睁眼		2
		刺激后无反应		1

功能测定	婴儿	儿童	成人	分数
最佳语言反应	微笑，发声 兴奋，易哭 疼痛哭闹 疼痛呻吟 无反应	恰当的语言 语言错乱 不恰当的语言 无法理解的语言或无意义的声音 无反应	语言定位正确 语言错乱 不恰当的语言 无法理解的语言 无反应	5 4 3 2 1
最佳运动反应	自主运动 因局部疼痛而动 疼痛回缩 疼痛屈曲状态 疼痛强直状态 无反应	服从命令 疼痛可定位 疼痛回缩 疼痛屈曲 疼痛强直 无反应	服从命令 疼痛可定位 疼痛回缩 屈曲反应 强直反应 无反应	6 5 4 3 2 1

问题11：知识点复习——急性中毒的救治原则。（10分）

答案及评分：

（1）维持气道、呼吸、循环稳定，必要时实行心肺复苏（2分）。

（2）终止毒物接触（2分）。

（3）清除胃肠道内残留毒物（2分）。

（4）促进已被吸收毒物的排出（2分）。

（5）有解毒剂时尽快使用特效解毒剂，无解毒剂时对症支持治疗，保护重要脏器功能（2分）。

第三章
新生儿疾病

第一节　新生儿呼吸窘迫综合征

【病史题干】

新生儿，女，出生后3 h，以"胎龄27周，进行性呼吸困难3 h"为主诉入院。患儿于出生后3 h出现进行性呼吸困难，有气促、呻吟情况，伴发绀，当地医院予患儿持续气道正压通气（continuous positive airway pressure，CPAP）辅助通气，因症状无缓解，转来医院。

个人史：G3P3，出生WT 940 g，Apgar评分 1 min 10分，5 min 10分，10 min 10分，羊水、胎盘、脐带均无异常。

母孕史：不详。

问题1：针对以上，还应该询问哪些病史？（10分）

答案及评分：

（1）补充现病史（2分）。出生后精神反应差，无活力，无腹胀及呕吐，有排大小便。

（2）母孕期情况（2分）。健康，有规律产检，产检结果无特殊。无宫内感染。产前有规律使用激素。

（3）出生史（2分）。单胎，宫内无胎心增快或减慢。分娩医院是北京大学第一医院。

（4）喂养史无开奶（2分）。预防接种史，未接种疫苗。

（5）家族史（2分）。父亲与母亲年龄、职业、有无特殊疾病。母亲妊娠史。兄弟姐妹情况。

【查体题干】

T 36.5 ℃，R 65次/min，P 160次/min，神志清醒，反应差，面色红润，全身未见瘀斑。早产儿貌，呼吸急促，鼻翼扇动，口唇轻微发绀，气管居中，双肺叩诊清音，呼吸音低，双肺未闻及啰音。心音稍钝，律齐，未闻及杂音。腹软，肝肋下未扪及。四肢肌张力稍低，觅食反射、吸吮反射、吞咽反射未引出，拥抱反射、握持反射顺利引出。

问题2：针对以上，还应该补充哪些查体？（10分）

答案及评分：

（1）BP 60/35 mmHg，HT 36 cm，胸围26 cm（2分）。

（2）早产儿貌的具体描述（3分）。指甲、足纹、头发、乳头乳晕、外生殖器。

（3）头颅五官颈部查体（3分）。头颅五官无畸形，前囟平软，张力不高，颅缝无重叠。

（4）末梢循环（2分）。结果：四肢末梢温暖，CRT 1 s。

问题3：根据以上，初步诊断还需要考虑哪些疾病？（10分）

答案及评分：

（1）本病例为胎龄27周早产儿，出生后不久出现呼吸困难，且呈进行性加重。查体有状态反应差，呼吸急促，65次/min，可见鼻翼扇动，三凹征阳性，未吸氧情况下口周发绀症状，首先应考虑新生儿呼吸窘迫综合征（respiratory distress syndrome，RDS）（5分）。

（2）还需考虑其他呼吸系统疾病（肺炎、湿肺、先天性呼吸系统畸形等）、循环系统疾病、中枢神经系统疾病等，此外，代谢性酸中毒、低血糖、中枢神经抑制剂（如吗啡、苯巴比妥）等都可影响呼吸中枢（5分）。

问题4：进一步检查检验。（10分）

（1）血常规检查。结果：WBC 6.7×10^9/L，N 41.8%，L 46.0%，RBC 4.33×10^{12}/L，Hb 126 g/L，PLT 155×10^9/L；CRP<0.5 mg/L（2分）。

（2）病原学检查。结果：肺炎支原体IgM阴性，解脲支原体阴性，PCT均正常（2分）。

（3）胸片检查。结果：两肺野透亮度普遍降低，可见均匀散在的细小颗粒和网状阴影（3分）。

（4）血气分析。结果：提示呼吸性酸中毒（3分）。

问题5：进一步诊断及鉴别诊断。（10分）

答案及评分：

（1）结合患儿27周早产病史及查体，以及胸片肺透明膜病Ⅰ级结果，可确诊RDS（5分）。

（2）血白细胞CRP正常，不支持细菌感染。肺炎支原体PCR阴性，解脲支原体PCR阴性，可排除肺炎支原体、解脲支原体感染可能。病史、查体及胸片检查可排除休克肺（又称湿肺）、B组链球菌肺炎、先天性膈疝的可能（5分）。

问题6：RDS患儿该如何进行治疗？（10分）

答案及评分：

RDS的治疗目的是保证通、换气功能正常，待自身肺表面活性物质（pulmonary surfactant，PS）增加，RDS得以恢复。机械通气和应用PS是治疗的重要手段。

（1）PS替代治疗（2分）。

（2）呼吸支持：①氧疗。②用面罩CPAP。③有创辅助通气治疗（2分）。

（3）营养支持（2分）。

（4）维持BP和组织灌注（2分）。

（5）其他（2分）。咖啡因、镇静镇痛药、抗生素等。

问题7：该患儿气管插管呼吸机辅助通气的指征，常频呼吸机的参数。（10分）

答案及评分：

（1）①用力吸氧量（FiO_2）≥0.6时，PaO_2<50 mmHg或SpO_2<85%（发绀型先心病除外）。②$PaCO_2$≥70 mmHg伴pH<7.25。③严重或药物治疗无效的呼吸暂停。具备上述任意一项者即可进行机械通气（5分）。

（2）常频呼吸机参数：吸气峰压（peak inspiratory pressure，PIP）18～25 cmH$_2$O，呼气末正压（positive end-expiratory pressure，PEEP）4～6 cmH$_2$O，RR为30～45次/min，吸气时间0.35～0.4 s，吸∶呼比为1∶1.5～1∶2，也可以使用高频呼吸机（5分）。

问题8：患儿作为早产儿，最初的营养需要注意哪些？（10分）

答案及评分：

（1）置于加湿的暖箱时，起始静脉补液量80～100 mL/（kg·d）（2分）。

（2）出生后1 d内应限制补钠，出生后3 d内应限制补钾，密切监测液体平衡和电解质水平（2分）。

（3）出生后应立即开始补充肠外营养，出生后第1 d开始补充氨基酸，起始量2.0～2.5 g/（kg·d）。出生后第1 d可开始补充脂肪乳剂，如果耐受最多可加至3.0 g/（kg·d）（2分）。

（4）糖速开始剂量为4～8 mg/（kg·min），按1～2 mg/（kg·min）的速度逐渐增加，最大剂量不超过11～14 mg/（kg·min）（2分）。

（5）如果血流动力学稳定，应在出生后尽可能第1 d开始母乳微量肠内喂养（2分）。

问题9：RDS治疗过程中需要注意的问题。（10分）

答案及评分：

（1）因PS的黏滞可发生气道阻塞，故在PS从呼吸道扩散到肺泡内之前，应用复苏气囊加压通气或适当增加机械通气的压力（2分）。

（2）应用PS后，当潮气量迅速增加时，应及时下调PIP及PEEP，以免发生肺气漏（2分）。

（3）应用PS后可使用INSURE技术（2分）。

（4）在使用呼吸机辅助时，若患儿病情突然恶化，应检查是否存在DOPE［气管插管有无脱出、移位（tube displacement，D）或阻塞（tube obstruction，O），有无气胸（pneumothorax，P）或肺出血，及设备故障（equipment failure，E）］，应立即寻找病因，避免低氧血症（4分）。

问题10：该患儿可能存在的并发症。（10分）

答案及评分：

（1）动脉导管未闭（2分）。

（2）持续肺动脉高压（2分）。

（3）肺部感染或气胸（2分）。

（4）支气管肺发育不良（2分）。

（5）肺出血及颅内出血（2分）。

第二节　新生儿坏死性小肠结肠炎

【病史题干】

患儿，女，双胎较小，孕32^{+1}周早产，出生WT1 350 g，出生后2 h，因早产及低出生WT儿收入新生儿监护病房（neoratal intensive care unit，NICU）。出生后第2 d开始肠道喂养，逐渐加量过程中，出生后9 d出现腹胀。胃肠减压引流黄色液体，出生后10 d出现血便2次，脓血便，呈暗红色。

问题1：针对以上，还应该询问哪些病史？（10分）

答案及评分：

（1）补充现病史：询问母孕史，出生情况（3分）。结果：母妊娠高血压，出生后无窒息。

（2）补充现病史：询问开奶为母乳还是配方奶（2分）。结果：配方奶。

（3）补充现病史：询问患儿发病后一般情况（3分）。结果：精神、食欲不好，少吃少动。

（4）补充患儿绒毛膜性情况（2分）。结果：双绒毛膜双羊膜囊（dichorionic diamniotic，DCDA）。

【查体题干】

T 37.0 ℃，R 45次/min，P 150次/min，体检呼吸浅促，口唇无发绀，皮肤巩膜轻度黄染，前囟平，腹壁无水肿，右下腹触之有不适感伴右下肢回缩，未扪及包块，肠鸣音弱，移动性浊音阴性。

问题2：针对以上，还应该补充哪些查体？（10分）

答案及评分：

（1）BP（2分）。结果：32/18 mmHg。

（2）有无脱水征（2分）。结果：无。

（3）肛门指诊情况（3分）。结果：棉签代替肛门指诊，检查发现大便为暗红色、黏冻样。

（4）末梢循环（3分）。结果：四肢末梢稍凉，CRT 0.5 s。

【前期辅助检查】

门诊血常规检查：WBC 3.4 × 10^9/L，N 67.8%，L 25.1%，Hb 88 g/L，PLT 56 × 10^9/L，CRP 126 mg/L，pH 7.214，BE −9.4 mmol/L。腹部X线平片提示肠壁积气，肠道充气不均匀，局部肠管扩张，肠壁间隙增宽。

问题3：初步诊断及其依据。（10分）

答案及评分：

诊断：坏死性小肠结肠炎（necrotizing enterocolitis，NEC）。

依据：

（1）早产儿，开奶后发病，有喂养不耐受、腹胀、便血等（3.5分）。

（2）查体有腹胀，右下腹触之有不适感伴右下肢回缩，肠鸣音弱症状，肛指检查发现大便为暗红色、黏冻样（3.5分）。

（3）腹部X线平片提示肠壁积气，肠道充气不均匀，局部肠管扩张，肠壁间隙增宽（3分）。

问题4：需要与哪些疾病鉴别？（10分）

答案及评分：

（1）中毒性肠麻痹。原发病为腹泻或败血症时可发生腹胀，肠道动力性改变，通常无便血，X线片上显示无肠壁积气（3.5分）。

（2）先天性巨结肠。有胎便排出延迟病史，以腹胀、排便困难为主，无血便。通常经温盐水灌肠可好转，必要时以钡剂灌肠，了解24 h残留情况（3.5分）。

（3）新生儿出血症。一般情况好，腹部不胀，腹部X线片显示无肠腔充气和肠积气，凝血功能异常，维生素K治疗有效（3分）。

问题5：初步治疗？（10分）

答案及评分：

（1）禁食。禁食时间视病情发展而定，一般5～7 d。轻症有时禁食3～5 d即可。待腹胀呕吐消失，大便隐血转阴，有觅食反射，临床一般情况明显好转，可开始恢复饮食（3分）。

（2）胃肠减压。用大的多孔管排空胃内容物（1.5分）。

（3）由静脉供应液体、电解质和营养物质（2分）。

（4）抗感染治疗。经验性选用广谱抗生素治疗，并根据病原学培养结果选用抗生素敏感药物（2分）。

（5）密切观察，由同一人反复进行体检，每6～8 h连续随访腹片直至稳定（1.5分）。

问题6：如果患儿经过上述治疗，没有好转，下一步如何治疗？（10分）

答案及评分：

（1）评估循环状态，实行抗休克治疗（2.5分）。

（2）纠正酸中毒、电解质紊乱，补液维持内环境稳定（2.5分）。

（3）纠正凝血功能障碍，必要时需要输血、输血小板（2.5分）。

（4）呼吸支持（2.5分）。

问题7：NEC外科治疗的指征。（10分）

答案及评分：

（1）肠穿孔。腹胀加重，膈下游离气体（3分）。

（2）腹膜炎症状体征明显，腹壁明显红肿（3分）。

（3）经内科积极治疗，临床情况继续恶化。持续性酸中毒，持续性血小板减少，休克难以纠正（4分）。

问题8：知识点复习——如何区分机械性和动力性肠梗阻？（10分）
答案及评分：

（1）新生儿机械性肠梗阻多与先天结构发育异常有关（2.5分），如肠闭锁、胎粪性腹膜炎、肠旋转不良等，通常出生1～3 d出现症状，多伴有呕吐、排便异常（2.5分）。

（2）动力性肠梗阻可能与感染缺氧、早产儿肠道功能紊乱、甲状腺功能减退等有关。发病时间相对晚数天到数周（2.5分），可仅表现腹胀而不伴有呕吐，感染严重者可发生血便，如新生儿坏死性小肠结肠炎、巨结肠合并结肠炎等（2.5分）。

问题9：知识点复习——NEC腹膜炎特点和观察方法。（10分）
答案及评分：

（1）新生儿腹膜炎很少表现为肌紧张，腹部触痛不表现压痛或反跳痛，多表现为触摸腹部后的四肢缩回、抽动或惊醒。腹壁水肿、脐部红肿、触摸后哭吵，即提示有腹膜炎的可能（4分）。

（2）有时可扪及腹部包块，提示固定的肠袢或局部炎症，肠管包裹成团（3分）。

（3）观察记录大便色泽与性状，对NEC患儿很重要（3分）。

问题10：知识点复习——坏死性小肠结肠炎的分级及处理。（表3-1，10分）
答案及评分：

表3-1　坏死性小肠结肠炎的分级及处理

	分级	全身症状	腹部症状	放射线检查	治疗
Ⅰ疑似	ⅠA（1分）	体温不稳定，呼吸暂停，心率下降	胃潴留增加，轻度腹胀，大便隐血	正常或轻度肠梗阻	禁食，抗生素×3 d
	ⅠB（1分）	同ⅠA	同ⅠA 肉眼血便1	同ⅠA	同ⅠA
Ⅱ确诊	ⅡA：轻度病变（2分）	同ⅠA	同Ⅰ，及肠鸣音异常，腹壁紧张	肠梗阻，肠壁积气	禁食，抗生素×7～10 d
	ⅡB：中度病变（2分）	同Ⅰ，及轻度代谢性酸中毒、轻度血小板减少	同Ⅰ，有明确的腹胀，腹壁蜂窝织炎，右下腹有肿块	同ⅡA，及门静脉积气，有或无腹水	禁食，抗生素×14 d
Ⅲ晚期	ⅢA：严重病变，肠道无穿孔（2分）	同ⅡB，及低血压，心率下降，呼吸性酸中毒，代谢性酸中毒，DIC，粒细胞减少	同Ⅰ和Ⅱ，及腹膜炎症状，明显的腹胀、腹壁紧张	同ⅡB，及明确的腹水	禁食，抗生素×14 d，补液，通气治疗，穿刺术
	ⅢB：严重病变，肠道穿孔（2分）	同ⅢA	同ⅢA	同ⅡB，及气腹	同ⅡA，及手术

第三节　新生儿化脓性脑膜炎

【病史题干】

患儿，女，4 d，以"发热伴精神萎靡2 d"为主诉入院。患儿于入院前4 d出现发热，T最高达38.5 ℃，伴有精神萎靡。当地医院予患儿静脉滴注"头孢曲松钠"治疗1 d，未见好转，且出现抽搐。

既往史：无手术和外伤史，无输血和药物过敏史。

问题1：针对以上，还应该询问哪些病史？（10分）

答案及评分：

（1）补充现病史：询问患病以来一般情况（2分）。结果：患病以来，纳食差，大便正常，近1 d小便偏少。

（2）补充现病史：询问有无其他伴随症状（2分）。结果：呼吸急促，无呼吸暂停，无腹胀，无皮肤瘀点、瘀斑。

（3）补充个人史：出生史（4分）。结果：G1P1，孕38周外院顺产出生，出生时羊水清，胎盘脐带未见异常，否认窒息抢救病史，出生1 min后Apgar评分9分，出生5 min及10 min后均10分。

（4）补充母孕史（2分）。结果：母亲怀孕时定期产检，产前无发热，未行GBS检查，否认羊水异味，否认羊膜炎，胎盘未行病理检查。

【查体题干】

T 38 ℃，R 60次/min，P 160次/min，嗜睡，状态反应差，无发绀，前囟稍饱满，双侧瞳孔等大等圆，对光反射灵敏，呼吸急促，鼻翼扇动，气管居中，呼吸音粗，未闻及啰音。心音有力，律齐，未闻及杂音。腹软，肝肋下2 cm，质中，边钝，剑突下未扪及。四肢肌张力正常，肌力正常。

问题2：针对以上，还应该补充哪些查体？（10分）

答案及评分：

（1）BP（2分）。结果：75/50 mmHg。

（2）呼吸节律（2分）。结果：规则。

（3）脉搏（2分）。结果：有力。

（4）末梢循环（2分）。结果：四肢末梢温暖，肤色红润，CRT 1 s。

（5）原始反射（2分）。结果：觅食反射、吸吮反射、拥抱反射弱，握持反射未引出。

【前期辅助检查】

外院血常规检查：WBC 3.4×10^9/L，N 80%，L 19%，RBC、Hb、PLT均正常，CRP 60 mg/L。CSF常规检查：外观浑浊，潘氏试验蛋白定性（+++），WBC 390×10^6/L，RBC $1\,030 \times 10^6$/L，CSF单核细胞比率23%、多核细胞比率77%。一般细菌涂片检查：革兰氏染色未见细菌。CSF生化

检查：乳酸脱氢酶（LDH）测定143 U/L、葡萄糖测定1.26 mmol/L、CSF测定总蛋白1.8 g/L。

问题3：初步诊断及其依据。（10分）

答案及评分：

诊断：新生儿化脓性脑膜炎。依据：①有发热、精神萎靡、抽搐等症状（3分）。②查体有嗜睡、前囟饱满、原始反射减弱症状（3分）。③血常规检查提示WBC降低，CRP升高，CSF常规及生化结果符合新生儿化脓性脑膜炎CSF改变（4分）。

问题4：需要与哪些疾病鉴别？（10分）

答案及评分：

（1）颅内出血（3分）。颅内出血患儿多有产伤病史，Hb降低，不支持，头颅CT可以鉴别。

（2）单纯疱疹病毒性脑炎（4分）。CSF单纯疱疹病毒性脑炎葡萄糖一般不会降低，且CSF以单核细胞为主，不支持，可完善CSF单纯疱疹病毒DNA检查鉴别。

（3）代谢性疾病（3分）。部分遗传代谢性疾病以脑病为主要表现，但CSF可鉴别。

问题5：如何初步治疗？（10分）

答案及评分：

（1）收入院（2分）。依据：该患儿为新生儿，颅内感染。

（2）一般治疗及护理（2分）。患儿前囟张力高，需考虑颅高压，适当限制液体。

（3）患儿有呼吸急促，需要吸氧减少氧耗（2分）。

（4）对症（2分）。止惊，降颅压等对症治疗。

（5）抗感染（2分）。头孢曲松钠能很好地透过血脑屏障，且使用1 d后，可继续使用，患儿为早发型化脓性脑膜炎，重点考虑无乳链球菌及大肠埃希菌，针对无乳链球菌可加用青霉素，且需要考虑耐药大肠埃希菌，治疗2～3 d症状无好转，需要调整药物，注意CSF培养病原学结果回报，根据药敏结果调整敏感抗生素。

问题6：需要做哪些进一步检验检查？（10分）

答案及评分：

（1）血培养（2.5分）。结果：无菌生长。

（2）CSF培养（2.5分）。结果：无乳链球菌。

（3）头颅MRI检查（2.5分）。结果：未见出血，积水，发育异常。

（4）CSF单纯疱疹病毒DNA检查（2.5分）。结果：阴性。

问题7：根据检验检查结果，应做哪些诊断和治疗调整？（10分）

答案及评分：

（1）诊断及鉴别诊断（5分）。头颅MRI不支持颅内出血。CSF单纯疱疹病毒DNA不支持单纯疱疹病毒性脑炎。

（2）治疗（5分）。根据CSF培养为无乳链球菌的结果，可明确为无乳链球菌引起的早发型化脓性脑膜炎，治疗抗生素更改为头孢曲松钠联合青霉素治疗。

问题8：知识点复习——新生儿化脓性脑膜炎CSF的判读。（10分）

答案及评分：

（1）CSF常规（5分）。压力＞3～8 cmH$_2$O；外观浑浊；潘氏试验阳性；WBC＞20×10^9/L；白细胞以多核为主。

（2）CSF生化（3分）。足月儿：蛋白＞1.7 g/L；葡萄糖＜2.2 mmol/L；LDH＞1 000 U/L。

（3）CSF培养（2分）。阳性是诊断的"金标准"，涂片染色找到细菌也有诊断价值。

问题9：知识点复习——新生儿化脓性脑膜炎的并发症有哪些？（10分）

答案及评分：

（1）脑室膜炎（2分）。

（2）硬膜下积液（2分）。

（3）抗利尿激素异常分泌（2分）。

（4）脑积水（2分）。

（5）脑脓肿（2分）。

问题10：知识点复习——新生儿化脓性脑膜炎的临床表现有哪些？（10分）

答案及评分：

（1）非特异性表现：反应低下，哭声微弱，精神萎靡，吃奶差，体温异常，呼吸窘迫等（2分）。

（2）神志异常（2分）。

（3）眼部异常（2分）。

（4）颅内压增高征（2分）。

（5）惊厥（2分）。

第四节　新生儿肺炎

【病史题干】

患儿，男婴，因"呼吸困难2 h，发热1 h"入院。孕40周自然分娩出生，出生1 min后Apgar评分10分，出生时见羊水浑浊并有异味，出生后16 h出现轻度呼吸困难，呼吸频率65次/min，肋间隙和剑突下吸气性凹陷，口唇处发绀，四肢末端较冷并有皮肤花纹。因上述情况即转送至新生儿监护病房。

患儿母亲30岁，分娩前3 d起有发热，T 38 ℃。

问题1：针对以上，需要考虑哪些诊断？（10分）

答案及评分：

（1）新生儿呼吸窘迫综合征（1分）。

（2）细菌感染性肺炎（1分）。

（3）湿肺（新生儿暂时性呼吸急促）（1分）。

（4）气胸（1分）。

（5）膈疝（1分）。

（6）胎粪吸入性肺炎（1分）。

（7）上呼吸道梗阻（1分）。

（8）发绀性心脏病（1分）。

（9）胸腔占位病变（1分）。

（10）代谢性酸中毒（1分）。

【查体题干】

T 38 ℃（腋下），P 146次/min，R 62次/min，BP 68/46 mmHg，WT 3 700 g，HC 34.5 cm，SpO_2 89%（未吸氧）。神志清醒，反应好，哭声响亮，皮肤及巩膜轻度黄染，唇周发绀。前囟大小1.5 cm×1.5 cm，平坦。呼吸稍急促，间歇见鼻翼扇动，三凹征阳性，两肺呼吸音对称、粗糙，未闻及干湿性啰音。心音有力，心律齐，未闻及杂音。腹部软，肝脏肋下2.0 cm，剑突下1.5 cm，质地软、边缘锐，脾脏肋下未扪及。CRT 2 s，四肢肌张力好，拥抱反射阳性。

问题2：据以上病史及体检，如何对患儿做初步诊断分析？（10分）

答案及评分：

（1）产前母亲有发热史、产时出现羊水有异味，产前及产时细菌感染性肺炎可能性较大，可询问是否有胎膜早破，患儿母亲产前或产时是否接受抗生素治疗等（2.5分）。

（2）B组链球菌引起的败血症或肺炎也可能在该胎龄段发生，需要考虑（2.5分）。

（3）患儿出生后早期出现明显的呼吸窘迫，但为足月儿且为自然分娩出生，RDS或湿肺的可能性较小（2.5分）。

（4）患儿分娩时见羊水混浊且有异味，但未见明显胎粪污染羊水、无明显的产时窒息，故胎粪吸入性肺炎无诊断依据（2.5分）。

问题3：如何选择相关的检验检查？（10分）

答案及评分：

以上临床呼吸窘迫表现都提示需进一步观察和评估，主要包括：氧饱和度监测（2.5分），动脉血气分析（2.5分）、胸片检查（2.5分）及血液感染指标的测定（2.5分）。

【前期辅助检查】

（1）血常规+CRP检查（入院日）：CRP 5 mg/L，WBC 16.0×10^9/L，L 27.5%，N 66.1%，Hb 152 g/L，PLT 180×10^9/L。

（2）血气分析（毛细血管动脉化）：pH 7.30，$PaCO_2$ 37 mmHg，PaO_2 78 mmHg，乳酸（lactic acid，Lac）2.6 mmol/L，HCO_3^- 23 mmol/L，标准碱剩余（standard base excess，SBE）–2.5 mmol/L。

（3）尿常规、粪便常规检查：无异常。

（4）PCT检查：5.8 ng/mL。

（5）外周血涂片：中性杆状核粒细胞18%，中性分叶核粒细胞49%，L 30%，有核红细胞5/100WBC（计数100个血红蛋白可见有核细胞5个）。

（6）血培养（双份）：血培养5 d，无细菌生长。

（7）胸片：两肺纹理增多模糊，左肺透亮度降低，心影未见明显异常。

（8）痰培养：呼吸道正常菌群，金黄色葡萄球菌少量。药敏试验：青霉素，苯唑青霉素，万古霉素。

（9）血常规+CRP检查（住院第7 d复查）：CRP 3 mg/L，WBC 9.0×10^9/L，L 65.0%，N 30.1%，E 3%，Hb 148 g/L，PLT 235×10^9/L。

问题4：根据以上检验检查结果，该患儿的诊断及其依据是什么？（10分）

答案及评分：

（1）新生儿肺炎。患儿于出生后16 h开始出现发热，呼吸困难，患儿母亲30岁，分娩前3 d起有发热，T 38 ℃。体检结果：呼吸较急促，可见鼻翼扇动，SpO_2 89%（未吸氧），两肺呼吸音粗糙。辅助检查：外周血常规WBC总数偏高，分类以中性粒细胞为主，PCT 5.8 ng/mL，血涂片I/T 0.27，均明显增高，胸片检查提示两肺纹理增多、模糊，支持新生儿肺炎的诊断（5分）。

（2）低氧血症。患儿入院时呼吸较急促，唇周发绀，可见鼻翼扇动，SpO_2 89%；血气分析显示pH 7.30，$PaCO_2$ 37 mmHg，PaO_2 78 mmHg。不支持呼吸衰竭的诊断，考虑为新生儿肺炎合并低氧血症（5分）。

问题5：该患儿如何治疗？（10分）

答案及评分：

新生儿肺炎的治疗包括针对病因的治疗，呼吸道物理治疗，护理、供氧以纠正低氧血症；当出现呼吸衰竭时，常收住NICU进行辅助机械通气治疗（3分）。

针对该患儿的具体处理方案如下：

（1）一般及对症处理。①保持合适的环境温度，新生儿发热可首选物理降温，必要时应用退热剂（1分）。②氧疗及呼吸支持：选择恰当的氧疗方式（包括鼻导管、面罩、头罩等）进行氧疗，以纠正低氧血症。此例患儿可首选鼻导管吸氧，如果一般氧疗无效，或者伴发通气功能障碍等呼吸衰竭情况，须及时进行人工通气和呼吸支持治疗（1分）。③保持呼吸道通畅，包括体位、雾化吸入、吸痰、胸部物理治疗（1分）。

（2）抗感染治疗。①可依经验使用抗生素，根据临床疗效和病原学检测结果及时调整抗生素方案（1分）。②此例患儿痰培养呈阳性，金黄色葡萄球菌生长，应选用敏感的苯唑青霉素抗感染（1分）。

（3）支持治疗。①给予患儿合理的营养和喂养（1分）。②必要时补液，维持酸碱平衡及内环境稳定（1分）。

问题6：该患儿治疗过程中，重点观察哪些方面？（10分）

答案及评分：

治疗过程中应重点关注患儿的精神反应（1分），吃奶情况（1分），是否有发绀（1分），呼吸频率和节律（1分），呼吸困难（鼻翼扇动、三凹征阳性）征象（1分），肺部体征、心率增快、心音低钝（1分），肝、脾大及神经系统表现（精神萎靡、烦躁、抽搐）等（1分），判断是否有肺部以外系统脏器受累（1分）和肺炎的严重程度（1分），以便及时调整治疗方案（1分）。

问题7：如何诊断新生儿感染性肺炎？（20分）

答案及评分：

（1）产前感染性肺炎。常有窒息，复苏后呼吸快、呻吟，体温不稳定，肺部听诊可发现呼吸音粗糙、减低或有啰音。严重病例可发生呼吸衰竭。合并心力衰竭者心脏扩大、心率快、心音低钝、肝大。可发生抽搐、昏迷，或并发DIC、休克和持续肺动脉高压等。周围血常规白细胞大多正常，也可减少或增加。病毒性肺炎X线片多显示为间质性肺炎改变，细菌性肺炎则多为支气管肺炎征象（5分）。

（2）产时感染性肺炎。发病时间因病原体不同而异，一般在出生数日至数周后发病，例如细菌性感染在出生后3～5 d发病，Ⅱ型疱疹病毒感染多在出生后5～10 d发病，而衣原体则长达3～12周。出生后立即进行胃液涂片找白细胞和病原体，或取血标本、气管分泌物等进行涂片、培养等检测，有助于病原学诊断（5分）。

（3）产后感染性肺炎。可以有发热、少吃、反应低下等全身症状。呼吸系统表现有咳嗽、气促或呼吸不规则、鼻翼扇动、发绀、三凹征、湿啰音、呼吸音降低等。呼吸道合胞病毒（respiratory syncytial virus，RSV）性肺炎可表现为喘息，肺部听诊可闻哮鸣音。衣原体肺炎病前或同时有眼结膜炎。金黄色葡萄球菌性肺炎易合并脓气胸。鼻咽部分泌物细菌培养、病毒分离和荧光抗体、血清特异性抗体检查有助于病原学诊断（5分）。

（4）X线片在不同的病原感染时有所不同，细菌性肺炎表现为两肺弥漫性模糊影，或点片状浸润影，病毒性肺炎以间质病变或肺气肿为多见（5分）。

问题8：新生儿肺炎的具体治疗措施。（20分）

答案及评分：

（1）呼吸道管理雾化吸入，体位引流定期翻身、拍背，及时吸净口鼻分泌物，保持呼吸道通畅（5分）。

（2）供氧。有低氧血症时可用鼻导管、面罩、头罩给氧。氧气须经过加温湿化后供给。呼吸衰竭时可使用人工呼吸机，使血气维持在正常范围（5分）。

（3）抗病原体治疗。细菌性肺炎患者可参照败血症选用抗生素。重症或耐药菌感染者可用第3代头孢菌素；李斯特菌肺炎患者可用氨苄西林；衣原体肺炎患者首选红霉素；病毒性肺炎患者可采用利巴韦林或干扰素雾化吸入治疗。单纯疱疹性肺炎患者可用阿昔洛韦；巨细胞病毒性肺炎患者可用更昔洛韦。如有继发细菌感染，应根据病情及病原体选择合适的抗生素（5分）。

（4）支持疗法。纠正循环障碍和水、电解质平衡紊乱，输液勿过多过快，以免发生心力衰竭和肺水肿；保证能量和营养成分的供给（5分）。

第五节　新生儿颅内出血

【病史题干】

新生儿，出生46 h，主因"进奶差1 d，抽搐1次"来急诊就诊，初步的病史采集如下：患儿于入院前16 h（即出生后30 h）无明显诱因出现抽搐1次，表现为双眼眨动，四肢屈曲强制抖动，持续约数分钟，自行缓解。此后精神、进奶差，嗜睡，无发热，为进一步诊治转来医院。

问题1：还应补充什么病史？（10分）

答案及评分：

（1）应询问具体分娩方式，是否存在产伤、宫内窘迫及产时窒息（3分）。结果：G1P1，39周，产钳助产娩出，有围产期缺氧窒息病史。

（2）追问新生儿有无早产和低出生WT，有无家族癫痫病史，母亲孕期有无感染性疾病情况，包括发热、胎膜早破、不洁产检、分娩病史、白细胞增高、子宫触痛等（4分）。结果：母亲无特殊疾病及用药史，患儿出生WT 4 020 g。

（3）应询问新生儿出生后开始喂养时间及喂养方式，注意有无因饥饿原因导致低血糖的可能，有无肌张力改变、尖叫、肢体无力或四肢内旋、头后仰、贫血、黄疸等表现（3分）。结果：出生后3 h喂糖水及母乳，出生后24 h已排小便和胎便，否认家族癫痫遗传病史。

问题2：根据以上病史，如何进行初步判断？（15分）

答案及评分：

（1）患儿为巨大儿，有难产和经产钳助产病史，应首先考虑颅内出血，尤其是硬膜下腔、脑实质及蛛网膜下腔出血（5分）。

（2）分娩过程中存在窒息缺氧史，也应该考虑存在新生儿缺氧缺血性脑病的可能（5分）。

（3）无家族抽搐的遗传代谢病史，且发病年龄较早，故癫痫可能性不大（2分）。

（4）母亲无吸毒病史和用药史，戒断综合征可能性不大（1分）。

（5）无感染性疾病史（如胎膜早破、不洁产检和分娩史），故不支持感染因素（1分）。

（6）母亲孕期无糖尿病，出生后合理喂养，大小便正常排出，不支持低血糖导致的抽搐（1分）。

【查体题干】

T 36.5 ℃，R 40次/min，P 140次/min，BP 65/30 mmHg，WT 4.02 kg，HT 52cm，HC 34 cm，精神反应差，哭声弱，颜面、躯干和四肢中度黄染，皮肤略苍白，无皮疹和出血点。前囟平软，头顶左侧可扪及约4 cm×5 cm大小的血肿，边界清晰，未超越骨缝，波动感阳性。呼吸平顺，双侧呼吸音清。心音有力，律齐，未闻及杂音。腹软，肝肋下1 cm，质软，脐带未脱落，脐轮无红肿或分泌物。四肢肌张力减弱，无水肿。新生儿原始反射减弱。

问题3：如何结合查体经过对疾病进行初步的判断？（15分）

答案及评分：

（1）患儿查体WT 4.02 kg，左侧头顶可扪及血肿，提示存在产伤（4分）。

（2）精神反应差，哭声弱，呼吸平稳，四肢肌张力减弱，原始反射减弱提示存在神经系统临床表现（4分）。

（3）皮肤中重度黄染，皮肤略苍白，提示存在失血情况，且量较多（4分）。

（4）脐轮无红肿或分泌物，皮肤完整无破损，未见呼吸道症状，未发现明显感染表现（3分）。

问题4：进一步诊断应实施哪些检查检验？（10分）

通过上述查体可以发现患儿神志改变和肌张力变弱，贫血、黄疸较重，颅内出血可诊断，应尽快完善头颅B超或头颅CT（5分），以及血常规、凝血功能、血气、电解质、血糖的检查（5分）。

【前期辅助检查】

门诊血常规检查：WBC 10.4×10^9/L，N 57.8%，Hb 120g/L，PLT 402×10^9/L，网织红细胞7.9%，HCT 0.45。凝血功能凝血酶原时间（prothrombin time，PT）15 s，活化部分凝血酶时间（activated partial thromboplastin time，APTT）52 s。头颅B超：未见明显异常。头颅CT：左枕部颅骨内板下方新月形高密度区。血气、电解质、PCT、CRP大致正常。

问题5：入院以后还需要做哪些进一步检验检查？（5分）

（1）血清总胆红素255 μmol/L，间接胆红素219 μmol/L，肝功能检查正常；血常规和CRP检查正常（1分）。

（2）头颅MRI可见左枕部T1加权新月形高信号，T2加权相应部位的信号影（2分）。

（3）CSF常规检查：WBC 19×10^9/L，RBC 10×10^{12}/L，可见皱缩红细胞。CSF生化：蛋白1.8 g/L，葡萄糖4.0 mmol/L，氯化物110 mmol/L（1分）。

（4）脑电图检查：正常睡眠脑电图形（1分）。

问题6：如何根据上述进行综合诊断？（10分）

（1）实验室检查结果分析。Hb降低，头颅MRI可见左枕部T1加权新月形高信号，T2加权相应部位的信号影，支持新生儿硬膜下颅内出血的诊断（5分）。

（2）根据检查结果进一步明确或排除的疾病。患儿腰穿CSF符合新生儿颅内出血的表现，可除外颅内感染（3分）；脑电图正常，不支持新生儿癫痫（2分）。

问题7：如何进行治疗？（20分）

答案及评分：

（1）主要是对症治疗（3分）。

（2）一般治疗及护理（5分）。保持安静，避免搬动，尽量减少刺激性操作，维持BP正常，保证足够热量供给，注意液体出入量平衡，及时纠正酸中毒。

（3）止血（2分）。可选用维生素K、酚磺乙胺、新鲜冰冻血浆等。

（4）惊厥发作的处理（5分）。可选用苯巴比妥、咪达唑仑、地西泮等。

（5）脑出血后积水、脑室进行性扩张、神经系统症状逐渐加重、头围明显增大时，需进行外科处理，早期采用侧脑室置管引流术，进行性加重者可行脑室-腹腔分流术（5分）。

问题8：知识点复习——发生颅内出血的原因有哪些？（10分）

答案及评分：

（1）解剖因素（4分）。早产儿、低出生WT儿脑发育不成熟，生发层基质区域代谢活跃，血管丰富且纤细，又缺乏支持组织，容易损伤。

（2）疾病因素（4分）。缺氧缺血、酸中毒、低血糖、感染等多种疾病可导致血管壁破裂出血。

（3）医源性因素（2分）。包括输液治疗时渗透压、张力不恰当，补液速度过快，呼吸机或某些药物治疗，小儿体位不当等引起的全身及脑部血流动力学异常，BP波动造成出血。

问题9：新生儿出现惊厥，应考虑哪些疾病？（5分）

答案及评分：

（1）感染性（2分）。化脓性脑膜炎，宫内感染引起的脑炎等。

（2）非感染性（3分）。缺氧缺血性脑病，颅内出血，低血糖，低血钙，低血镁，高钠或低钠血症，胆红素脑病（又称核黄疸），先天性代谢性疾病等。

第六节　新生儿黄疸

【病史题干】

新生儿，出生46 h，主因"发现皮肤黄染26 h"就诊。患儿于入院前26 h（即出生后20 h）无明显诱因出现颜面皮肤浅黄染。精神及进奶可，无发热、嗜睡、拒奶、抽搐等症状。当地产院给予单面蓝光照射治疗12 h，皮肤黄疸较前加重，波及躯干及四肢，为进一步诊治转来医院。

患儿为G2P1，孕39周自然分娩，母亲血型O型，无特殊疾病及特殊用药史。否认围产期窒息缺氧病史。出生WT 3 200 g。出生后3 h喂糖水及母乳。出生后24 h内已排尿及胎便。家族史：患儿祖籍北京，否认家族遗传病史。

问题1：针对新生儿黄疸询问病史应围绕哪些方面进行？（15分）

答案及评分：

（1）应询问有无母子血型不合条件，尤其是ABO、Rh系统。ABO系统溶血母亲首胎可发生，但Rh系统溶血首胎发生概率很小，需同时询问母亲有无输血史、流产史，以协诊有无Rh系统血型不合的可能（2分）。

（2）追问家族籍贯，有无黄疸贫血家族病史，若为两广（广西、广东）、福建等地区者，应注意G-6-PD（2分）。

（3）应询问母亲孕期有无感染性疾病史、胎膜早破，是否有不洁产检及分娩史，了解有无感染性因素存在（2分）。

（4）应询问是否存在宫内窘迫及产时窒息，母亲分娩前有无静脉滴注大剂量催产素、低渗性葡萄糖病史，以协诊有无围产因素导致黄疸的可能（2分）。

（5）应询问新生儿出生后开始喂养时间及喂养方式，注意有无因饥饿原因导致早发型母乳性黄疸的可能（2分）。

（6）应询问胎便排出情况（时间、量），以协诊是否为胎便排出延迟导致黄疸的可能（2分）。

（7）详细询问孩子有无发热、反应弱、拒奶、肌张力改变、抽搐、肢体无力或四肢内旋、头后仰等胆红素脑病的临床表现（3分）。

问题2：根据本例病史，该如何进行初步判断？（10分）

答案及评分：

（1）患儿黄疸出现早（出生后24 h内）、进展快，病理性黄疸可诊断。母血型O型，应首先考虑母子血型不符合溶血病，尤其是ABO系统。此外，母亲为P2G1，亦应考虑Rh系统血型不符合（2分）。

（2）家族籍贯为我国北方，无黄疸、贫血家族病史，因G-6-PD常在72～96 h出现，所以G-6-PD的可能性不大（2分）。

（3）足月自然分娩，否认围产缺氧、损伤及用药史，围产因素所致黄疸可能性不大（2分）。

（4）母亲孕期无感染性疾病史、无胎膜早破、无不洁产检及分娩史，不支持感染性因素（2分）。

（5）黄疸同时精神反应及进奶好，目前无胆红素脑病发生的临床征象（2分）。

问题3：下一步查体应重点关注哪些方面？（10分）

答案及评分：

（1）观察生命体征是否平稳（如精神反应、哭声、肌张力、原始反射），了解有无胆红素脑病表现（2分）。

（2）观察黄疸程度（波及范围）、色泽（明黄/暗黄），协助分析黄疸的性质（2分）。

（3）观察患儿生长发育情况、有无缺氧表现，协助分析是否为先天发育问题及围产缺氧所致黄疸（2分）。

（4）有无肝脾肿大、贫血貌，协助溶血性黄疸的诊断（2分）。

（5）查找有无脐部皮肤等感染灶，以排除感染性因素（2分）。

问题4：如何通过皮肤黄染部位及颜色初步判断胆红素水平？（5分）

答案及评分：

（1）新生儿皮肤黄染的发生、发展是有规律的：从发生部位来说，黄染首先从巩膜、颜面皮肤开始出现（相当于血清总胆红素值85.5～136.8 μmol/L），之后逐渐波及躯干（相当于血清总胆红素值136.8～171 μmol/L）、四肢近端（相当于血清总胆红素值171～205.2 μmol/L）、四肢远端、手足心（相当于血清总胆红素值205.2～256.5 μmol/L）（3分）。

（2）黄疸颜色由程度较轻的淡黄染、浅黄染发展为杏黄染、橘黄染；如直接胆红素升高，存在胆汁淤积症，则肤色发暗黄绿色（2分）。

问题5：如何通过查体对本患儿进行初步判断？（5分）

答案及评分：

该患儿查体颜面、躯干、四肢皮肤黄染，提示是以间接胆红素升高为主；精神反应正常，哭声好，呼吸平稳，肌张力及新生儿原始反射正常，未发现胆红素脑病表现及无明显围产期窒息缺氧表现；无肝脾肿大、贫血、水肿等表现，Rh系统溶血支持点不多；脐部干洁无分泌物，皮肤无破损、脓疱，无呼吸窘迫表现，感染可能性不大（5分）。

问题6：进一步诊断应实施哪些检查？（10分）

答案及评分：

（1）查肝功能尤其是血胆红素测定，了解黄疸程度及有无直接胆红素增高、肝功能异常（2分）。

（2）母子交叉免疫试验：包括子血清直接抗球蛋白试验（Coomb's试验）、抗体释放试验及游离抗体试验；母血清游离抗体测定。协助免疫性溶血病的诊断（2分）。

（3）监测血常规，进一步观察有无炎性指标升高，协助诊断感染性疾病，并监测Hb、网织红细胞，了解有无贫血出现（2分）。

（4）先天性宫内感染的TORCH抗体、微小病毒B19等相关病原学检查（1分）。

（5）腹部B超检查：了解肝胆发育情况，有无腹腔脏器出血（1分）。

（6）头颅B超：了解有无颅内出血（1分）。

（7）必要时进行红细胞脆性试验、G-6-PD测定、血红蛋白电泳，排除其他溶血性黄疸（1分）。

【前期辅助检查】

血常规检查：WBC 13×10^9/L，N 60.7%，Hb 150 g/L，PLT 412×10^9/L，网织红细胞39%。CRP<8 mg/L，血型A。微量血气血生化：pH 7.433，PCO_2 39.6 mmHg，PO_2 18 mmHg，Hb 14.7 g/dL，SpO_2 97%，K^+ 4.8 mmol/L，Na^+ 132 mmol/L，Cl^- 90 mmol/L，iCa^{2+} 1.29 mmol/L，BE 4.5 mmol/L，经皮测胆红素307.8 μmol/L，胸片未见明显异常；新生儿血清直接Coomb's试验阳性，游离抗体测定结果为抗A。

问题7：如何判读该患儿的检查结果？诊断和诊断依据是什么？（10分）

答案及评分：

（1）血常规检查。Hb无明显下降，网织红细胞无明显升高，不支持Rh系统血型不合溶血病（1分）；WBC、CRP正常，不支持细菌感染因素（1分）；新生儿高胆红素血症应以血清胆红素作为确诊标准，血清经皮测胆红素推测胆红素水平高，符合病理性黄疸（1分）；胸片未见明显肺部感染病灶，不支持感染性因素（1分）。

（2）诊断。新生儿高胆红素血症，新生儿母子血型不合溶血病（3分）。

（3）诊断依据。患儿血型A，母亲血型O，存在母子血型不合的条件，患儿黄疸出现早、进展快、程度重，血清胆红素达315.9 μmol/L，以间接胆红素升高为主，符合新生儿病理性黄疸中高胆红素血症诊断，子血清直接Coomb's试验阳性，游离抗体测定结果为抗A，故ABO系统血型不合溶血病可诊断（3分）。

问题8：选择门诊还是住院治疗？（5分）

答案及评分：

黄疸患儿治疗的地点，主要取决于患儿黄疸的严重程度及患儿的日龄，常根据黄疸推荐干预方案中的日龄胆红素水平或参考美国儿科学会（AAP）常用的新生儿黄疸光疗和换血曲线确定。如果新生儿日龄小（尤其是7 d之内的早期新生儿、早产儿），黄疸进展速度快、程度重，应及时住院进行光疗及进行黄疸病因检查。如为晚期新生儿，血脑屏障已发育较好，一般情况好，无明显伴随症状，可适当阳光浴，并在门诊密切随诊观察。因此该患儿应该入院治疗。

问题9：该患儿该如何进行治疗？（10分）

答案及评分：

（1）黄疸患儿在门诊往往难以进行光疗，而光疗在黄疸患儿治疗中起到重要作用。故入院后需要进行积极有效的光疗（3分）。

（2）此外，因新生儿血脑屏障发育不完善，游离的未结合胆红素升高，可能发生胆红素脑病，1 g白蛋白可与8.5 mg胆红素联结，预防胆红素脑病发生，主要适用于早期新生儿，尤其是早产儿或重度黄疸儿（2分）。用法：白蛋白1 g/（kg·WT）静脉滴注，心衰者慎用（1分）。丙种球蛋白1 g/kg用于新生儿同族免疫性溶血性高胆红素血症（1分）。也可应用肝酶诱导剂如苯巴比妥（1分）。

（3）如达到换血指征，需进行换血治疗，需提前做好换血准备（2分）。

问题10：知识点复习——胆红素脑病的表现有哪些？（15分）

答案及评分：

胆红素脑病为新生儿溶血病的最严重并发症，早产儿更易发生。典型胆红素脑病表现分四期：

（1）警告期：表现为嗜睡、反应低下、吮吸无力、拥抱反射减弱、肌张力减弱等，偶有尖叫和呕吐。持续12～24 h（5分）。

（2）痉挛期：出现抽搐、角弓反张和发热（多与抽搐同时发生）。轻者仅有双眼凝视；重者出现肌张力增高、呼吸暂停、双手紧握、双臂伸直内旋，甚至角弓反张。持续12～48 h（5分）。

（3）恢复期：吃奶及反应好转，抽搐次数减少，角弓反张逐渐消失，肌张力逐渐恢复。约持续2周（2分）。

（4）后遗症期：胆红素脑病四联征包括①手足徐动；②眼球运动障碍；③听觉障碍；④牙釉质发育不良。此外，也可留有脑瘫、智力落后、抽搐、抬头无力和流涎等后遗症（3分）。

问题11：知识点复习——生理性黄疸有哪些特点？（5分）

（1）一般情况良好（1分）。

（2）足月儿出生后2～3 d出现黄疸，4～5 d达高峰，5～7 d消退，但最迟不超过2周；早产儿黄疸多于出生后3～5 d出现，5～7 d达高峰，7～9 d消退，最长可延迟到3～4周（2分）。

（3）日血清胆红素升高<85 μmol/L（1分）。

（4）血清胆红素：足月儿<221 μmol/L，早产儿<257 μmol/L（1分）。

第四章
传染性及寄生虫疾病

第一节 麻 疹

【病史题干】

患儿，男，7个月16 d，以"发热5 d，咳嗽4 d，皮疹2 d"为主诉入院。患儿于入院前5 d出现发热，T最高达39 ℃以上，无寒战及抽搐，口服退热药后体温很快降至正常，但间隔6~8 h后易反复，4 d前出现咳嗽，2 d前出现皮疹，遂于当地医院就诊，予静脉滴注"头孢曲松钠"治疗1 d，未见好转。

既往体健，无手术和外伤史，无输血史，出生史无特殊，现混合喂养，已添加辅食，生长发育史正常；家族史无特殊。

问题1：针对以上，还应该询问哪些病史？（10分）
答案及评分：

（1）现病史补充皮疹症状特点（2分）。结果：出疹时热峰最高，T达40 ℃，皮疹从发际开始，逐渐累及颜面、颈部、四肢及双手掌，为红色斑丘疹，部分融合成片，疹间皮肤正常，压之褪色，不伴瘙痒。

（2）现病史补充呼吸道症状（2分）。结果：咳嗽呈阵发性，无声嘶、犬吠样咳嗽，有痰，稍气促，无喘息及发绀，有流涕及鼻塞，偶打喷嚏。

（3）现病史补充眼部卡他症状（1分），消化系统（0.5分）、泌尿系统（0.5分）、神经系统感染症状（0.5分）。结果：有结膜充血，稍畏光，无流泪；无呕吐、腹泻；无排尿时哭闹；无抽搐及肢体活动异常，精神尚可。

（4）补充传染病史（1分）及疫苗接种史（1分）。结果：10 d前接触患麻疹的堂姐；按卡接种，无遗漏。

（5）补充过敏史（0.5分）。近期是否使用过能引起过敏的药物及食物（1分）？结果：否认过敏史，近期未服用过能引起过敏的药物及食物。

【查体题干】

T 36.9 ℃，R 48次/min，P 139次/min，神志清醒，精神反应正常，颜面、躯干及四肢可见较多红色斑丘疹，部分融合成片，疹间皮肤正常，压之褪色，不伴瘙痒，结膜充血，可见少许白色分泌物，双侧瞳孔等大等圆，对光反射灵敏，心音有力，律齐，各瓣膜区未闻及杂音，腹软，肝、脾肋下未扪及肿大，神经系统查体未见异常。

问题2：针对以上，还应该补充哪些查体？（10分）

答案及评分：

（1）口咽检查（3分）。结果：唇红无皲裂，双侧颊黏膜稍粗糙，左侧颊黏膜可见麻疹黏膜斑（Koplik斑），无杨梅舌，咽部充血，扁桃体无肿大。

（2）浅表淋巴结检查（2分）。结果：右侧颈部可扪及2枚黄豆大小淋巴结，表面皮肤不红，质软，活动度可，无触痛，余浅表淋巴结未扪及肿大。

（3）呼吸系统检查（3分）。结果：稍气促，无发绀，未见鼻翼扇动及三凹征，双肺呼吸音粗，未闻及干湿性啰音。

（4）四肢检查（2分）。结果：四肢活动可，指（趾）端无硬肿及脱皮。

【前期辅助检查】

门诊血常规检查：WBC 9.3×10^9/L，N 56%，L 40.2%，RBC、Hb、PLT均正常，CRP <0.5 mg/L。

问题3：初步诊断及其依据。（10分）

答案及评分：

（1）麻疹（1分）。

依据：①有麻疹患者接触史（1分）。②前驱症状：发热、咳嗽、流涕及结膜充血表现（1分）。③典型的皮疹（2分）。发热3 d开始出疹，为红色斑丘疹，皮疹从发际开始，逐渐累及颜面、四肢及双手掌。④口腔内可见Koplik斑（2分）。故考虑诊断，可进一步完善麻疹抗体检测协诊。

（2）急性支气管炎（1分）。

依据：患儿有咳嗽、气促及发热，查体双肺呼吸音粗，未闻及干湿性啰音，故可诊断该病，但麻疹病毒所致肺炎往往不重，肺部体征轻，但患儿反复高热及咳嗽，需进一步行胸片检查，了解有无肺炎可能（2分）。

问题4：需要与哪些疾病鉴别？（10分）

答案及评分：

（1）风疹（2分）。患儿有发热及皮疹，且皮疹为斑丘疹，从面部开始逐渐累及躯干及四肢，需与风疹鉴别，但风疹一般在症状出现1～2 d后出疹，很少累及手掌及足底，通常伴有耳后及疹后淋巴结肿大，无Koplik斑及结膜充血，与患儿病情不相符，可完善风疹抗体检测予以鉴别。

（2）猩红热（2分）。猩红热皮疹从颈胸部开始，1～2 d遍布全身，为弥漫性充血性皮疹或鸡皮样疹，疹间无正常皮肤，可见口周苍白圈及杨梅舌，与猩红热不相符，可行咽拭子培养及A族链球菌抗原检测协诊。

（3）肠道病毒感染（1分）。肠道病毒感染前驱期短，散在斑疹或斑丘疹，一般不融合，1~3 d消退，与肠道病毒感染不符，可行肠道病毒核酸检测协诊。

（4）川崎病（2分）。患儿发热5 d，颈部淋巴结增大，有结膜充血及皮疹，需警惕川崎病可能，但川崎病结膜无分泌物，有口唇皲裂、杨梅舌，四肢可见硬肿，与患儿病情不相符，必要时可行心脏超声检查以排除。

（5）药物疹（1分）。药物疹常与服药史有关，发热多与原发病相关，与发热无关，且皮疹形态多变，可为麻疹样皮疹，也可表现为荨麻疹、猩红热样皮疹等，可伴痒感，因此与药物疹不相符。

（6）急性支气管肺炎（2分）。急性支气管肺炎患儿有咳嗽及发热，肺部可闻及固定细湿啰音，而该患儿肺部未闻及干湿啰音，故暂不支持，但是麻疹病毒所致肺炎往往不重，肺部体征轻，可行胸片检查鉴别。

问题5：如何初步治疗？（10分）
答案及评分：

（1）隔离（2分）。空气隔离，减少传播及继发院内感染。

（2）一般治疗（2分）。卧床休息，保证足够的能量及液体摄入。

（3）对症治疗（6分）。有高热可选择布洛芬或对乙酰氨基酚退热，但应避免急骤退热，特别是在出疹期（2分）；止咳化痰等对症支持治疗（2分）；口、眼及皮肤护理，保持其清洁（2分）。

问题6：需要做哪些进一步检验检查？（10分）
答案及评分：

（1）胸片（2分）。结果：右下肺炎。

（2）麻疹及风疹抗体IgM检测（2分）。结果：麻疹抗体IgM（＋），风疹抗体IgM（－）。

（3）病原学检查：肠道病毒核酸、咽拭子培养、A族链球菌抗原、呼吸道病原13项核酸及痰培养（4分）。结果：均为阴性。

（4）心脏超声检查（2分）。结果：心脏功能及结构未见异常；左右冠脉未见异常。

问题7：根据检验检查结果，应做哪些诊断和治疗调整？（10分）
答案及评分：

（1）诊断（4分）。患儿发热3 d出疹，发际开始逐渐累及全身，伴有卡他症状，查体全身可见红色斑丘疹，部分融合成片，结膜充血，可见Koplik斑，再结合麻疹抗体阳性，符合麻疹实验室确诊诊断，加之患儿发热时间长，咳嗽明显，伴气促，双肺呼吸音粗，结合胸片结果，可支持肺炎诊断，故调整诊断为麻疹合并肺炎，病原学结果是呼吸道病原13项核酸及痰培养均为阴性，考虑麻疹病毒所致肺炎可能性大。

（2）鉴别诊断（3分）。结合患儿皮疹形态及实验室检查结果（A族链球菌抗原、咽拭子培养、风疹抗体IgM以及肠道病毒核酸均阴性），可排除风疹、肠道病毒感染及猩红热（2分）。患儿口唇无皲裂，无杨梅舌，四肢无硬肿，结合血常规检查结果白细胞、CRP及心脏超声均无异常，可排除川崎病（1分）。

（3）治疗（3分）。继续隔离及对症支持治疗（1分）；若患儿仍有反复发热，呼吸道症状无好转或加重，可考虑使用丙种球蛋白支持治疗（1分）。麻疹合并肺炎患儿需警惕合并细菌感染可能，若反复发热不退，或体温退而复升、血常规检查白细胞升高且以中性粒细胞为主时，应考虑合并细菌感染可能，注意复查痰培养，可加用抗生素治疗（1分）。

问题8：知识点复习——麻疹有哪些临床表现？（10分）

答案及评分：

（1）潜伏期（1分）。大多为6～18 d（平均10 d）。

（2）前驱期（4分）。发热，T一般≥38.0 ℃；有咳嗽、流涕、喷嚏、畏光、流泪、结膜炎等鼻、眼其他症状；起病早期（一般于病程第2～第3 d）在口腔颊黏膜见到Koplik斑。

（3）出疹期（3分）。在发热第3～第4 d开始出现红色斑丘疹，疹间皮肤正常。出疹顺序一般自耳后、面部开始，自上而下向全身扩展，并可累及黏膜。出疹时间一般持续3～5 d。

（4）恢复期（2分）。若无并发症，症状缓解，可见皮疹脱屑及色素沉着。

问题9：知识点复习——麻疹与风疹、幼儿急疹、猩红热及肠道病毒感染的鉴别要点。（表4-1，10分）

答案及评分：

表4-1　麻疹与风疹、幼儿急疹、猩红热及肠道病毒感染的鉴别要点

名称	病原	全身症状及其他特征	皮疹特点	发热与皮疹的关系
麻疹（2分）	麻疹病毒	发热、咳嗽、畏光、卡他症状、结膜炎、Koplik斑	红色斑丘疹，头面部→颈部→躯干→四肢，退疹后有色素沉着及细小脱屑	发热3～4 d后出疹，出疹期为发热的高峰期
风疹（2分）	风疹病毒	全身症状轻，耳后、枕后淋巴结肿大并触痛	面颈部→躯干→四肢，斑丘疹，疹间有正常皮肤，退疹后无色素沉着及脱屑	症状出现后1～2 d出疹
幼儿急疹（2分）	人类疱疹病毒6型（HHV-6）	主要见于婴幼儿，一般情况好，高热时可有热性惊厥，耳后、枕后淋巴结肿大，常伴有轻度腹泻	红色细小密集斑丘疹，头面部及躯干多见，四肢较少，一天出齐，次日即开始消退	高热3～5 d，热退疹出
猩红热（2分）	乙型溶血性链球菌	发热、咽痛、头痛、呕吐、杨梅舌、口周苍白圈、颈部淋巴结肿大	皮肤弥漫充血，上有密集针尖大小丘疹，全身皮肤均可受累，疹退后伴脱皮	发热1～2 d出疹，出疹时高热
肠道病毒感染（2分）	埃可病毒、柯萨奇病毒等	发热、咽痛、流涕、结膜炎、腹泻、全身/颈部/枕后淋巴结肿大	散在斑疹或斑丘疹，很少融合，1～3 d消退，不脱屑，有时可呈紫癜样或水疱样皮疹	发热时或热退后出疹

注：热性惊厥（febrile convulsion，FC）。

问题10：知识点复习——麻疹的并发症有哪些？（10分）

答案及评分：

（1）呼吸系统（3分）。喉炎、肺炎等，其中肺炎是麻疹最常见的并发症。

（2）心肌炎（2分）。轻者仅有心音低钝、心率增快和一过性心电图改变；重症者可出现心力衰竭、心源性休克等。

（3）神经系统（3分）。①麻疹脑炎：出疹后2～6 d再次出现发热及与病毒性脑炎相似的表现，与麻疹轻重程度无关。②亚急性硬化性全脑炎：麻疹远期并发症，大多在患麻疹后2～17年后，往往隐匿起病。

（4）结核病恶化（1分）。

（5）营养不良与维生素A缺乏（1分）。

第二节 风 疹

【病史题干】

患儿，男，9个月26 d，以"发热5 d，皮疹2 d"为主诉入院。患儿于入院前5 d出现发热，T最高达40.5 ℃，无鼻塞、咳嗽及流涕，无眼红、畏光及流泪，4 d前来院就诊，予患儿口服"小儿豉翘清热颗粒"。患儿发热间隔延长，热峰较前下降，2 d前前额、脸颊出现皮疹，其后皮疹逐渐增多并蔓延至颈部、躯干及四肢。

既往史：母亲孕期患"妊娠高血压症"，产检时发现胎儿右肾积水。患儿3月龄时因"右肾积水、肾盂输尿管连接处狭窄"在泌尿外科行"右侧肾盂成形、肾盂输尿管吻合、输尿管松解、输尿管支架植入术"，8月龄患"幼儿急疹"，无药物过敏史。

问题1：针对以上，还应该询问哪些病史？（10分）
答案及评分：

（1）补充现病史：询问患病以来一般情况（2分）。结果：患病以来，纳食稍差，睡眠尚可，有腹泻，大便5～6次/d，为黄色稀水便，无黏液脓血，小便正常。

（2）补充现病史：询问病程中皮疹形态，是否伴有痒感，患儿是否有搔抓（2分）。结果：皮疹为红色斑丘疹，疹间皮肤正常，无疱疹，皮肤未见脱屑及色素沉着，患儿无痒感，未见搔抓。

（3）补充个人史。出生史（1分）。结果：无特殊。生长发育史（1分）。结果：患儿运动发育落后，5月龄抬头，8月龄会坐。预防接种史（2分）。结果：患儿1个半月前接种了麻风减毒活疫苗。

（4）补充传染病史（2分）。结果：近期无发热或出疹患儿的接触病史，家庭中无类似发热或出疹的患者。

【查体题干】

T 39.0 ℃，R 36次/min，P 160次/min，神志清醒，精神尚可，全身可见红色斑丘疹，疹间皮肤正常，无脱屑及破溃，双侧耳后、颈后可及数枚黄豆大小淋巴结，前囟平软，咽充血，呼吸平稳，双肺呼吸音粗，无啰音。心音有力，律齐，未闻及杂音。腹软，肝、脾肋下未扪及肿大，四肢、神经系统查体未见异常。

问题2：针对以上，还应该补充哪些查体？（10分）

答案及评分：

（1）口腔黏膜（2分）。结果：口腔黏膜光滑，未见Koplik斑。

（2）咽部有无疱疹（2分）。结果：咽部未见疱疹。

（3）杨梅舌（2分）。结果：无杨梅舌。

（4）结膜炎（2分）。结果：无结膜炎。

（5）口周苍白圈（2分）。结果：无口周苍白圈。

【前期辅助检查】

门诊血常规检查：WBC 4.6×10^9/L，N 45.9%，L 39.8%，RBC、Hb、PLT、CRP均正常。

问题3：初步诊断及其依据。（10分）

答案及评分：

诊断：风疹。

依据：①有发热、皮疹（2.5分）。②查体全身红色斑丘疹，无痒感（2.5分）。③耳后、颈后淋巴结肿大（2.5分）。④血常规及CRP检查结果基本正常（2.5分）。

问题4：需要与哪些疾病鉴别？（10分）

答案及评分：

（1）麻疹（2.5分）。皮疹前多有明显的鼻卡他、畏光、流泪、结膜炎等症状，口腔颊黏膜多粗糙，可见Koplik斑，发疹期体温更高，可伴有呼吸道症状，该患儿与之不符。

（2）猩红热（2.5分）。猩红热皮肤弥漫性充血，其上有针尖大小密集红疹，有痒感，杨梅舌，口周苍白圈，血常规检查结果白细胞及中性粒细胞增高，该患儿与之不符。

（3）手足口病（2.5分）。手足口病皮疹多分布于手足、臀部、口腔，疱疹常见，该患儿与之不符。

（4）传染性单核细胞增多症（2.5分）。该病患者多为学龄前或学龄儿，扁桃体肿大，常伴有白色分泌物，可出现眼睑水肿、睡时打鼾，以及肝脾肿大，该患儿与之不符。

问题5：如何初步治疗？（10分）

答案及评分：

（1）收入院（3分）。依据：该患儿疑似有法定传染病，需入院隔离，同时明确诊断。

（2）对症（3分）。退热、止泻治疗。

（3）抗感染（4分）。无特效药物，无须抗病毒治疗。

问题6：需要做哪些进一步检验检查？（10分）

答案及评分：

（1）麻疹及风疹IgM检测（2分）。结果：风疹抗体IgM阳性。

（2）粪便常规及病毒四项检测（2分）。结果：阴性。

（3）咽拭子A族链球菌检测（2分）。结果：阴性

（4）血浆EB病毒DNA检测（2分）。结果：阴性。

（5）咽拭子肠道病毒核酸检测（2分）。结果：阴性。

问题7：根据检验检查结果，应做哪些诊断和治疗调整？（10分）

答案及评分：

（1）诊断及鉴别诊断方面（5分）。风疹，患儿接种风疹减毒活疫苗已经超过1月，不考虑疫苗相关的皮疹。因患儿接种过疫苗，临床表现不典型，表现为发热3 d出疹，与经典的发热0.5～1 d出疹有所不同。

（2）治疗方面（5分）。以对症支持为主；无针对风疹病毒的抗病毒药物。

问题8：知识点复习——麻疹、风疹、猩红热的鉴别诊断。（表4-2，10分）

答案及评分：

表4-2 麻疹、风疹、猩红热的鉴别诊断

鉴别点	麻疹 （4分）	风疹（后天性） （3分）	猩红热 （3分）
病原菌	麻疹病毒	风疹病毒	A族链球菌
潜伏期	6～18 d	10～21 d	2～7 d
前驱期及其症状	通常3 d，卡他症状，高热，上呼吸道炎症状明显，咳嗽较重	0.5～1 d，卡他症状轻微	约1 d，高热、咽痛，可出现中毒症状
Koplik斑	有	无	无
皮疹	暗红色斑丘疹，由面部自上而下出现，疹退后有色素沉着及脱屑	淡红色斑丘疹，由面部自上而下出现，24 h内发遍全身，疹退后无色素沉着及脱屑	皮肤弥漫性充血，其上有针尖大小密集红疹，有痒感。恢复期出现大片脱皮
发热与皮疹的关系	发热3～4 d后出疹，出疹期热更高	发热后0.5～1 d出疹	发热1～2 d出疹，出疹时高热
并发症	喉炎、气管炎、肺炎、脑炎	少见	急性肾炎、风湿热

问题9：知识点复习——麻疹、风疹疫苗初次接种的年龄及其成分，麻疹、风疹的隔离期。（10分）

答案及评分：

（1）麻疹、风疹疫苗成分为麻疹减毒活疫苗及风疹减毒活疫苗，初次接种的年龄为8月龄（5分）。

（2）麻疹的隔离期为出疹后5 d，合并肺炎患者延长至10 d。风疹的隔离期为出疹后5 d（5分）。

问题10：知识点复习——先天性风疹病毒感染综合征的诊断标准。（10分）

答案及评分：

（1）典型先天性缺陷，如白内障、青光眼、先天性心脏病、小头畸形、精神发育迟缓等（4分）。

（2）实验室检查。婴儿血清风疹IgM为阳性，或婴儿咽拭子、血细胞、CSF分离到风疹病毒或检测到风疹病毒RNA，或婴儿风疹IgG抗体水平持续与母体抗体水平持平或更高（4分）。

（3）如未见畸形，仅有实验室证据，则称为先天性风疹病毒感染（2分）。

第三节　轮状病毒肠炎

【病史题干】

患儿，男，7个月，因呕吐、腹泻1 d就诊。就诊前一天晚上患儿无明显诱因出现呕吐，3～4次，非喷射性，胃内容物的量不多。今晨起腹泻，9～10次，蛋花汤样，无脓血，量多，无腥臭。胃纳差，尿量较平时少，爱喝水。无不洁饮食，未添加新的辅食。出生后一直母乳喂养，5个月开始添加鸡蛋和米糊。

【查体题干】

神志清醒，精神可，WT 8 kg，T 38.3 ℃，B 46次/min，P 140次/min。方颅，前囟、眼窝凹陷，口唇干燥，皮肤弹性稍差，心音稍低钝，未闻及早搏和杂音。呼吸深快，两肺呼吸音粗，未闻及干湿啰音。肋串珠（＋），肋外翻。腹稍胀，肠鸣音可闻及，四肢较冷。

【前期辅助检查】

无。

问题1：是否需要实验室检查？（10分）
答案及评分：

对于有腹泻的患儿，均建议查粪便常规，以帮助识别腹泻病是原发胃肠道还是症状性，感染性还是非感染性，细菌感染性还是病毒感染性，为进一步处理提供依据（5分）。

粪便常规检查：色黄，稀，黏液（＋），脂肪（＋＋＋），白细胞1～2个/HPF；粪便轮状病毒检测（＋）。粪便常规检查稀便、白细胞很少，符合病毒性腹泻的特点，轮状病毒检测阳性证实（5分）。

问题2：诊断及其依据。（10分）
答案及评分：

（1）腹泻病的诊断比较容易，重点是通过询问病史特别是诱因（喂养不当、饮食不洁、着凉、聚集性、季节）、大便的性质（稀水便、糊状便或黏液脓血便）和伴随症状（发热、呕吐、腹痛、腹胀等），初步确定其原因。依据：该患儿①起病急，有发热、呕吐、腹泻，呕吐先于腹泻；②全身症状轻，无中毒症状；③大便蛋花汤样，无脓血腥臭；④粪便化验偶有少量白细胞，轮状病毒检测（＋）；⑤秋冬季发病。明确为轮状病毒腹泻（胃肠炎）（5分）。

（2）脱水是腹泻病最重要的评价指标，所有患儿均需要评估。根据临床表现和查体，该患儿①尿量较平时少，爱喝水；②前囟、眼窝凹陷；③口唇干燥；④皮肤弹性稍差；⑤四肢较冷；⑥评估为中度脱水（3分）。

（3）该患儿7月，有方颅、肋串珠和肋外翻，提示佝偻病表现，进一步进行血清25羟维生素D测定检测和骨骼X线检查诊断。营养性维生素D缺乏性佝偻病、营养性贫血及营养不良虽然是婴幼儿常见的营养性疾病，但是很少因为这些疾病首诊，往往是因其他疾病就诊时或健康查体时发现（2分）。

问题3：需要与哪些疾病鉴别？（10分）

答案及评分：

（1）生理性腹泻。多见于6个月以内的婴儿，此类患儿外观虚胖，常有湿疹，出生后不久即出现腹泻，除大便次数增多以外，无其他症状，食欲好，不影响生长发育。添加辅食后大便逐渐转为正常（4分）。

（2）细菌感染性腹泻。大便次数多，量少，黏液脓血便，显微镜检查大便有较多脓细胞和红细胞；起病急，全身症状重（4分）。

（3）坏死性肠炎。中毒症状较重，有腹痛、腹胀、频繁呕吐、高热，大便呈暗红色糊状，逐渐出现典型的赤豆汤样血便，常伴有休克（2分）。

问题4：病情评估。（10分）

答案及评分：

思路：按照腹泻病的严重程度分类，该患儿没有重度脱水，没有明显的全身感染中毒症状，属于轻症。

问题5：知识点复习——儿童腹泻病的严重程度分类。（10分）

答案及评分：

儿童急性腹泻病分为轻症和重症，重症是指伴有重度脱水、电解质紊乱和/或明显的全身感染中毒症状，如高热或体温不升、烦躁或萎靡、嗜睡、昏迷、休克。

问题6：知识点复习——儿童腹泻病脱水程度的分级。（表4-3，10分）

答案及评分：

表4-3 儿童腹泻病脱水程度的分级

表现	轻度脱水（3分）	中度脱水（3分）	重度脱水（4分）
丢失液体	占WT5%以下	占WT5%~10%	占WT10%以上
精神状态	稍差	萎靡或不安	极度萎靡，重症病容
皮肤弹性	尚可	差	消失（捏起皮肤恢复时间≥2 s）
唇、舌黏膜	稍干燥	干燥	干燥
前囟、眼窝	稍有凹陷	凹陷	明显凹陷
尿量	稍少	明显减少	极少甚至无尿
四肢	暖	稍凉	厥冷
脉搏	正常	快	快而弱
BP	正常	正常或下降	降低、休克

问题7：该患儿如何治疗？（10分）

答案及评分：

该患儿属于轻症腹泻病，在门诊治疗（1分）。

（1）纠正脱水。该患儿为中度脱水，采用口服补液盐600 mL（约75 mL/kg），4 h内服完，并且辅导家长给患儿服用口服补液盐，密切观察患儿病情（2分）。

（2）继续进食。继续母乳喂养，继续食用已经习惯的日常食物，如鸡蛋和米粥等（2分）。

（3）合理用药。肠黏膜保护剂（蒙脱石散）；益生菌药物如双歧杆菌、丁酸梭菌、枯草杆菌二联活菌和布拉氏酵母菌等（2分）；补锌治疗使用葡萄糖酸锌（1分）。

（4）4 h以后再次评估，包括脱水纠正情况，腹泻和呕吐情况（2分）。

问题8：随访观察。（10分）

答案及评分：

（1）如果4 h以后脱水纠正，回家继续治疗，2～3 d复诊。如果4 h后脱水仍然没有好转，或无法口服，需要静脉补液，转上级医院（2分）。

（2）交代家长的内容。多补充液体；持续喂养；出现以下情况，及时复诊（6分）：①腹泻加重，大便次数明显增多或腹泻量大。②不能正常饮食。③频繁呕吐，无法口服给药。④发热（<3个月的婴儿T>38℃，3～36个月幼儿T>39℃）。⑤明显口渴，出现脱水体征，如眼窝凹陷、泪少、黏膜干燥或尿量减少等，神志改变，如易激惹、淡漠、嗜睡等。⑥粪便带血。

（3）指导家长护理患儿（2分）。①及时洗手：护理患儿特别是处理大便前后认真洗手，避免被感染。②患儿臀部护理。

问题9：知识点复习——急性腹泻病治疗原则。（10分）

答案及评分：

治疗原则为预防和纠正脱水，继续进食，合理用药和加强护理（2分）。

（1）预防脱水（4分）。对于没有脱水的患儿，腹泻一开始，就给予口服足够的液体以预防脱水。母乳喂养儿应继续母乳喂养，并且增加喂养的频次及延长单次喂养的时间。混合喂养的婴儿，应在母乳喂养基础上给予口服补液盐或其他清洁饮用水。人工喂养儿补充口服补液盐或汤汁、米汤水和酸乳饮品或清洁饮用水。每次稀便后补充一定量的液体：<6个月，50 mL；6个月～2岁，100 mL；2～10岁，150 mL；10岁以上按需补充，能喝多少给多少，直至腹泻停止。

（2）纠正脱水（4分）。有轻至中度脱水的患儿，采用口服补液盐及时纠正脱水。口服液量50～75 mL/kg，4 h内服完，并且辅导家长给患儿服用口服补液盐，密切观察患儿病情。呕吐或腹胀明显、不能口服液体者，需静脉补液。重度脱水的患儿，需要静脉补液100 mL/kg，30～60 min内补充20 mL/kg 0.9%氯化钠溶液，如果不能静脉补液，应立即口服液体，同时收住院。

问题10：如何预防儿童急性腹泻病？（10分）

答案及评分：

（1）大力提倡母乳喂养，及时添加辅助食品，每次限一种，逐步增加，适时断奶。可以补充维生素A（2分）。

（2）养成良好的卫生习惯，用肥皂或洗手液洗手，注意乳品的保存和奶具、食具、便器、玩具、设备的定期消毒（2分）。

（3）避免滥用抗生素，在因细菌性感染（如患肺炎、败血症等）必须使用抗生素，特别是广谱抗生素时，亦应加用微生态制剂，防止由肠道菌群失调所致的腹泻（2分）。

（4）防治营养不良、营养性贫血和佝偻病等（2分）。

（5）接种轮状病毒疫苗（2分）。

第四节　幼　儿　急　疹

【病史题干】

患儿，女，5个月，以"发热2 d余"为主诉入院。2 d前无诱因出现发热，热峰40.2 ℃，口服退热药后体温仍难以降至正常，最低退至38.0 ℃，间隔4 h后复升。偶有咳嗽，无气促，偶流涕，无鼻塞，无腹胀、腹泻，无皮疹，精神反应、进食情况良好。

既往史、过敏史、出生史、喂养史、生长发育史无特殊。否认外伤、手术史。

问题1：针对以上，还应该询问哪些病史？（10分）

答案及评分：

（1）补充现病史：询问发热有无伴随神经系统症状（2分）。结果：无抽搐，无烦躁不安或精神萎靡。

（2）补充现病史：询问大小便情况（2分）。结果：无异常。

（3）补充个人史：出生史（1分）、生长发育史（1分），重点询问近1周有无疫苗接种（2分）。结果：无。

（4）补充家族史：询问有无传染病接触史，家庭中有无类似发热的患者（2分）。结果：无。

【查体题干】

T 38.8 ℃，P 34次/min，R 120次/min，WT 8.2 kg，神志清醒，精神反应正常，皮肤红润，无发绀，浅表淋巴结未扪及。口唇红润，口腔黏膜光滑，咽部稍充血，双侧扁桃体未见。颈软，无抵抗，呼吸平顺，未见三凹征，双肺呼吸音清，未闻及干湿啰音。心音有力，律齐，心脏各瓣膜区未闻及病理性杂音。腹平软，无包块，全腹无压痛，肠鸣音4～5次/min。

问题2：针对以上，还应该补充哪些查体？（10分）

答案及评分：

（1）皮肤情况（2分）。结果：无黄疸，无皮疹。

（2）头部查体（2分）。结果：前囟大小1.5 cm × 4.5 cm，稍隆起，张力不高。

（3）腹部查体补充（2分）。结果：肝肋下2 cm，脾肋下未扪及。

（4）神经系统查体（2分）。结果：神志清醒，反应正常，双侧瞳孔等大等圆，对光反射灵敏，颈软，四肢肌力及肌张力正常，双侧巴氏征、克氏征、布氏征阴性。

（5）末梢循环（2分）。结果：四肢末梢温暖，CRT 0.5s。

【前期辅助检查】

门诊血常规检查：WBC 7.46×10^9/L，N 33.4%，L 50.7%，RBC、Hb、PLT均正常。红细胞沉降率（ESR）、CRP均正常。

问题3：初步诊断及其依据。（10分）

答案及评分：

（1）急性上呼吸道感染（5分）。

依据：患儿，女，5个月，有发热，伴流涕，偶有咳嗽。咽部稍充血，双侧扁桃体未见肿大。心、肺、腹查体无特殊。

（2）良性颅内高压（5分）。

依据：患儿，女，5个月，有反复发热，伴前囟隆起表现，无呕吐、惊厥，无意识障碍，精神反应、食欲等一般情况好。颈软，神经系统查体无异常，故考虑，须排除其他原因后方可诊断。

问题4：需要与哪些疾病鉴别？（10分）

答案及评分：

（1）颅内感染（3分）。患儿为小婴儿，有发热伴前囟隆起，需考虑，但患儿无呕吐、惊厥，感染中毒症状不重。颈软，神经系统查体无异常，不支持，必要时完善CSF检查进一步明确。

（2）颅内占位性变（3分）。患儿有前囟隆起表现，需警惕，但患儿出生史无特殊，既往无抽搐病史，无意识障碍，神经系统查体无异常，必要时需完善颅脑CT检查。

（3）急性支气管炎（2分）。患儿为小婴儿，呼吸道感染常见，有发热，咽部有充血，需考虑。但支气管炎多有咳嗽、发热，肺部有痰鸣音，不支持，胸片可以鉴别。

（4）泌尿系统感染（2分）。临床上无相应表现，需要查尿常规排除。

问题5：如何初步治疗？（10分）

答案及评分：

（1）收入院（4分）。依据：该患儿反复高热伴有可疑神经系统症状，需要收入院进行治疗。

（2）一般治疗及护理（3分）。退热，补液，动态观察患儿有无抽搐、神志改变、肌张力增高等神经系统改变，必要时加用甘露醇降颅压。

（3）抗感染（3分）。患儿有发热，精神反应正常，病毒感染可能性大，予以干扰素雾化，暂不用抗生素抗感染。

问题6：需要做哪些进一步检验检查？（10分）

答案及评分：

（1）血氧饱和度检查或血气检测（2分）。结果：SpO$_2$ 92%。

（2）胸片检查（2分）。结果：胸片正常。

（3）呼吸道病原学检查（2分）。结果：呼吸道病毒免疫荧光检查无异常。

（4）CSF检查（2分）。结果：CSF生化及常规无异常。

（5）尿常规（2分）。结果：正常。

问题7：住院第2d患儿热退，面部及躯干出现红色斑丘疹，根据患儿临床表现及检验检查结果，应做哪些诊断和治疗调整？（10分）

答案及评分：

（1）幼儿急疹（4分）。5月龄婴儿，发热3 d，热退疹出，面部及躯干出现红色斑丘疹，血常规提示淋巴细胞比例增高。故诊断。

（2）良性颅内高压（4分）。患儿，女，5个月，幼儿急疹诊断明确，病初伴前囟隆起表现，无呕吐、惊厥，无意识障碍，精神反应、食欲等一般情况好。颈软，神经系统查体无异常，结合CSF相关检查及颅脑CT无异常，故诊断。

（3）治疗方面（2分）。该病为自限性疾病，停用干扰素。

问题8：知识点复习——从潜伏期、发热与皮疹关系、出疹特点三方面描述幼儿急疹与麻疹的鉴别点。（表4-4，10分）

答案及评分：

表4-4 幼儿急疹与麻疹的鉴别点

鉴别点	麻疹（5分）	幼儿急疹（5分）
潜伏期	7～21 d	5～15 d
发热与出疹关系	发热3～4 d出疹，出疹时发热更高	发热3～4 d，热退出疹
皮疹特点	玫瑰色斑丘疹，耳后发际—躯干—四肢，3 d左右出齐，疹退后遗留色素沉着斑，糠麸样脱屑	玫瑰色斑疹或斑丘疹，发疹无一定顺序，疹出后1～2 d消退。疹退后无色素沉着，无脱屑

问题9：知识点复习——幼儿急疹的流行病学特点。（10分）

答案及评分：

（1）传染源（2分）。HHV-6、人类疱疹病毒7型（HHV-7）感染的患者为主要传染源。

（2）传播途径（3分）。唾液水平传播为主要传播途径，HHV-6可经胎盘传播给婴儿，但先天性感染病例罕见。

（3）人群易感性（3分）。95%以上幼儿急疹发生于3岁以内，6～18个月为发病高峰。病后获得同型免疫力，HHV-6与HHV-7之间无交叉免疫保护作用。

（4）流行特征（2分）。全年均可发生，春、秋两季高发。

问题10：知识点复习——简述HHV-6相关幼儿急疹的临床表现。（10分）

答案及评分：

（1）发热3～5 d，T多达39 ℃或更高（4分）。

（2）热退疹出，一般出现在发热缓解后12～24 h，玫瑰色斑疹或斑丘疹，无一定出疹顺序，疹出后1～2 d消退。疹退后无色素沉着，无脱屑（4分）。

（3）部分患者查体软腭可出现特征性红斑，部分患儿可出现前囟隆起、眼睑水肿、咳嗽、腹泻、惊厥等症状（2分）。

第五节　水　痘

【病史题干】

患儿，男，1岁8个月，以"皮疹2 d，发热1 d"为主诉入院。患儿2 d前无明显诱因开始出现全身红色斑丘疹，部分为水疱，周围有红晕，有痒感，部分破溃结痂，未见渗出及出血。1 d前患儿出现发热，热峰为38.7 ℃，无寒战及抽搐，体温可自行降至正常，无烦躁不安，无流涕、鼻塞，无呕吐、腹泻。

既往史：3个月前于当地医院行"左侧腹股沟斜疝"手术。无输血和药物过敏史。

问题1：针对以上，还应该询问哪些病史？（10分）

答案及评分：

（1）补充现病史：询问皮疹出现顺序（3分）。结果：首先见于颈部，后延及头面部、躯干及四肢。

（2）补充现病史：询问患病以来一般情况（3分）。结果：患病以来，纳食差，大小便正常。

（3）补充既往史：询问既往是否有出疹性疾病史，是否有慢性疾病并应用免疫抑制剂（3分）。结果：无。

（4）补充家族史：家庭成员是否患出疹性疾病如带状疱疹（1分）。结果：无。

【查体题干】

T 38.5 ℃，P 128次/min，R 28次/min，WT 12.1 kg，SpO_2 98%。神志清醒，精神反应正常。颜面、躯干及四肢可见散在红色丘疱疹，疱疹周围有红晕，部分有结痂。浅表淋巴结未扪及肿大，结膜无充血，巩膜无黄染，瞳孔等大等圆，对光反射灵敏。口唇红润，咽部稍充血，双侧扁桃体未见肿大，未见脓性分泌物，咽峡部未见疱疹。心音有力，律齐，未闻及杂音。腹平软，无压痛，肝、脾肋下未扪及肿大，肠鸣音正常。四肢肌力、肌张力正常。神经系统查体无异常。肢端暖，CRT 1 s。

问题2：针对以上，还应该补充哪些查体？（10分）

答案及评分：

（1）皮疹（5分）。结果：呈向心性分布，疹间皮肤正常，未见出血点。

（2）肺部查体（5分）。结果：呼吸平顺，呼吸动度对称，双肺呼吸音粗、对称，未闻及明显干湿啰音。

【前期辅助检查】

血常规检查：WBC 6.82×10^9/L、RBC 5.57×10^{12}/L、PLT 210×10^9/L、N 41.3%、L 47.1%、Hb 127 g/L、超敏CRP 1.9 mg/L。血涂片镜检白细胞分类：中性分叶核粒细胞0.49，淋巴细胞0.30，单核细胞0.03，嗜酸性细胞0.05，非典型淋巴细胞（又称异型淋巴细胞）0.08，白细胞形态未见明显异常，红细胞大小不等，部分红细胞中心淡染区扩大，血小板易见，散在分布。

问题3：初步诊断及其依据。（10分）

答案及评分：

诊断：水痘。

依据：患儿，男，1岁8个月，起病急，有发热，伴皮疹，呈向心性分布，颜面、躯干及四肢可见散在红色丘疱疹，疱疹周围有红晕，部分有结痂（4分）。疹间皮肤正常，未见出血点（3分）。近期有水痘患者接触史，结合血常规查检结果，淋巴细胞计数相对增高（3分）。

问题4：需要与哪些疾病鉴别？（10分）

答案及评分：

（1）丘疹样荨麻疹（4分）。它是婴幼儿皮肤过敏性疾病。多由蚊虫叮咬或食物过敏所致，皮疹为红色丘疹，顶端有小水疱，壁坚实，大小相仿，无红晕，分批出现，离心性分布，不累及头部和口腔。伴明显瘙痒。

（2）脓疱病（3分）。好发于鼻唇周围和四肢暴露部位。易形成脓疱及黄色厚痂，经搔抓而播散。局限分布。不成批出现，无全身症状。

（3）手足口病（3分）。由某些柯萨奇病毒和肠道病毒71型引起。5岁以下婴幼儿多见，夏季多见，四肢远端和手足心等部位出现粟粒疱疹，但不结痂，口腔黏膜也有疱疹及溃疡，病程短，1周左右痊愈。

问题5：如何初步治疗？（10分）

答案及评分：

（1）一般治疗及护理（2分）。隔离，卧床休息，注意口腔清洁，半流食或软食，保证充足液体摄入，剪短指甲，防止抓破水疱继发感染。

（2）对症处理（6分）。有高热者使用布洛芬或对乙酰氨基酚退热（2分）；局部辅以炉甘石洗剂/阿昔洛韦软膏，破溃处考虑合并细菌感染予莫匹罗星乳膏外涂（2分）；奇痒、哭闹者可用镇静剂、抗组胺类药物（2分）。

（3）抗病毒（2分）。阿昔洛韦静脉滴注。

问题6：患儿需要做哪些进一步检验检查？（10分）

答案及评分：

（1）心肌酶、肾功、电解质、粪便常规与尿常规结果无异常；肝功能结果：天门冬氨酸氨基转移酶测定147 U/L、丙氨酸氨基转移酶测定166 U/L，余无特殊（4分）。

（2）疱液涂片分离病毒，结果为阳性；血水痘病毒PCR检测，结果为阳性（2分）。

（3）咽拭子单纯疱疹病毒Ⅰ型、Ⅱ型检测。结果：阴性（2分）。

（4）心电图。结果：窦性心动过速（2分）。

问题7：根据检验检查结果，应做哪些诊断和治疗调整？（10分）

答案及评分：

（1）诊断及并发症方面（5分）。水痘，肝功能损害。

（2）治疗方面（5分）。诊断明确，在目前治疗基础上增加护肝药物（谷胱甘肽静脉滴注）。

问题8：知识点复习——水痘诊断标准。（10分）

答案及评分：

（1）病前2～3周有与水痘或带状疱疹患者密切接触史（2分）。

（2）发热与皮疹（斑丘疹、疱疹）同时发生，或无发热即出疹。皮疹呈向心性分布，以躯干、头、腰处多见。皮疹分批出现，过程为斑丘疹→水疱疹→结痂，不同形态皮疹同时存在，痂盖脱落后不留瘢痕（2分）。

（3）白细胞计数正常或稍低，淋巴细胞数量相对增高（2分）。

（4）重症水痘可引起发热，皮疹呈离心性分布，可有出血性疱疹、皮肤紫癜（2分）。

（5）疱疹液体涂片检查有多核巨细胞和核内包涵体，或病毒分离出水痘-带状疱疹病毒或抗原阳性，或双份血清水痘-带状疱疹病毒抗体滴度4倍以上升高。血水痘-带状疱疹病毒DNA阳性（2分）。

问题9：知识点复习——该患者住院期间应重点观察哪些内容？（10分）

答案及评分：

（1）观察体温变化，水疱内容物颜色与浑浊情况，注意是否有脓疱疹、皮肤出血点、紫癜（5分）。

（2）注意有无并发症，包括水痘肺炎、水痘脑炎、血小板减少症等（5分）。

问题10：知识点复习——简述先天性水痘综合征临床特点。（10分）

（1）孕母妊娠20周前患水痘（2分）。

（2）锯齿形的瘢痕形成（2分）。

（3）肢体短而且发育不良（2分）。

（4）眼部异常（白内障、小眼畸形、脉络膜视网膜炎）（2分）。

（5）既无皮肤改变，也无肢体改变的患者出现有大脑广泛发育不全，偶有小头畸形并有脑内钙化（1分）。

（6）其他表现包括关节挛缩、先天性髋关节脱位、角膜混浊、乙状结肠狭窄等（1分）。

第六节 流行性腮腺炎

【病史题干】

患儿，男，9岁5个月，以"发热2 d，双侧耳周肿痛1 d"为主诉入院。患儿于入院前2 d出现发热，热峰40 ℃，无畏寒、寒战，无咳嗽、喘息，无呕吐、腹泻，无发绀、气促，口服退热药后体温难以降至正常，1 d前双侧耳周出现包块，局部肿痛明显，伴张口及转颈受限，其间曾至外院就诊，予"头孢呋辛、维生素B₆"静脉滴注治疗2 d，仍反复发热，耳周肿胀无缓解，患儿起病以来，纳食欠佳，睡眠尚可，精神、体力正常，大小便正常。

既往史：无手术和外伤史，无输血和药物过敏史。家族史无特殊。

问题1：针对以上，还应该询问哪些病史？（10分）

答案及评分：

（1）补充现病史：询问是否有并发症表现。如头痛（1分），腹痛（1分），睾丸痛（1分），心悸、心前区不适（1分）等。结果：病初有腹痛，肚脐周围为主，隐痛不适。外院静脉滴注维生素B₆后缓解，未再腹痛。

（2）补充既往史：询问是否有流行性腮腺炎病史（2分）。结果：无。

（3）补充传染病接触史及个人史：发病前3周内是否接触过腮腺炎患者（2分）；预防接种史（2分）。结果：学校有2个同学近期有流行性腮腺炎病史；按卡接种，已接种麻腮风三联疫苗。

【查体题干】

T 36.7 ℃，P 98次/min，R 18次/min，WT 27.9kg，BP 108/89 mmHg。神志清醒，精神反应正常。全身皮肤未见黄染及皮下出血，无皮疹，左侧耳周可扪及1个约5 cm×4 cm大小包块，右侧耳周可扪及1个4 cm×4 cm大小包块，质软，无波动感，局部无红肿。瞳孔等大等圆，对光反射灵敏，咽部充血，扁桃体Ⅱ度肿大，未见分泌物。颈软，无抵抗，呼吸平顺，未见吸气性三凹征，双肺呼吸音粗，未闻及干湿啰音。心音有力，律齐，未闻及杂音。腹平软，肝、脾肋下未扪及肿大，肠鸣音正常。生理反射存在，病理反射未引出。肢端暖，CRT<1 s。

问题2：针对以上，还应该补充哪些查体？（10分）

答案及评分：

（1）浅表淋巴结（2分）。结果：双侧颈部可扪及数枚蚕豆大小淋巴结肿大。

（2）肿块性质描述（2分）。结果：补充有触痛，边界不清，表面皮肤不红。

（3）腮腺管有无红肿及分泌物（2分）。结果：有红肿，未见分泌物。

（4）腹部查体（2分）。结果：无压痛、反跳痛，无包块。

（5）生殖系统（2分）。结果：患者为男性，无睾丸肿胀、疼痛。

【前期辅助检查】

外院血常规检查：WBC 11.38×10^9/L，N 76.10%，L 17.30%，RBC 4.34×10^{12}/L，Hb

125 g/L，PLT 169×10^9/L。腹部超声：腹主动脉周围及右下腹可见肿大淋巴结。

问题3：初步诊断及其依据。（10分）

答案及评分：

诊断：流行性腮腺炎（4分）。

依据：①患儿，男，9岁5个月，起病急，有发热，以双侧耳周肿块为主要表现（3分）。②近期有流行性腮腺炎患者接触史（2分）。③结合血常规检查结果中数值不高的情况，外院抗生素治疗效果欠佳（1分）。

问题4：需要与哪些疾病鉴别？（10分）

答案及评分：

（1）化脓性腮腺炎（4分）。常为单侧、局部表面皮肤红肿，压痛明显，周围界限不清，晚期有波动感，挤压时有脓液自腮腺管流出，血常规检查中白细胞总数及中性粒细胞比例明显增高。

（2）颈部及耳前淋巴结炎（4分）。肿大不以耳垂为中心，局限于颈部耳前区，为核状体，较坚硬，边缘清楚，压痛明显，浅表者活动。可发现与颈部或耳前区淋巴结相关的组织有炎症。

（3）其他病毒所致腮腺炎（2分）。流感、副流感、腺病毒、肠道病毒等均可引起腮腺炎。初步鉴别可参考流行病史及临床伴随症状，最终鉴别方法是进行病原学及血清学的检查。

问题5：如何初步治疗？（10分）

答案及评分：

（1）一般治疗及护理（4分）。隔离，卧床休息，注意口腔清洁，半流食或软食，保证充足液体摄入。

（2）对症处理（2分）。有高热者使用布洛芬或对乙酰氨基酚退热。

（3）肿块予青黛散外敷（2分）。

（4）抗病毒治疗（2分）。干扰素雾化。

问题6：患儿住院期间出现左侧睾丸肿大且触痛，需要做哪些进一步检验检查？（10分）

答案及评分：

（1）肝酶、肝代、心肌酶、肾功、大小便常规无异常；ESR 37 mm/h；电解质133.7 mmol/L（2分）。

（2）血清淀粉酶288 U/L；尿淀粉酶86 U/L（2分）。

（3）腮腺炎病毒IgM抗体阴性（2分）。

（4）颈部超声结果：双侧腮腺炎性增大。肝胆胰脾超声结果：肝脏弥漫性肿大。生殖器超声结果：左侧睾丸弥漫性肿大（2分）。

（5）心电图：窦性心律（2分）。

问题7：根据检验检查结果，应做哪些诊断和治疗调整？（10分）

答案及评分：

（1）诊断及并发症（4分）。流行性腮腺炎和流行性腮腺炎性睾丸炎。

（2）治疗（6分）。诊断明确，在目前治疗的基础上增加睾丸局部冰敷，并使用丁字带睾丸托支持，重症者可短期应用糖皮质激素。

问题8：该患者住院期间应重点观察哪些内容？（10分）
答案及评分：
（1）观察体温变化、局部肿痛情况（2分）。
（2）注意有无并发症表现，如头痛、呕吐、嗜睡、颈抵抗、脑膜刺激征、腹痛、睾丸肿痛、阴囊发红水肿等（8分）。

问题9：知识点复习——流行性腮腺炎常见并发症及其临床表现。（10分）
答案及评分：
（1）脑膜脑炎（2分）。腮腺炎病毒是嗜神经组织病毒，脑膜脑炎是儿童时期最为常见的并发症，以头痛、呕吐、颈项强直为常见症状，20%的患儿发生惊厥。CSF中白细胞总数正常或稍增高，以淋巴细胞为主。脑电图可有改变但无特异性。一般预后良好。个别脑膜脑炎病例也可留有后遗症。
（2）睾丸炎（2分）。男性患儿最常见的并发症，突发高热、寒战、头疼、恶心、下腹疼痛、患侧睾丸胀痛伴剧烈触痛，阴囊邻近皮肤水肿、发红显著，鞘膜腔内可有黄色积液。病变大多侵犯一侧，1/3～1/2的病例发生不同程度的睾丸萎缩。由于病变常为单侧，即使双侧也仅部分曲精管受累故很少导致不育症。常伴发附睾炎。
（3）卵巢炎（2分）。占青春期后女性患者的5%～7%。卵巢炎症状有发热、呕吐、下腰部酸痛，下腹部轻按痛，月经周期失调，严重者可扪及肿大的卵巢伴压痛。
（4）胰腺炎（2分）。严重胰腺炎罕见，轻型及亚临床型较常见。表现为中上腹疼痛和触痛，伴呕吐、发热、腹胀、腹泻或便秘等。血中淀粉酶不宜作诊断依据，血清脂肪酶值超过1.5 U/dL（正常为0.2～0.7 U/dL）提示最近发生过胰腺炎。
（5）其他并发症（写出其中3个，得2分）。心肌炎、肾炎、乳腺炎、泪腺炎、甲状腺炎、血小板减少、关节炎、耳聋等。

问题10：知识点复习——流行性腮腺炎诊断标准。（10分）
答案及评分：
（1）疑似病例（3分）。①单侧或双侧腮腺和/或其他唾液腺非化脓性肿胀，含食酸性食物胀痛加剧。②流行病学史（发病前14～28 d有流行性腮腺炎患者接触史或当地有流行性腮腺炎流行），以及以下临床表现中任何一条（发热、头痛、乏力、食欲减退等，伴剧烈头痛、嗜睡、呕吐、脑膜刺激征阳性，睾丸肿痛，恶心呕吐伴中上腹部疼痛与压痛，局部肌紧张）。
（2）临床诊断病例（3分）。疑似病例与流行病学史。
（3）确诊病例（4分）。疑似病例或临床诊断病例，以及以下检查中任何一条［1个月内未接种过腮腺炎减毒活疫苗，血清中特异性IgM抗体阳性；双份血清（间隔2～4周）IgG抗体效价呈4倍或4倍以上增高；唾液、尿、CSF、血中分离到腮腺炎病毒］。

第七节　细菌性痢疾

【病史题干】

患儿，女，4岁5个月，以"发热伴腹泻1 d，1 h前抽搐1次"为主诉入院。患儿于入院前1 d出现发热，高热为主，热峰39.7℃，伴腹泻，为黏液脓血便，每次量不多，大便4～5次/d，偶诉咽痛，无咳嗽。粪便常规检查见白细胞30～40个/HPF，红细胞10～15个/HPF。当地医院予患儿口服"头孢拉定、口服补液盐"治疗，未见好转，入院前1 h前出现抽搐1次，表现为双目凝视，意识丧失，呼之不应，口唇发绀，口吐白沫，四肢强直抖动，持续约10 min，经10%水合氯醛灌肠及苯巴比妥肌内注射后缓解，缓解后一直呈昏睡状态。发病以来精神反应欠佳，纳食差，大便如上述，小便黄清。

既往无FC病史。否认外伤史、手术史。否认药物及食物过敏史。出生史、生长发育史无特殊。预防接种史：全程接种。

问题1：针对以上，还应该询问哪些病史？（10分）
答案及评分：

（1）补充现病史：询问有无脱水相关表现（2分）。结果：哭时有泪，尿量较平素稍有减少。

（2）补充腹泻伴随症状（2分）。结果：呕吐3次，非喷射性胃内容物，无咖啡渣样物，伴腹痛腹胀，为阵发性隐痛不适，按摩后可缓解。

（3）补充询问近期有无不洁饮食史，近期有无腹泻患者接触史（3分）。结果：无。

（4）补充家族史：有无癫痫、高热惊厥患者（3分）。结果：无。

【查体题干】

T 38.6 ℃，R 22次/min，P 168次/min，WT 17 kg，急性面容，面色青灰，口腔黏膜光滑，口唇轻微发绀，颈软，无抵抗，咽部充血。双肺呼吸音清，对称，未闻及干湿啰音。心音尚有力，律齐，未闻及杂音。腹软稍胀，无包块，无明显压痛，肝、脾未扪及肿大，肠鸣音7～8次/min。四肢凉，微绀，CRT 4 s。

问题2：针对以上，还应该补充哪些查体？（10分）
答案及评分：

（1）BP（2分）。结果：82/48 mmHg。

（2）评估意识（2分）。结果：昏睡状，压眶有反应，不能应答。

（3）瞳孔（2分）。结果：等大等圆，直径1 mm，对光反射迟钝。

（4）神经系统情况（2分）。结果：膝反射、跟腱反射未引出，克氏征（–），布氏征（–），双侧巴氏征（+）。

（5）脱水表现（2分）。结果：皮肤弹性正常，无眼窝凹陷。

【前期辅助检查】

门诊血常规检查：WBC 26.4×10^9/L，N 80.8%，L 12.1%，RBC、Hb、PLT均正常，超敏CRP 55 mg/L。粪便常规检查：黄色黏液便，见白细胞2~4个/HPF，红细胞2~4个/HPF。

问题3：初步诊断及其依据。（10分）

答案及评分：

诊断（2分）：中毒型细菌性痢疾（混合型）。

依据：①起病急，高热伴腹泻、脓血便（2分）。②有神经系统表现，呕吐、惊厥，意识改变，深浅反射未引出，双侧巴氏征（+）（2分）。③合并休克表现，BP下降，面色青灰，心率加快，尿少，四肢凉，CRT 4 s（2分）。④血常规检查中白细胞数量增多，以中性粒细胞为主，超敏CRP明显增高。粪便常规检查可见大量红细胞、白细胞（2分）。

问题4：需要与哪些疾病鉴别？（10分）

答案及评分：

（1）高热惊厥（3分）。此症多见于婴幼儿，既往多有高热惊厥且反复发作史，抽搐时间短，止惊后一般状况良好，无感染中毒等其他症状。

（2）流行性乙型脑炎（简称乙脑）（4分）。夏秋季节发生的中毒性菌痢需同乙脑相鉴别。乙脑的中枢神经系统症状出现较中毒型菌痢为晚，循环衰竭少见。粪便（包括肛拭与灌肠）镜检无异常；CSF检查呈病毒性脑膜炎改变；乙脑病毒特异性抗体IgM阳性，有诊断价值。

（3）低血容量性休克（3分）。主要为频繁吐泻史所致低血容量性休克。先有脱水，后发生休克。脱水一旦被纠正，休克即随之纠正。

问题5：如何初步治疗？（10分）

答案及评分：

（1）告病危，心电监护，保持呼吸道通畅（据情况可予吸氧，如出现呼吸衰竭予呼吸机支持），消化道隔离，积极控制高热、止惊等对症支持治疗（2分）。

（2）纠正休克。迅速扩充有效血容量，纠正酸中毒；改善微循环障碍；保护重要脏器功能；DIC早期可予肝素抗凝（3分）。

（3）降颅压防治脑水肿（20%甘露醇脱水）；血管活性物质改善脑部微循环。可使用糖皮质激素（3分）。

（4）选择敏感抗菌药物积极抗感染（2分）。

问题6：需要做哪些进一步检验检查？（10分）

答案及评分：

（1）血氧饱和度检查及血气分析（2分）。结果：SpO_2 92%。血气分析：pH 7.288↓，PO_2 30.2 mmHg，PCO_2 30.2 mmHg，HCO_3^- 16.3 mmol/L，BE −10.5 mmol/L，K^+ 3.6 mmol/L，Na^+ 133 mmol/L，iCa^{2+} 1.16 mmol/L，GLU 5.4 mmol/L，乳酸1.0 mmol/L。

（2）肝肾功能、心肌酶、凝血功能检查（2分）。结果：肝肾功能、心肌酶基本正常，凝血功能为PT 18.3 s，国际标准化比值（international normalized ratio，INR）1.6，无异常。

（3）粪便培养（2分）。结果：培养为痢疾杆菌。

（4）志贺菌荧光PCR检测（2分）。结果：阳性。

（5）CSF检查（2分）。结果：常规及生化未见明显异常。

问题7：住院期间需要重点监测哪些内容？（10分）

答案及评分：

（1）扩容同时密切监测BP、心率、呼吸、体温、瞳孔变化，观察面色及四肢循环情况，动态评估休克纠正情况，调整治疗（4分）。

（2）注意抽搐控制情况，注意有无脑水肿表现（3分）。

（3）密切监测血气分析、凝血功能及各脏器功能指标，警惕DIC、呼吸衰竭、肾功能衰竭等并发症（3分）。

问题8：知识点复习——简述慢性细菌性痢疾临床特点。（10分）

答案及评分：

（1）症状反复发作或迁延不愈，病程超过2个月为慢性细菌性痢疾（5分）。

（2）临床表现为腹泻迁延不愈，为黏冻软便或成形便带黏冻或少许脓血，时有腹痛、腹胀等症状。部分慢性患者时有急性发作（5分）。

问题9：知识点复习——中毒性菌痢临床分型及各型的特点。（10分）

答案及评分：

中毒型菌痢可分以下4型（2分）：

（1）休克型（2分）。表现为循环衰竭。面色苍白、皮肤发花、四肢冰冷、发绀，脉细数、BP下降、少尿。可伴有意识障碍、DIC、多脏器功能障碍甚至衰竭。

（2）脑型（2分）。表现为脑水肿甚至脑疝。头痛、不同程度的意识障碍，可有瞳孔大小不等、昏迷、惊厥及呼吸衰竭。

（3）肺型（2分）。表现为RDS。患儿突然呼吸加快，进行性呼吸困难，发绀、肺部呼吸音低。X线片见肺部大片状阴影或双肺广泛实变。

（4）混合型（2分）。兼有上述两型/三型表现，病情最严重，病死率高，包括循环系统、呼吸系统及中枢系统等多脏器功能损害及衰竭。

问题10：知识点复习——细菌性痢疾的预防措施。（10分）

答案及评分：

（1）控制传染源（4分）。急性患者早诊断、早隔离，彻底治疗，粪便培养连续2次阴性方可解除隔离。重视不典型患者、慢性患者及带菌者的治疗和护理。

（2）切断传播途径（4分）。加强水源保护，注意饮食卫生及个人卫生。

（3）保护易感人群（2分）。提倡母乳喂养，以降低小婴儿感染危险。

第八节 流行性乙型脑炎

【病史题干】

患儿，男，5岁，以"发热6 d，意识障碍5 d，抽搐1次"为主诉入院。患儿于入院前6 d出现发热、咳嗽，T最高达40.2 ℃，无寒战，发热诉头痛，不剧烈，偶有呕吐，无视物模糊。无咳嗽、喘息，无气促、声嘶，无腹泻、腹痛，无皮疹及关节肿痛，5 d前患儿出现意识障碍，初为嗜睡，后加重为昏睡，4 d前患儿出现抽搐1次，表现为意识丧失，双眼上翻，四肢强直，持续约10 min，在当地医院给予水合氯醛灌肠后抽搐缓解，收入当地医院，诊断为细菌性脑膜炎，并给予"头孢曲松钠+青霉素"静脉滴注抗感染及甘露醇脱水、地塞米松抗炎等治疗。4 d后患儿未再抽搐，但仍发热、昏睡，热峰39.5 ℃左右，为进一步治疗，来院就诊。患儿发病以来，精神差，纳食差，大小便基本正常。

既往史：无手术和外伤史，无输血和药物过敏史。

问题1：针对以上，还应该询问哪些病史？（10分）
答案及评分：

（1）居住地询问（2分）。询问患儿居住地为城市、郊区或农村。结果：农村。

（2）补充现病史（2分）。询问患儿发热是否容易退热及发热间隔时间。结果：口服退热药后可降至39 ℃左右，但难以降至正常，2~3 h后体温再次升高。

（3）补充个人史。包括生长发育史（2分）、预防接种史（2分）。结果：患儿生长发育与同龄儿一致，曾接种卡介苗，患儿1岁后未再接种疫苗。

（4）补充家族史：询问有无传染病接触史，家庭中有无类似发热的患者（2分）。结果：无（否认结核患者接触史），但居住地附近有动物养殖场（具体动物不详）。

【查体题干】

T 39.0 ℃，R 38次/min，P 120次/min，BP 100/70 mmHg，昏睡，体形消瘦，全身浅表淋巴结未扪及肿大。双侧瞳孔等大等圆，对光反射灵敏，口唇无发绀，咽部稍充血，气管居中，颈项强直抵抗，双肺呼吸音粗，未闻及啰音。心音有力，律齐，未闻及杂音。腹软，肝肋下1 cm，脾脏肋下未扪及。四肢肌力正常，双侧膝反射未引出，克氏征、布氏征、巴氏征阳性。

问题2：针对以上，还应该补充哪些查体？（10分）
答案及评分：

（1）皮肤（2分）。结果：下肢可见陈旧性皮疹印痕，未见出血点及瘀斑。

（2）呼吸节律（2分）。结果：呼吸节律规整。

（3）末梢循环（2分）。结果：四肢末梢暖，CRT 1 s。

（4）浅反射（2分）。结果：腹壁反射、提睾反射正常。

（5）四肢肌张力（2分）。结果：右下肢肌张力略高。

【前期辅助检查】

外院血常规：WBC 42.49×10^9/L，GR 74.8%，RBC、Hb、PLT正常，超敏CRP 7.9 mg/L。ESR 16 mm/h。结核菌素纯蛋白衍生物（purified protein derivative，PPD）试验阳性。外院CSF：无色透明清亮，潘氏试验蛋白（±），WBC 5.3×10^9/L，单核细胞比率61.8%，多核细胞比率38.2%。CSF生化：蛋白555 mg/L，葡萄糖4.88 mmol/L，氯化物119 mmol/L。甲流病毒抗原（-）；支原体抗体1：80。咽拭子检查结果：肠道病毒71型（enterovirus 71，EV71）（-），柯萨奇病毒核酸（-）。外院胸片未见异常，头颅CT：轴位平扫未见异常。

问题3：初步诊断及其依据。（10分）

答案及评分：

诊断：颅内感染；病毒性脑膜脑炎（2分）。

依据：①起病急，有发热、头痛、意识障碍、抽搐等症状（2分）。②查体有克氏征、布氏征、巴氏征阳性，肌张力异常症状（2分）。③实验室检查：CSF外观透明清亮，WBC轻中度升高，蛋白轻中度升高，葡萄糖及氯化物正常（4分）。

问题4：需要与哪些疾病鉴别？（10分）

答案及评分：

（1）化脓性脑膜炎（2.5分）。患儿外周血白细胞升高，以中性粒细胞升高为主，应注意鉴别，但患儿CSF白细胞及蛋白不见显著升高，CSF透明清亮，葡萄糖及氯化物不低，不支持，可行CSF涂片及细菌培养鉴别。

（2）结核性脑膜炎（2.5分）。患儿曾接种卡介苗，无结核接触史，起病急，CSF外观未见薄膜，CSF氯化物及葡萄糖无下降，PPD皮试（+），胸片无异常，可以行结核菌感染T细胞斑点试验（T-SPOT.TB）、CSF抗酸染色、结核PCR及结核培养鉴别。

（3）隐球菌脑膜炎（2.5分）。患儿既往无原发性及继发性免疫缺陷病史，无鸽子粪接触史，起病急，头痛不严重，CSF葡萄糖及氯化物不低，不支持，可行CSF墨汁染色、真菌培养鉴别。

（4）其他病毒性脑炎（单纯疱疹病毒、肠道病毒等）（2.5分）。依据其他病毒性脑炎的临床特点（如单纯疱疹病毒易导致脑实质坏死，肠道病毒易导致脑干脑炎或迟缓性瘫痪）及实验室检查（如单纯疱疹病毒、肠道病毒PCR检测）进行鉴别。

问题5：如何初步治疗？（10分）

答案及评分：

（1）监测生命体征（体温、呼吸频率、心率、BP、血氧饱和度）（2分）。

（2）一般治疗及护理。保持呼吸道通畅，吸痰；液体不宜过多，保证水及电解质平衡（2分）。

（3）对症。降温，有高热者使用布洛芬或对乙酰氨基酚，如出现抽搐，可予以地西泮或咪达唑仑抗惊厥（2分）。

（4）使用甘露醇或高张氯化钠降颅压治疗（2分）。

（5）诊断未确定时，可继续予以抗生素及阿昔洛韦治疗（2分）。

问题6：需要做哪些进一步检验检查？（10分）

答案及评分：

（1）脑电图检查（2分）。结果：大量δ活动持续发放，睡眠背景差，结构紊乱，睡眠周期无法分辨。

（2）复查颅脑CT或头颅MRI（2分）。结果：复查颅脑CT左侧丘脑及左侧颞叶低密度影；头颅MRI显示左侧丘脑、颞叶异常信号，并出现脑膜异常强化症状。

（3）病原学检查（4分）。咽拭子或粪便肠道病毒核酸检测，CSF涂片、抗酸染色、墨汁染色，细菌培养、真菌培养、结核培养、结核PCR、单纯疱疹病毒DNA（HSV-DNA）PCR。结果：均为阴性。

（4）血清或CSF乙脑抗体IgM检测（2分）。结果：均为阳性。

问题7：根据检验检查结果，应做哪些诊断和治疗调整（含恢复期）？（10分）

答案及评分：

（1）诊断及鉴别诊断方面（3分）。乙脑。

（2）治疗方面。填写传染病报告卡（1分），蚊帐隔离（1分）；注意观察呼吸及BP，必要时行气管插管（1分），停用抗生素（1分），必要时可考虑使用丙种球蛋白及激素短疗程治疗（1分）。恢复期，如出现神经系统后遗症，可予以高压氧、理疗、针灸、功能训练等康复治疗（2分）。

问题8：知识点复习——关于乙脑的流行病学知识。（10分）

答案及评分：

（1）流行季节（2分）。夏季7—9月份。

（2）流行地区（2分）。东南亚、西太平洋地区；我国除东北北部、青海、新疆及西藏等地外，均是乙脑疫区，农村较城市多发。

（3）主要传染源（2分）。猪（特别是幼猪）。

（4）传播途径（2分）。蚊虫（库蚊、伊蚊、按蚊）叮咬，以三带喙库蚊为主。

（5）高危人群（2分）。10岁以下（尤其是2～6岁）人群发病较多。

问题9：知识点复习——如何预防乙脑？（10分）

（1）灭蚊防蚊（5分）。消灭蚊虫的滋生地，对养猪的家庭要做到人猪分开，在猪圈内喷洒杀虫剂等；使用纱窗、蚊帐、蚊香等防蚊措施。

（2）预防接种（5分）。

问题10：知识点复习——乙脑的灭活疫苗接种方法与年龄。（10分）

（1）接种方法（2分）。初种2次+加强2次。

（2）初种年龄（4分）。8个月时首次免疫2针（1 mL），间隔1～2周。

（3）加强接种年龄（4分）。2岁时加强免疫1针（0.5 mL）；6～7岁时再加注1针（0.5 mL）。

第九节 传染性单核细胞增多症

【病史题干】

患儿，女，3岁9个月，以"发热7 d"为主诉入院。患儿于入院前7 d出现发热，T最高38.9 ℃，不伴畏寒、寒战，无抽搐，口服退热药后体温可降至正常，热退后精神好，但间隔6～7 h后易反复，鼻塞明显，睡眠时打鼾，间断诉咽痛，无咳嗽，无呼吸困难，于当地医院就诊，予以"利巴韦林，头孢呋辛"静脉滴注治疗4 d，效果不佳，仍持续发热，热峰较前升高达40.5 ℃。

既往体健，无手术和外伤史，无输血和药物过敏史。

问题1：针对以上，还应该询问哪些病史？（10分）
答案及评分：

（1）现病史补充有无泌尿系统感染表现（2分）。结果：无尿频、尿急及排尿时哭闹等表现。

（2）现病史补充有无消化系统感染表现（2分）。结果：无恶心呕吐，无腹痛及腹泻。

（3）现病史补充有无结缔组织疾病表现（2分）。结果：无皮疹、关节疼痛等表现。

（4）补充是否有传染病或特殊疾病接触史（1分），有无动物接触史（1分）。结果：无结核等传染病或特殊疾病接触史，无动物接触史。

（5）补充个人史：出生史、生长发育史、预防接种史（2分）。结果：个人史、生长发育史无异常。预防接种史：全程按国家免疫规划预防接种。

【查体题干】

T 36.8 ℃，R 28次/min，P 105次/min，神志清醒，精神反应正常，全身未见皮疹，卡疤（+），双侧颈部可扪及数枚肿大淋巴结，最大者位于右颈部，约3.0 cm×3.5 cm，质中，边界清楚，活动度正常，无粘连，无压痛，余浅表淋巴结未扪及肿大，两肺呼吸音稍粗，未闻及干湿啰音。心音有力，律齐，未闻及杂音。神经系统查体未见异常。

问题2：针对以上，还应该补充哪些查体？（10分）
答案及评分：

（1）眼部查体（2分）。结果：眼睑浮肿，双侧结膜无充血，巩膜无黄染，双侧瞳孔等大等圆，对光反射灵敏。

（2）口咽检查。结果：口唇红润，无皲裂，未见杨梅舌（2分）；咽部充血，扁桃体Ⅱ度肿大，表面可见较多白色分泌物（2分）。

（3）腹部查体（2分）。结果：腹软稍胀，肝脏肋下4.5 cm，质中，边缘稍钝，脾脏肋下2.0 cm，质中，边缘稍钝，全腹无压痛。

（4）四肢（2分）。结果：肢端暖，无硬肿及脱皮，四肢关节无红肿热痛，活动自如。

【前期辅助检查】

门诊血常规检查：WBC 28.5×10^9/L，N 27.8%，N 7.9×10^9/L，L 65.1%，L 18.5×10^9/L，RBC、Hb、PLT正常。ESR、CRP检查均正常。

问题3：初步诊断及其依据。（10分）

答案及评分：

诊断：传染性单核细胞增多症。

依据：①患儿反复发热1周，但感染中毒症状不重（2分）。②有眼睑浮肿（1分）。③咽峡炎：咽部充血，双侧扁桃体Ⅱ度肿大，表面可见较多白色分泌物（2分）。④颈部淋巴结肿大：双侧颈部可扪及数枚肿大淋巴结，最大者位于右颈部，约3.0 cm×3.5 cm（2分）。⑤肝脾肿大：肝脏肋下4.5 cm，脾脏肋下2.0 cm（1分）。⑥血常规检查提示白细胞升高，淋巴细胞增多≥5.0×10^9/L（1分）。⑦ESR、CRP均正常（1分）。故可考虑诊断，可进一步完善血涂片、EB病毒（EBV）抗体及血浆EBV-DNA检查协诊。

问题4：需要与哪些疾病鉴别？（10分）

答案及评分：

（1）急性化脓性扁桃体炎（3分）。该病患者有发热，扁桃体有白色分泌物，但血常规检查提示白细胞升高，以淋巴细胞升高为主，CRP往往也升高，暂不支持，可完善A族链球菌抗原及咽拭子培养鉴别。

（2）单核细胞增多样综合征（4分）。人巨细胞病毒、弓形虫、腺病毒及风疹病毒等感染可出现类似传染性单核细胞增多症的临床表现，但这些病原所致异型淋巴细胞增多不如EBV明显，可完善血涂片以及相应病原学检测以鉴别。

（3）川崎病（3分）。该病发热>5 d，伴有颈部淋巴结增大，有皮疹，有结膜充血，口唇皲裂，杨梅舌，四肢可见硬肿，但该患儿除发热及颈部淋巴结增大外无其他表现，且ESR、CRP均正常，暂不支持，可完善心脏超声排除不典型川崎病。

问题5：如何初步治疗？（10分）

答案及评分：

（1）对症支持治疗（6分）。①卧床休息，避免剧烈活动，保护腹部，以免发生脾脏破裂（2分）。②保证足够的能量及液体摄入（2分）。③予以布洛芬或对乙酰氨基酚等退热治疗（2分）。

（2）若鼻塞或扁桃体肿大明显，影响呼吸，可使用糖皮质激素缓解症状（2分）。

（3）抗病毒治疗（2分）。目前尚缺乏对EB病毒感染有确切疗效的抗病毒药物，可以使用更昔洛韦、阿昔洛韦等抗病毒药物。

问题6：需要做哪些进一步检验检查？（10分）

答案及评分：

（1）血涂片检查（2分）。结果：中性粒细胞0.29，淋巴细胞0.33，单核细胞0.05，异型淋巴细胞0.32，余白细胞形态未见明显异常；红细胞大小较均一，形态未见明显异常；血小板易见，散在分布。

（2）生化指标（1分）。心肌酶谱+基础代谢1+血脂+肝酶+血清铁蛋白FER+体液免疫+肝代谢：谷草转氨酶210 U/L、丙氨酸氨基转移酶343 U/L，其余未见异常。

（3）病原学检查。EB病毒四项：EB病毒衣壳抗原IgM >160U/mL，其余未见异常（2分）。血浆EBV-DNA：1.55E+6拷贝/mL（2分）。A族链球菌抗原及咽拭子培养阴性（1分）。TORCH、巨细胞病毒及呼吸道病毒13项核酸检测结果均阴性（1分）。

（4）心脏超声检查（1分）。结果：心脏功能及结构未见异常；左右冠状动脉未见异常。

问题7：根据检验检查结果，应做哪些诊断和治疗调整？（10分）

答案及评分：

诊断：

（1）传染性单核细胞增多症（2分）。患儿有发热、扁桃体炎、颈淋巴结肿大、肝脾肿大及眼睑水肿表现，结合血涂片、EB病毒抗体及血浆EBV-DNA结果，传染性单核细胞增多症诊断明确。

（2）肝功能异常（2分）。患儿有EB病毒感染，查体见肝脏肿大，结合肝功能肝酶升高，可诊断肝功能异常。

鉴别诊断：

（1）A族链球菌抗原及咽拭子培养阴性，可排除急性化脓性扁桃体炎（1分）。

（2）患儿有EB病毒感染证据，且TORCH、巨细胞病毒及腺病毒核酸检测结果阴性，可排除单核细胞增多样综合征（1分）。

（3）除发热及颈部淋巴结肿大外，患儿无其他川崎病表现，且心脏超声冠脉无异常，故可排除川崎病（1分）。

治疗方面：

（1）加用还原型谷胱甘肽护肝治疗，其余治疗不变（1.5分）。

（2）可继续观察至病程10~14 d，若体温无好转，仍有反复发热，可考虑静脉使用丙种球蛋白支持治疗（1.5分）。

问题8：知识点复习——传染性单核细胞增多症的典型临床表现有哪些？（10分）

答案及评分：

（1）前驱期表现（1分）。头疼、乏力、畏寒、流涕、食欲减退等。

（2）发热-咽峡炎-淋巴结肿大三联合征。一般均有发热，多为高热，热程多1~2周（2分）；绝大多数患儿有咽扁桃体炎，扁桃体表面可见白色渗出物（2分）；全身淋巴结均可肿大，以颈部最为常见（2分）。

（3）肝脾肿大，部分患儿可伴有肝功能异常（1分）。

（4）皮疹（2分）。部分患儿在病程中可出现多形性皮疹，大多在病程4~6 d出现，持续1周左右消退。

问题9：知识点复习——EB病毒的病原学检测方法及其临床意义。（10分）

答案及评分：

（1）血清学检测。抗VCA-IgM阳性是新近EBV感染的标志（1分）；抗VCA-IgG阳性表明既往或现症感染（1分）。低亲和力抗VCA-IgG阳性是急性原发感染标志（1分）；抗EA-IgG在原发感染后期或者再激活时阳性（1分）；抗VCA-IgM、抗VCA-IgG抗体阳性而抗EBNA-IgG阴性提示EBV原发感染（1分）；抗VCA-IgM阴性而抗VCA-IgG和抗EBNA-IgG阳性则提示EBV既往感染（1分）。

（2）EBV-DNA检测（3分）。血清/血浆中EBV-DNA阳性提示存在病毒血症。

（3）EBERs原位杂交试验（1分）。EBERs（EBER1/EBER2）是EBV编码的不翻译成蛋白质的RNA。EBERs大量存在于EBV潜伏感染的细胞中，是EBV潜伏感染的最好标志物。

问题10：知识点复习——传染性单核细胞增多症的诊断标准。（10分）

答案及评分：

（1）临床诊断病例（1.5分）。满足下列临床指标中任意3项及实验室指标中的第4项。

（2）实验室确诊病例（1.5分）。满足下列临床指标中任意3项及实验室指标中的第1～3项中任意1项。

（3）临床指标。发热（0.5分）；咽扁桃体炎（0.5分）；颈淋巴结肿大（0.5分）；脾脏肿大（0.5分）；肝脏肿大（0.5分）；眼睑水肿（0.5分）。

（4）实验室指标。①抗EBV-VCA-IgM和抗EBV-VCA-IgG抗体阳性，且抗EBV-NA-IgG阴性；或血清/血浆中EBV-DNA阳性（1分）。②抗EBV-VCA-IgM阴性，但抗EBV-VCA-IgG抗体阳性，且为低亲和力抗体（1分）。③双份血清抗EBV-VCA-IgG抗体滴度4倍以上升高（1分）。④外周血异型淋巴细胞比例≥0.1和/或淋巴细胞增多≥$5.0×10^9$/L（1分）。

第十节　猩　红　热

【病史题干】

患儿，女，4岁，以"发热4 d、皮疹3 d"为主诉入院。患儿于入院前4 d出现发热情况，T最高达40 ℃。3 d前出现皮疹。

既往史：无手术和外伤史，无输血和药物过敏史。

问题1：针对以上，还应该询问哪些病史？（10分）

答案及评分：

（1）补充现病史：询问患病以来一般情况（2分）。结果：患病以来，纳食差，大小便正常。

（2）补充现病史：询问入院前就诊史（2分）。结果：发热时就诊于当地医院，给予阿奇霉素治疗3 d，炉甘石外涂无好转。

（3）发热皮疹的其他伴随表现（4分）。结果：无畏光、流涕、咳嗽。

（4）补充家族史：询问有无传染病接触史，家庭中有无类似发热皮疹的患者（2分）。结果：班级中有类似发热皮疹的儿童，有数名同学请假。

【查体题干】

T 39.0 ℃，R 26次/min，P 120次/min，神志清醒，反应正常，呼吸平顺，全身皮肤均匀分布弥漫性充血性针尖大小丘疹，压之褪色，有痒感。咽部充血，双侧扁桃体Ⅰ度肿大，双肺叩诊清音，呼吸音清，未闻及啰音。腹、神经系统查体未见异常。

问题2：针对以上，还应该补充哪些查体？（10分）

答案及评分：

（1）心脏有无杂音（4分）。结果：心音有力，未闻及杂音。

（2）疹间皮肤颜色（2分）。结果：疹间皮肤红色。

（3）扁桃体分泌物（4分）。结果：未见分泌物。

【前期辅助检查】

门诊血常规：WBC 18×10^9/L，N 89%，CRP 50 mg/L。

问题3：初步诊断及其依据。（10分）

答案及评分：

诊断：猩红热（4分）。

依据：①患儿4岁，有发热、皮疹等（2分）。②查体有全身弥漫性充血性针尖大小皮疹，疹间皮肤红色等症状（2分）。③白细胞升高，以中性粒细胞为主，CRP升高（2分）。

问题4：需与哪些疾病鉴别？（10分）

答案及评分：

（1）麻疹（3分）。症状为发热常伴有咳嗽，伴畏光、流泪、口腔黏膜斑，发热3 d出皮疹，疹间皮肤正常，与该患儿不符，可查血清麻疹IgM抗体协诊。

（2）川崎病（4分）。症状为发热伴皮疹，部分表现为红色弥漫性充血性皮疹，该患儿无颈部淋巴结肿大、结膜充血、手足硬肿等，不支持。

（3）水痘（3分）。水痘表现为斑疹、丘疹、疱疹、结痂同时出现，该患儿皮疹形态表现与此不符，不支持。

问题5：猩红热的病原是什么？用哪些辅助检查明确？（10分）

答案及评分：

（1）病原（4分）。A族β型溶血性链球菌。

（2）咽拭子培养（3分）。可培养出A族链球菌。

（3）咽拭子A族链球菌抗原检测（3分）。结果：咽拭子A族链球菌抗原阳性。

问题6：如何治疗？（10分）

答案及评分：

（1）一般治疗（5分）。呼吸道隔离，卧床休息；防止交叉感染及并发症；注意口、鼻、咽及皮肤清洁，膜状脱皮禁用手撕，以免皮破感染；中毒症状严重者，应加强支持治疗。

（2）抗感染。青霉素类抗生素（2分），疗程10～14 d（3分）。

问题7：若家长要求医生开复学证明，什么情况下可以开证明？（10分）

答案及评分：

（1）连续3次咽拭子培养阴性（3分）。

（2）自治疗之日起不少于7 d（4分）。

（3）无化脓性并发症出现（3分）。

问题8：A族链球菌感染引起的常见儿童疾病有哪些？（10分）

答案及评分：

（1）急性咽炎、化脓性扁桃体炎（2分）。

（2）急性肾小球肾炎（2分）。

（3）急性心内膜炎（2分）。

（4）风湿热（2分）。

（5）脓疱疮（2分）。

问题9：知识点复习——猩红热的流行病学特征。（10分）

答案及评分：

（1）传染源。患儿（2分）及带菌者（2分）。

（2）传播途径。飞沫、接触传播、间接经口（3分）。

（3）易感人群。人群普遍易感，学龄前及学龄儿童多见（3分）。

问题10：知识点复习——帕氏线、口周苍白圈指什么？（10分）

答案及评分：

（1）帕氏线（5分）。在皮肤皱褶、皮疹密集或由于摩擦出血处呈紫色线状，称为"线状疹"。

（2）口周苍白圈（5分）。颜面部位仅有充血而无皮疹，口鼻周围充血不明显，相比之下显得发白，称为"口周苍白圈"。

第十一节 百 日 咳

【病史题干】

患儿，男，3个月，以"咳嗽7 d"为主诉入院。患儿于入院前7 d出现咳嗽，初为偶有单双声咳嗽，不频不剧，后咳嗽进行性加重，呈阵发性痉挛性连声咳嗽，无鸡鸣样吼声，少痰不易咳出，无气促、喘息。夜间咳嗽尤其剧烈，咳嗽剧烈时呕吐，呕吐物为胃内容物及痰液，无咖啡渣样物质及血丝，非喷射性呕吐，咳嗽间歇如常，偶有进食呛咳，偶有鼻塞、流涕，无发热，无嗜睡及烦躁不安。病后于社区健康服务中心就诊，予以"止咳药"治疗，之后咳嗽无好转，在当地医院住院治疗2 d。因考虑为"支气管肺炎"，且其间予以"头孢他啶抗感染、布地奈德雾化"等治疗后咳嗽无明显好转，遂来院就诊。

既往史：无手术和外伤史，无输血和药物过敏史。

问题1：针对以上，还应该询问哪些病史？（10分）

答案及评分：

（1）补充现病史：询问患病以来一般情况（2分）。结果：患病以来，患儿精神尚可，纳食稍差，睡眠欠佳，大小便正常。

（2）补充现病史：询问有无异物吸入及呛咳病史（1分）。结果：无。询问有无咳嗽后出现屏气、面色发绀、窒息或惊厥（2分）。结果：无。

（3）补充个人史：出生史（1分）、生长发育史（1分）、预防接种史（1分）。结果：出生史——G1P1，38周顺产，无窒息抢救史。生长发育史——3个月抬头。预防接种史——出生时接种乙肝疫苗、卡介苗，1个月大时接种乙肝疫苗，未接种百白破疫苗。

（4）补充家族史：询问有无传染病接触史，家庭中有无类似咳嗽的患者（2分）。结果：接触咳嗽的父亲。

【查体题干】

T 37.4 ℃，R 34次/min，P 129次/min，WT 5.8 kg。神志清醒，精神反应正常。全身皮肤红润，弹性可，未见黄染。浅表淋巴结无肿大。头颅五官无畸形，眼窝无凹陷，结膜无充血，巩膜无黄染。口唇红润，咽部稍充血，扁桃体未见。颈软，无抵抗。呼吸平顺，双肺呼吸音粗，未闻及干湿啰音。心音有力，律齐，未闻及杂音。腹平软，未扪及包块，肝、脾肋下未扪及肿大，肠鸣音正常。神经系统查体无异常。生理反射存在，病理反射未引出。

问题2：针对以上，还应该补充哪些查体？（10分）

答案及评分：

（1）血氧（2分）。结果：99%。

（2）瞳孔（2分）。结果：等大等圆，对光反射灵敏。

（3）有无吸气凹陷（2分）。结果：未见吸气性三凹征。

（4）末梢循环（2分）。结果：肢端暖，CTR<1 s。

（5）其他表现（2分）。结果：皮肤未见皮疹及出血点，无眼睑、颜面浮肿。

【前期辅助检查】

当地医院血常规检查：WBC 17.9×10^9/L，N 18.9%，L 73.4%，Hb 110 g/L，CRP<5.0 mg/L。PCT 0.108 ng/mL。胸片：左下肺斑片影，考虑炎性病变。心电图检查正常。

问题3：初步诊断及其依据。（10分）

答案及评分：

（1）百日咳。依据：①咳嗽为阵发性痉挛性咳嗽，日轻夜重，咳嗽间歇如常，查体双肺呼吸音粗，未闻及干湿啰音（2.5分）。②复查外院血常规检查提示白细胞总数升高，以淋巴细胞升高为主（2.5分）。

（2）急性支气管肺炎。依据：①患儿年龄小，病程1周，以咳嗽为主要表现，查体双肺呼吸音粗（2.5分）。②外院胸片提示左下肺斑片影（2.5分）。

问题4：需要与哪些疾病鉴别？（10分）

答案及评分：

（1）类百日咳综合征。由腺病毒、RSV、副流感病毒、肺炎支原体、肺炎衣原体、副百日咳杆菌等引起，临床表现与百日咳相似，但血常规检查白细胞与淋巴细胞增高不如百日咳显著，主要依据细菌培养、病毒分离鉴别（4分）。

（2）支气管异物。常有异物吸入史，突然呛咳，胸片可有肺不张和肺气肿，部分可见到异物影。该患儿无以上病史，胸片和CT可以鉴别（3分）。

（3）肺门淋巴结核。肺门处肿大的淋巴结压迫气管、支气管可引起痉挛性咳嗽，但无鸡鸣样吸气声，可根据结核接触史、ESR、PPD试验、胸片进行鉴别（3分）。

问题5：如何初步治疗？（10分）

答案及评分：

（1）收入院（2分）。依据：该患儿为小婴儿，咳嗽逐渐加重，外院治疗效果欠佳，有合并肺炎的情况，需要收入院进行治疗。

（2）一般治疗及护理（4分）。飞沫隔离，保持呼吸道通畅，必要时吸痰、吸氧；患儿有纳食差、咳嗽剧烈时呕吐，偶有进食呛咳，必要时留置胃管、补液；患儿痉咳严重时，常伴发惊厥和窒息，应加强夜间护理。

（3）对症（2分）。雾化及拍背吸痰等对症治疗；痉咳影响睡眠时可选择镇静药物（如苯巴比妥口服、水合氯醛灌肠）。

（4）抗感染（2分）。首选大环内酯类抗生素。

问题6：需要做哪些进一步检验检查？（10分）

答案及评分：

（1）百日咳DNA测定、百日咳抗体、百日咳培养（3分）。结果：百日咳DNA测定4.48×10^5拷贝/mL，百日咳抗体0.01 U/mL，百日咳培养检出百日咳鲍特菌。

（2）沙眼衣原体DNA测定、肺炎支原体DNA测定（2分）。结果：阴性。

（3）呼吸道病毒病原学检查（2分）。结果：呼吸道病毒免疫荧光检查提示RSV阳性。

（4）痰细菌培养（2分）。结果：正常菌群，未检出嗜血杆菌。

（5）心脏彩超（1分）。结果：正常。

问题7：根据检验检查结果，应做哪些诊断和治疗调整？（10分）

答案及评分：

（1）诊断及鉴别诊断（5分）。百日咳DNA阳性，百日咳培养阳性，可以确定诊断。补充诊断：RSV感染。

（2）治疗（5分）。以呼吸支持和一般支持为主；RSV感染没有特异性治疗药物，抗感染方面应继续使用大环内酯类药物规范治疗。

问题8：知识点复习——典型百日咳临床表现分为几个阶段？（10分）

答案及评分：

（1）卡他期（4分）。持续1~2周。临床症状比较轻，可表现为流涕、喷嚏、流泪、结膜充血、咽喉微痛、轻微咳嗽，类似感冒症状，没有特异性。该期细菌数达到高峰，可通过咳嗽或喷嚏飞沫传播，同时，由于不能早期识别，该阶段传染性最强。

（2）痉咳期（4分）。一般持续2~6周，亦可长达2个月以上。咳嗽加重，出现明显的阵发性、痉挛性咳嗽，特点为成串的、痉挛性咳嗽后，伴一次深长吸气，此时因较大量空气急促通过痉挛缩窄的声门发出一种特殊的、高调鸡鸣样吸气性回声，之后又发生一次痉咳，反复多次，直至咳出较多黏稠痰液。痉咳时患儿常面红唇绀，常见咳嗽后呕吐或吃奶后呛咳。在两次发作间隔期，患儿多无明显症状。随着疾病的进展，痉咳的频率逐渐升高，其严重程度逐渐增强，特别在夜间表现更为明显。痉咳严重时已有切齿的小儿可见舌系带溃疡。

（3）恢复期（2分）。一般持续2~3周。咳嗽频率逐渐降低，严重程度逐渐减轻，咳嗽后呕吐也逐渐缓解。此期病情可再次出现痉咳，病情迁延可达数月之久。

问题9：知识点复习——百日咳有哪些常见并发症？（10分）

答案及评分：

（1）支气管肺炎（2分）。

（2）肺不张（2分）。

（3）病毒性呼吸道感染（2分）。

（4）呼吸骤停和猝死（2分）。

（5）抽搐和脑病（2分）。

问题10：知识点复习——百日咳诊断及其分类。（10分）

答案及评分：

（1）临床诊断病例（5分）。持续至少2周的咳嗽，并伴有下列症状之一：阵发性咳、吸气性吼声或者咳嗽后呕吐，没有其他明显的原因。

（2）实验室诊断病例（5分）。符合临床病例，并且经过实验室检查确定，包括：①分离出百日咳鲍特菌；②百日咳鲍特菌PCR检测阳性；③双份抗体阳性。

第十二节 手 足 口 病

【病史题干】

患儿，女，1岁1月，以"发热伴皮疹1 d"为主诉入院。患儿于入院前1 d出现发热，T最高达40.1 ℃，口服退热药后难以降至正常，间隔约4 h反复。伴皮疹，表现为手、脚、臀部散在数枚红色疱疹，无明显瘙痒，当地医院予患儿"退热、清热"治疗0.5 d，仍出现反复发热、皮疹增多的情况。

既往史：无手术和外伤史，无输血和药物过敏史。

问题1：针对以上，还应该询问哪些病史？（10分）

答案及评分：

（1）补充现病史：询问患病以来一般情况（2分）。结果：患病以来，纳食差，大小便正常。

（2）补充现病史：询问有无惊跳、抖动、抽搐（2分）。结果：有惊跳、抖动，较频繁，无抽搐。

（3）补充个人史：出生史（1分）、生长发育史（1分）、预防接种史（2分）。结果：个人生长发育正常，未接种EV71型手足口病疫苗。

（4）补充家族史：询问有无传染病接触史（1分）。结果：无。

（5）有无手足口病接触史（1分）。结果：无。

【查体题干】

T 39.0 ℃，R 30次/min，P 120次/min，神志清醒，状态反应尚可，口唇红润，咽部充血，可见数枚红色疱疹，手足及臀部可见红色疱疹，颈软，双肺呼吸音粗，未闻及干湿啰音。心音有力，律齐，未闻及杂音。腹软，肝肋下2 cm，质中，边钝，剑突下未扪及肿大。脑膜刺激征（−）。

问题2：针对以上，还应该补充哪些查体？（10分）

答案及评分：

（1）BP（2分）。结果：85/58 mmHg。

（2）瞳孔（2分）。结果：等大等圆，对光反射灵敏。

（3）肌力检查（4分）。结果：深反射正常；浅反射正常。

（4）末梢循环（2分）。结果：四肢末梢温暖，CRT 0.5s。

【前期辅助检查】

门诊血常规检查：WBC 22.4×10^9/L，N 71.8%，L 26.1%，RBC、Hb、PLT正常。ESR、CRP均正常。

问题3：初步诊断及其依据。（10分）

答案及评分：

诊断：手足口病，病毒性脑炎。（2分）。

依据：

（1）有皮疹、发热、惊跳、抖动等表现（2分）。

（2）查体有手、足及臀疱疹等症状（2分）。

（3）病情分度为重症。依据：①惊跳、抖动神经系统表现（2分）。②病程短，高热难退（2分）。

问题4：典型手足口病皮疹有哪些特点？（10分）

答案及评分：

（1）分布（3分）。以手掌、脚掌部位和口腔为主，臀部及肛周也可见。

（2）皮疹形态（4分）。米粒或绿豆大小斑丘疹和疱疹，几个至几十个不等，疱疹周围有炎性红晕，疱疹较硬内有较少混浊液体。具有不痛、不痒、不结痂、不结疤的"四不"特征。

（3）口腔黏膜疱疹散在分布于舌及两颊部，唇齿侧也常发生，初为粟米样斑丘疹或水疱，很快破溃形成溃疡，其周围有红晕，疼痛感较明显（3分）。

问题5：如何初步治疗？（10分）

答案及评分：

（1）收入院（2分）。依据：该患儿为手足口病2期，需要收入院进行治疗。

（2）一般治疗及护理（2分）。隔离，避免交叉感染；注意皮肤及口腔护理；患儿有纳食差、咽峡部疱疹，需要注意调整饮食，清淡饮食，适当休息。

（3）患儿有惊跳、抖动神经系统受累表现，需要甘露醇脱水降颅压（2分）。

（4）对症（2分）。实行炉甘石外涂止痒，补液等对症治疗；有高热者使用布洛芬或对乙酰氨基酚。

（5）抗感染：病毒感染无特效药，无须抗感染治疗（1分）。

（6）填写传染病报告卡（1分）。

问题6：需要做哪些进一步检验检查？（10分）

答案及评分：

（1）粪便肠道病毒核酸检测（2分）。结果：阳性。

（2）心电图检查（1分）。结果：正常。

（3）胸片检查（1分）。结果：双肺纹理增粗。

（4）头颅MR检查（1分）。结果：无异常。

（5）脑电图检查（1分）。结果：无异常。

（6）腰椎穿刺（2分）。结果：CSF生化蛋白正常，白细胞计数稍增多，以单核细胞为主。

（7）肝肾功能、心肌酶、电解质检查（2分）。结果：乳酸脱氢酶（lactate dehydrogenase，LDH）稍高，余无异常。

问题7：根据检验检查结果，应做哪些诊断和治疗调整？（10分）

答案及评分：

（1）诊断及鉴别诊断（5分）。手足口病相关脑干脑炎，头颅MR及脑电图不符合。

（2）治疗（5分）。以脱水降颅压和一般支持为主；抗感染方面，肠道病毒没有特异性治疗药物，无须使用抗生素。

问题8：知识点复习——手足口病并发症有哪些？（10分）

（1）神经系统并发症（4分）。急性病毒性脑膜炎、脑膜脑炎、脑炎、脑干脑炎、急性松弛性瘫痪或急性麻痹性脊髓灰质炎。

（2）呼吸系统（3分）。神经源性肺水肿和肺出血。

（3）循环系统（3分）。心肺衰竭、心肌炎和心包炎。

问题9：知识点复习——手足口病临床分期及分型有哪些？（10分）

答案及评分：

根据疾病的发生发展过程，将手足口病分期、分型为：

（1）第1期（出疹期）（2分）。主要表现为发热，手、足、口、臀等部位出疹，可伴有咳嗽、流涕、食欲不振等症状。部分病例仅表现为皮疹或疱疹性咽峡炎，个别病例可无皮疹。典型皮疹表现为斑丘疹、丘疹、疱疹。皮疹周围有炎性红晕，疱疹内液体较少，不疼不痒，皮疹恢复时不结痂、不留疤。不典型皮疹通常小、厚、硬、少，有时可见瘀点、瘀斑。某些型别肠道病毒如柯萨奇病毒A6型（coxsackie virus A6，CV-A6）和柯萨奇病毒A10（coxsack ie virus A10，CV-A10）所致皮损严重，皮疹可表现为大疱样改变，伴疼痛及痒感，且不限于手、足、口部位。此期属于手足口病普通型，绝大多数患者在此期痊愈。

（2）第2期（神经系统受累期）（2分）。少数病例可出现中枢神经系统损害，多发生在病程1～5 d内，表现为精神差、嗜睡、吸吮无力、易惊、头痛、呕吐、烦躁、肢体抖动、肌无力、颈项强直等。此期属于手足口病重症病例重型，大多数患者可痊愈。

（3）第3期（心肺功能衰竭前期）（2分）。多发生在病程5 d内，表现为心率和呼吸加快、出冷汗、四肢末梢发凉、皮肤发花、BP升高。此期属于手足口病重症病例危重型。及时识别并正确治疗，是降低病死率的关键。

（4）第4期（心肺功能衰竭期）（2分）。可在第3期的基础上迅速进入该期。临床表现为心动过速（个别患儿心动过缓）、呼吸急促、口唇发绀、咳粉红色泡沫样痰或血性液体、BP降低或休克。亦有病例以严重脑功能衰竭为主要表现，临床可见抽搐、严重意识障碍等。此期属于手足口病重症病例危重型，病死率较高。

（5）第5期（恢复期）（2分）。体温逐渐恢复正常，对血管活性药物的依赖逐渐减少，神经系统受累症状逐渐消失，心肺功能逐渐恢复，少数可遗留神经系统后遗症。部分手足口病例（多见于CV-A6、CV-A10感染者）在病后2～4周有脱甲的症状，新甲于1～2月后长出。

问题10：重症手足口病有哪些表现？（10分）

答案及评分：

重症病例诊疗关键在于及时、准确地识别第2期和第3期，阻止发展为第 4 期。患儿年龄在3岁以下、病程3 d以内和肠道病毒A71型（enterovirus A71，EV-A71）感染为重症高危因素，下列指标提示患儿可能发展为重症病例危重型（3分）。

（1）持续高热。T＞39 ℃，常规退热治疗效果不佳（1分）。

（2）神经系统表现。出现精神萎靡、头痛、眼球震颤或上翻、呕吐、易惊、肢体抖动、吸吮无力、站立或坐立不稳等（1分）。

（3）呼吸异常。呼吸增快、减慢或节律不整，安静状态下呼吸频率超过 30～40 次/min（1分）。

（4）循环功能障碍。心率增快（＞160次/min）、出冷汗、四肢末梢发凉、皮肤发花、BP升高、CRT延长（＞2 s）（1分）。

（5）外周血白细胞计数升高。外周血白细胞计数≥15×10^9/L，排除其他感染因素（1分）。

（6）血糖升高出现应激性高血糖，血糖＞8.3 mmol/L（1分）。

（7）血乳酸升高出现循环功能障碍时，通常血乳酸≥2.0 mmol/L，其升高程度可作为判断预后的参考指标（1分）。

第十三节　疱疹性咽峡炎

【病史题干】

患儿，男，1岁3个月，因发热3 d就诊。3 d前出现发热，最高39.5 ℃，伴流涕和干咳，无喘息，门诊予以柴黄颗粒及小儿感冒冲剂治疗，仍然发热，昨天咳嗽加重，干咳，并出现流涎、拒食水情况，大便正常1次/d，小便不多。无呕吐、多汗、四肢抖动。

出生史、生长发育史、预防接种史：无特殊。

既往健康，否认异物吸入史，否认结核接触史。与患儿一起生活的3岁的姐姐3 d前有出现发热，现在正常。

【查体题干】

T 39.5 ℃，P 140次/min，R 36次/min，BP 100/80 mmHg，SpO_2 99%。神志清醒，稍烦躁，无皮疹，浅表淋巴结无肿大，瞳孔等大等圆，对光反射灵敏，鼻翼无扇动，咽部充血明显，咽峡部见2处疱疹，扁桃体无肿大，心脏未闻及早搏和杂音。呼吸平稳，无吸气凹陷和发绀，两肺呼吸音清，未闻及啰音，腹部、肛门及外生殖器、神经系统无异常。四肢温暖，CRT 1 s。

【前期辅助检查】无。

问题1：是否需要实验室检查？（10分）

答案及评分：

思路：从临床表现特别是查体发现该患儿有咽峡部疱疹，诊断疱疹性咽峡炎成立，本病虽然由柯萨奇病毒感染引起，但是仍然建议查血常规，其目的是帮助判断病情轻重和判断有无继发性细菌感染。

血常规检查：WBC 14.3×10^9/L，N 60.4%，L 38.0%，嗜酸性粒细胞比例1.0%，Hb 12 g/L，PLT 342×10^9/L；CRP 20 mg/L。白细胞及CRP轻度增高。

问题2：诊断及其依据。（5分）

答案及评分：

诊断：疱疹性咽峡炎。

依据：①起病急，表现为高热、流涎和拒食。②检查发现咽部充血，咽峡有疱疹。

问题3：需要与哪些疾病鉴别诊断？（10分）

答案及评分：

（1）手足口病（5分）。该患儿发热，咽峡有疱疹，需要与手足口病鉴别，但无皮疹，特别是手足无皮疹，不符合。但是仍然要注意部分手足口病病例仅表现为疱疹性咽峡炎，所以需要随访观察。

（2）口腔感染或口腔溃疡（5分）。该患儿有发热及流涎、拒食水等，需要鉴别，但口腔黏膜感染病变在颊黏膜、唇内侧、舌等部位，表现为溃疡，与疱疹性咽峡炎部位明显不同。

问题4：病情评估？（5分）

答案及评分：

思路：疱疹性咽峡炎虽然没有统一的病情判断标准，但是由肠道病毒（柯萨奇病毒）引起的，可以参考《手足口病诊疗指南（2018年版）》进行病情评估。该患儿除了发热，一般情况可以，精神反应、呼吸及循环系统基本正常，属轻症。

问题5：知识点复习——《手足口病诊疗指南（2018年版）》临床病例分类病情评估。（15分）

答案及评分：

（1）普通病例（5分）。手、足、口、臀部皮疹，伴或不伴发热。

（2）重症病例。重型出现神经系统受累表现。如：精神差、嗜睡、易惊、谵妄；头痛、呕吐；肢体抖动、肌阵挛、眼球震颤、共济失调、眼球运动障碍；无力或急性松弛性麻痹；惊厥。体征可见脑膜刺激征，腱反射减弱或消失（5分）。危重型为出现下列情况之一：①频繁抽搐、昏迷、脑疝。②呼吸困难、发绀、血性泡沫样痰、肺部啰音等。③休克等循环功能不全表现（5分）。

问题6：是否需要住院或转诊？（5分）

答案及评分：

参考《手足口病诊疗指南（2018年版）》临床病例分类，该患儿属于普通型，不需要住院或转诊。

问题7：如何治疗？（10分）

答案及评分：

（1）一般治疗（3分）。注意隔离，避免交叉感染。适当休息，清淡饮食，做好口腔和皮肤护理。

（2）对症治疗（3分）。使用布洛芬或对乙酰氨基酚，积极控制高热，T超过38.5 ℃患者适当采用物理降温（温水擦浴、使用退热贴等）或应用退热药物治疗。常用药物：布洛芬口服，5～10 mg/（kg·次）；对乙酰氨基酚口服，10～15 mg/（kg·次）；2次用药最短间隔时间为6 h，使用过程中须注意其不良反应。布洛芬有抗炎的作用，可在一定程度上抑制机体炎症反应。

（3）抗感染（4分）。尽管WBC及CRP有增高，但是增高程度不明显，并且疱疹性咽峡炎明确由柯萨奇病毒感染引起，不需要使用抗生素，可以用干扰素喷咽喉或雾化，利巴韦林喷咽喉。

问题8：如何随访观察？（15分）

答案及评分：

（1）如果病情稳定好转，2～3 d复诊（3分）。

（2）交代家长在家中观察病情，包括有无持续高热、咳嗽加重、不能正常饮食水、抽搐、精神变差、皮肤出疹、多次呕吐、腹痛、呼吸困难等，如果出现以上表现，随时复诊（10分）。

（3）特别注意手足口病病例的早期识别（2分）。

问题9：手足口病临床分期及临床表现有哪些？（见P86问题9，10分）

问题10：知识点复习——如何早期识别手足口病重症病例？（15分）

答案及评分：

重症病例诊疗关键在于及时、准确地识别第2期（神经系统受累期）和第3期（心肺功能衰竭前期），阻止发展为第4期（心肺功能衰竭期）（4分）。患儿年龄在3岁以下、病程3 d以内和EV-A71感染为重症高危因素（4分）。下列指标提示患儿可能发展为重症病例危重型：

（1）持续高热。T>39 ℃，常规退热治疗效果不佳（1分）。

（2）神经系统表现。出现精神萎靡、头痛、眼球震颤或上翻、呕吐、易惊、肢体抖动、吸吮无力、站立或坐立不稳等（1分）。

（3）呼吸异常。呼吸增快、减慢或节律不整，安静状态下呼吸频率超过30~40次/min（1分）。

（4）循环功能障碍。心率增快（>160次/min）、出冷汗、四肢末梢发凉、皮肤发花、BP升高、CRT延长（>2 s）（1分）。

（5）外周血白细胞计数升高。外周血白细胞计数≥$15×10^9$/L，排除其他感染因素（1分）。

（6）血糖升高。出现应激性高血糖，血糖>8.3 mmol/L（1分）。

（7）血乳酸升高。出现循环功能障碍时，通常血乳酸≥2.0 mmol/L，其升高程度可作为判断预后的参考指标（1分）。

第五章

消化系统疾病

第一节 腹 泻

[病例1]

【病史题干】

患儿，女，7个月，以"发热、呕吐3 d，腹泻2 d"为主诉入院。患儿于3 d前无明显诱因出现发热，最高T 38.2 ℃，伴呕吐，呈非喷射性，呕吐物为胃内容物，呕吐频繁，2 d前出现腹泻，为黄色稀水样便，量多，无黏液与脓血，腹泻进行性加重，现10~15次/d。

既往史：无手术和外伤史，无输血和药物过敏史。

问题1：针对以上，还应该询问哪些病史？（10分）

答案及评分：

（1）补充现病史：询问患病以来一般情况（2分）。结果：患病以来，纳食差，睡眠差，精神不佳，近4 h无尿。

（2）补充现病史：询问与脱水有关的表现（2分）。结果：哭时无泪。

（3）补充个人史：出生史（1分）、生长发育史（1分）、预防接种史（有无接种轮状病毒疫苗）（2分）。结果：个人生长发育正常，未接种轮状病毒疫苗。

（4）补充家族史：询问有无传染病接触史，家庭中无类似发热呕吐、腹泻的患者（2分）。结果：无。

【查体题干】

T 36.8 ℃，R 26次/min，WT 7 kg，神志清醒，精神不振，皮肤弹性差，眼窝凹陷，囟门凹陷，口唇殷红，咽部无充血，颈软，颈部淋巴结无肿大，心音有力，未闻及杂音，双肺呼吸音清，未闻及湿啰音，腹平坦，柔软，未扪及包块，肠鸣音活跃，肌力及肌张力正常，巴氏征、布氏征及克氏征阴性。

问题2：针对以上，还应该补充哪些查体？（10分）

答案及评分：

（1）BP（2分）。结果：80/50 mmHg。

（2）心率（2分）。结果：140次/min。

（3）皮肤黏膜（2分）。结果：皮肤弹性差，口腔黏膜干燥。

（4）末梢循环（4分）。结果：末梢凉，毛细血管充盈时间4 s。

【前期辅助检查】

门诊血常规检查：WBC 6.7×10^9/L，N 62%，L 38%。粪便常规检查：白细胞0～2个/HPF，未见红细胞。

问题3：初步诊断及其依据。（10分）

答案及评分：

（1）急性腹泻。依据：①起病急，发热、呕吐、腹泻（2.5分）。②大便为黄色稀水样大便，10～15次/d（2.5分）。

（2）重度脱水。依据：①近4 h无尿，精神差（2.5分）。②皮肤弹性差，眼窝凹陷，囟门凹陷，末梢凉，CRT 4 s（2.5分）。

问题4：需要与哪些疾病鉴别？（10分）

答案及评分：

（1）诺如病毒肠炎（5分）。以低热、呕吐为主要表现，呕吐更加突出，该患儿大便主要为黄色稀水样，进一步查大便诺如病毒抗原协诊。

（2）细菌性肠炎（5分）。患儿有发热、呕吐、腹泻，而细菌性肠炎腹泻多表现为黏液脓血便，量不多，与该患儿不相符，粪便常规检查中未见红细胞、白细胞，不符合。

（3）食饵性腹泻。

问题5：该患儿还需要完成哪些辅助检查？（10分）

（1）粪便病毒抗原检测（5分）。结果：轮状病毒抗原检测阳性，诺如病毒抗原检测阴性。

（2）血气分析、电解质（5分）。结果：pH 7.235，Na^+ 125mmol/L，K^+ 3.8 mmol/L，iCa^{2+} 1.13 mmol/L，BE –10 mmol/L。

问题6：针对以上，诊断是何病？（10分）

答案及评分：

（1）轮状病毒肠炎（4分）。

（2）低渗性脱水（2分）。

（3）代谢性酸中毒（2分）。

（4）低钠血症（2分）。

问题7：如何制订初步治疗原则？（10分）

答案及评分：

（1）收入院（2分）。依据：该患儿为轮状病毒肠炎、重度脱水，需要收入院进行治疗。

（2）补液纠正脱水（2分）。

（3）纠正酸中毒（2分）。

（4）纠正电解质紊乱，补钠（2分）。

（5）对症治疗：蒙脱石散保护肠黏膜、益生菌（2分）。

问题8：在补液过程中出现精神萎靡、嗜睡、心率160次/min，心音低钝，腹胀、肠鸣音减弱，膝反射未引出，初步判断，需要做哪些进一步检验检查及如何处理？（10分）

答案及评分：

（1）低钾血症（4分）。进一步复查电解质。

（2）补钾（4分）。10%氯化钾溶液2～3 mL/kg，以＜0.3%的浓度配制滴注。要遵循补钾原则，速度不宜过快，见尿补钾。

（3）精神好转，可进食后给予口服补钾，如枸橼酸钾颗粒（2分）。

问题9：患儿在补液过程中出现抽搐，当时T 37℃，惊厥最可能的原因是什么？（10分）

答案及评分：

（1）低钙惊厥（5分）。

（2）发生低钙血症的原因：酸中毒时结合钙转变为游离钙，在纠正酸中毒的过程中，游离钙转变为结合钙，导致血液中游离钙浓度下降，出现低钙血症（2分）。

（3）处理：补钙，5%葡萄糖注射液50 mL+10%葡萄糖酸钙10 mL（1～2 mL/kg）静脉滴注（3分）。

问题10：知识点复习——腹泻的治疗原则？（10分）

（1）调整饮食（2分）。

（2）预防和纠正脱水（2分）。

（3）合理用药（2分）。

（4）加强护理（2分）。

（5）预防并发症（2分）。

[病例2]

【病史题干】

患儿，男，1岁8个月，以"呕吐1 d，腹泻0.5 d"为主诉入院。患儿于入院前1 d出现呕吐，非喷射性，呕吐4～5次，呕吐物为胃内容物，未见胆汁及咖啡渣样物，无腹痛及发热，未予特殊处理。0.5 d前出现腹泻，解蛋花汤样大便，10余次，未见黏液及脓血，现为进一步诊治来院就诊。

既往体健，无输血和药物过敏史。

问题1：针对以上，还应该询问哪些病史？（10分）

答案及评分：

（1）补充现病史：询问患儿精神、尿量、纳食情况（2分），有助于对有无脱水及脱水程度进行判断。结果：患病以来，精神欠佳，尿量减少，纳食减退。

（2）补充现病史：询问诱发因素（2分），有助于对患儿腹泻病原进行判断。结果：有腹泻患儿接触史。

（3）补充个人史：出生史（1分）、生长发育史（1分）、预防接种史尤其是轮状病毒疫苗接种情况，协助对患儿腹泻病原的判断（2分）。

（4）补充家族史：询问有无传染病接触史，家庭中有无类似症状的患者（2分）。结果：无。

【查体题干】

T 36.5 ℃，R 25次/min，P 148次/min，WT 10 kg，精神极度萎靡，咽部无充血，颈软，颈部淋巴结无肿大。双肺呼吸音清，双侧呼吸音对称，未闻及干湿啰音。心音有力，心律齐，未闻及杂音。腹软，稍膨隆，无压痛及反跳痛，未扪及包块，肝、脾肋下未扪及肿大，肠鸣音正常，肌力及肌张力正常，巴氏征、布氏征及克氏征阴性。

问题2：针对以上，还应该补充哪些查体？（10分）

答案及评分：

（1）BP（2分）。结果：90/60 mmHg，协助判断有无失血性休克（又称低血容量休克）风险。

（2）皮肤弹性（2分）。皮肤弹性降低，协助判断脱水程度。

（3）口唇黏膜（2分）。口唇黏膜干燥，协助判断脱水程度。

（4）前囟、眼窝极度凹陷，协助判断脱水程度（2分）。

（5）末梢循环（2分）。四肢凉，CRT 4 s，协助判断脱水程度。

【前期辅助检查】

门诊粪便常规检查：正常。

问题3：初步诊断及其依据。（10分）

答案及评分：

（1）轮状病毒肠炎。依据：①大便性状改变，伴大便次数增多（2分）。②大便为黄色蛋花汤样，未见黏液及脓血（1分）。粪便常规正常（1分），起病前有腹泻患儿接触史，病毒性肠炎可能性大（1分）。

（2）重度脱水。患儿有腹泻基础病史，查体有心率增快（1分）；BP正常（1分）；皮肤及口唇黏膜极度干燥（1分）；前囟、眼窝极度凹陷（1分）；四肢凉，CRT 4 s（1分）。

问题4：需要与哪些疾病鉴别？（10分）

答案及评分：

（1）细菌性肠道感染。大便中有黏液及脓血，粪便常规检查中有白细胞及红细胞，该患儿情况不相符，不支持，粪便培养可以排除（4分）。

（2）食饵性腹泻。小婴儿胃肠道发育不成熟，酶活力差，胃酸及消化酶分泌较少，饮食不当会导致消化紊乱，表现为呕吐、腹泻，该患儿发病前无饮食不当病史，暂不支持（3分）。

（3）过敏性肠炎。起病年龄小，病程迁延，可表现为腹泻、呕吐，常有便血、营养不良等表现，可有特应性皮炎及过敏性家族史。该患儿情况不相符，暂不支持（3分）。

问题5：需要做哪些进一步检验检查？（10分）

答案及评分：

（1）血气分析（2.5分）及电解质检测。结果：pH 7.28，BE −7 mmol/L，HCO_3^- 13 mmol/L，$PaCO_2$ 32 mmHg，PaO_2 98 mmHg，血清K^+ 2.8 mmol/L，血清Na^+ 129 mmol/L。

（2）腹泻病毒检测（2.5分）。结果：轮状病毒抗原检测阳性。

（3）粪便培养（2.5分）。结果：阴性。

（4）志贺菌沙门菌双重荧光PCR（2.5分）。结果：阴性。

问题6：如何进行初步治疗？（10分）

答案及评分：

（1）入院后立即予扩容治疗，用2∶1等张含钠液或0.9%氯化钠液，20 mL/kg 30～60 min快速静脉输注（5分）。

（2）一般治疗。继续人工喂养，避免进食含粗纤维的蔬菜及水果（2.5分）。

（3）药物治疗。益生菌、补锌（2.5分）。

问题7：根据检验检查结果，应做哪些诊断治疗调整？（10分）

答案及评分：

（1）诊断及鉴别诊断：轮状病毒肠炎、重度低渗性脱水、代谢性酸中毒、低钾血症。排除细菌性肠道感染（8分）。

（2）治疗：继续补液扩容，纠正脱水（2分）。

问题8：知识点复习——腹泻的治疗原则。（10分）

答案及评分：

调整饮食（2分），预防和纠正脱水（2分），合理用药（2分），加强护理（2分），预防并发症（2分）。

问题9：知识点复习——如何判断脱水程度？（表5-1，10分）

答案及评分：

表5-1 脱水程度情况表

表现	轻度（3分）	中度（3分）	重度（4分）
丢失体液量	≤5%	5%～10%	>10%
精神状态	稍萎靡	萎靡或烦躁	嗜睡至昏迷
皮肤弹性	正常	稍降低	降低
前囟	正常	稍凹陷	凹陷
黏膜	稍干燥	干燥	明显干燥
眼泪	有	有/无	无泪
肢端	尚温暖	稍凉	凉或发绀
尿量	稍少	明显减少	无尿
心率	正常	增快	增快
BP	正常	正常	下降
脉搏	可扪及	减弱	细速或未扪及

问题10：知识点复习——腹泻病的病因分类。（10分）

答案及评分：

（1）感染性因素。①病毒感染（2分）：轮状病毒或诺如病毒感染。②细菌感染（1分）：大肠杆菌、沙门菌、志贺菌等。③真菌感染（1分）。④寄生虫感染（1分）。

（2）非感染因素。①食饵性腹泻（2分）：饮食不当等。②症状性腹泻（1分）。③过敏性腹泻（1分）。④原发或继发性乳糖酶缺乏（1分）。

第二节 慢 性 胃 炎

【病史题干】

患儿，女，15岁8个月，因"间断腹痛3年余"入院。患儿于3年多前无明显诱因出现腹痛，以剑突下及脐周为主，间隔一两周腹痛1次，发作时程度较剧烈，病程中无反酸、嗳气、腹胀、腹泻，无呕血、黑便、便血，无发热、皮疹，无心悸、进行性面色苍白等不适；患儿诉近期腹痛发作频率较前增加，程度较剧烈，今为进一步治疗来院就诊，门诊以"腹痛查因"收入院。自发病以来，患儿精神、体力及睡眠一般，食欲一般，平素大便较干结，2～3 d行1次，小便正常。

既往史、个人史及家族史：既往无特殊；12岁月经初潮，平素月经规律，偶痛经，程度不剧烈；父亲胃病史7～8年，平时自行服用护胃药后可缓解（患儿平时不与父母共同生活）。

问题1：针对患儿腹痛，还应该询问哪些病史？（10分）

答案及评分：

（1）补充现病史：询问患儿腹痛发作特点，腹痛性质、频率、程度，缓解因素，伴随症状，疼痛的特点；帮助判断病情的程度，分析病因，鉴别有无外科急腹症（2分）。

（2）补充现病史：询问患儿饮食与疼痛关系，有无在进食生冷油腻等刺激食物时腹痛加重，有无特殊用药史；腹痛与排便的关系，进一步了解腹痛与消化系统的关系（2分）。

（3）补充现病史：询问诊治经过。1年前曾至当地医院门诊就诊，考虑"胃肠炎"，予药物治疗1周后（具体不详）未见明显好转（2分）。

（4）补充个人史：药敏史（1分）。结果：无。预防接种史：结果无异常（1分）。对于年长儿的生长发育史要了解其平时性格、学习成绩，与家人、同学的相处关系（2分），进一步了解患儿腹痛的病因。

【查体题干】

T 36.7 ℃，P 82次/min，R 20次/min；神志清醒，精神正常，皮肤红润，无发绀和皮疹、出血点，浅表淋巴结不大；口唇红润，口腔黏膜光滑，咽部无充血；颈软，呼吸平顺，双肺呼吸音清，未闻及啰音；心音有力，律齐，未闻及杂音；腹平，质软，剑突下及脐周轻压痛，无反跳痛及肌紧张，未扪及包块，肝、脾肋下未扪及肿大，墨菲征阴性，叩诊呈鼓音，肝区无叩击痛，移动性浊音阴性，双肾区无叩击痛，肠鸣音正常；四肢肌力及肌张力正常，神经系统查体未见异常；肛门及外生殖器无异常。

问题2：针对以上，还应该补充哪些查体？（10分）
答案及评分：
（1）WT、BP（2分）。
（2）腹部视诊：有无腹壁静脉曲张，有无胃肠型蠕动波（2分）。
（3）腹部触诊：有无液波震颤及振水音（2分）。
（4）腹部听诊：有无血管杂音（2分）。
（5）末梢循环。结果：四肢末梢温暖，CRT 0.5 s（2分）。

【前期辅助检查】无。

问题3：初步诊断及其依据，还需进一步做什么检查确诊？（10分）
答案及评分：
诊断：慢性胃炎待确诊。
依据：
（1）慢性病程，有反复腹痛，剑突下及脐周痛为主（3分）。
（2）查体剑突下及脐周轻压痛（3分）。
（3）家人有胃病病史（2分）。
（4）进一步完善胃镜及黏膜活检（2分）。

问题4：需要与哪些疾病鉴别？（10分）
答案及评分：
（1）消化性溃疡（4分）。患儿系青春期女童，起病缓、病程长，以腹痛为主要表现，以剑突下及脐周为主，家人有胃病病史，需考虑；但其无贫血、进行性面色苍白，无黑便、呕血，不支持，进一步完善粪便常规+隐血试验及电子胃镜检查助诊。

（2）慢性胰腺炎（3分）。患儿有反复腹痛表现，病程迁延，需排除，进一步完善血尿淀粉酶及胰腺超声检查助诊。

（3）铅中毒（3分）。患儿有腹痛表现，病程迁延，需警惕，但患儿平时未接触含铅高食物及药物，不支持，进一步完善微量元素检查鉴别。

问题5：如何初步治疗？（10分）

答案及评分：

（1）收入院（2分）。依据：该患儿反复腹痛，需收入院进一步检查。

（2）一般治疗及护理（4分）。饮食清淡，避免生冷酸辣刺激食物；作息规律。

（3）对症（4分）。猴头菌提取物护胃，磷酸铝凝胶中和胃酸。

问题6：需要做哪些进一步检验检查？（10分）

答案及评分：

（1）C^{13}幽门螺杆菌呼气试验检测（3分）。结果：阳性。

（2）血清脂肪酶、血淀粉酶、尿淀粉酶及胰腺超声检查（1分）。结果：无异常。

（3）微量元素检查（1分）。结果：无异常。

（4）胃镜检查（5分）。结果：无异。

问题7：根据检验检查结果，应做哪些诊断和治疗调整？（10分）

答案及评分：

（1）诊断（5分）。①慢性浅表性胃炎。②幽门螺杆菌（helicobacter pylori，HP）感染。通过检测血清脂肪酶、血淀粉酶、尿淀粉酶及胰腺超声，微量元素正常，可排除胰腺炎、铅中毒。

（2）治疗（5分）：予抗Hp治疗（阿莫西林+克拉霉素+奥美拉唑）。

问题8：知识点复习——哪些情况下患者感染幽门螺杆菌需要治疗？（10分）

答案及评分：

（1）消化性溃疡（3分）。

（2）胃黏膜相关淋巴组织（mucosa-associated lymphoid tissue，MALT）淋巴瘤（3分）。

（3）慢性胃炎（1分）。

（4）胃癌家族史（1分）。

（5）不明原因的难治性缺铁性贫血（1分）。

（6）计划长期服用非甾体抗炎药（non-steroid anti-inflammatory drugs，NSAIDs）（包括低剂量阿司匹林）（1分）。

问题9：知识点复习——慢性胃炎的病因有哪些？（10分）

答案及评分：

（1）幽门螺杆菌感染（3分）。

（2）十二指肠胃反流（2分）。

（3）慢性疾病导致胃黏膜损伤（2分）。

（4）服用对胃黏膜有损伤的药物（1分）。

（5）持续精神紧张；不良饮食；遗传、环境、免疫、营养等均与发病相关（2分）。

问题10：知识点复习——如何预防慢性胃炎？（10分）

答案及评分：

（1）早期去除各种诱发及加重胃炎的原因（2.5分）。

（2）避免精神过度紧张、疲劳与进食刺激性食物（2.5分）。

（3）少用对胃黏膜有刺激的药物（2.5分）。

（4）提倡使用公筷，避免幽门螺杆菌感染（2.5分）。

第三节　消化性溃疡

【病史题干】

患儿，男，10岁，以"间断腹痛2月余，黑便1次"为主诉入院。患儿于入院前2个月无明显诱因出现腹痛，腹痛不剧烈，剑突下为主，饥饿时明显，每次持续1～2 min至2～3 h，无缓解体位，无发热及咳嗽，无呕吐及呕血，无反酸及嗳气，无腹胀及腹泻，无便血，病后不规律治疗，曾在外院给予"奥美拉唑、三九胃泰颗粒"等药物口服，腹痛有好转，但仍反复；患儿昨天解黑便1次，无呕血，无鼻衄及牙龈出血，无头晕及乏力。

既往史：无手术和外伤史，无输血和药物过敏史。

问题1：针对消化性溃疡，还应该询问哪些病史？（10分）

答案及评分：

（1）补充现病史：询问患病以来一般情况。结果：患病以来，食欲一般，睡眠可，大便同前，小便正常（2分）。

（2）补充现病史：询问有无进食黑色食物或含铁丰富食物，这些食物会影响大便颜色，呈黑便表现（4分）。结果：否认。

（3）补充个人史（2分）。结果：无特殊。

（4）补充家族史：询问有无传染病接触史，家中有无类似腹痛或胃炎及消化性溃疡的患者，家人中有无幽门螺杆菌感染者。（2分）。结果：无。

【查体题干】

T 36.5 ℃，P 100次/min，R 20次/min，神志清醒，精神反应正常，全身皮肤黏膜未见出血点及瘀斑，无皮疹；咽部无充血，双肺呼吸音清，未闻及干湿啰音。腹平，腹肌软，脐上有轻压痛，无反跳痛及肌紧张，未扪及包块，肝脾肋下未扪及肿大。叩诊呈鼓音，肝区无叩击痛，移动性浊音阴性，双肾区无叩击痛。肠鸣音正常，无气过水音。神经系统查体无异常。

问题2：针对以上，还应该补充哪些查体？（10分）

答案及评分：

（1）BP。结果：105/65 mmHg（2分）。

（2）有无贫血表现。结果：贫血貌，口唇及面色稍苍白（2分）。

（3）墨菲征有无压痛。结果：阴性（2分）。

（4）末梢循环。结果：四肢末梢温暖，CRT 0.5 s（2分）。

（5）麦氏点有无压痛。结果：无压痛（2分）。

【前期辅助检查】

门诊血常规检查：WBC 5.2×10^9/L，GR 23.1%，RBC 3.37×10^{12}/L，Hb 88 g/L，PLT 225×10^9/L。电子胃镜检查结果：①十二指肠球部溃疡（A1期）伴出血。②浅表性胃炎。

问题3：初步诊断及其依据。（10分）

答案及评分：

（1）十二指肠球部溃疡（A1期）。依据：①学龄期儿童（0.5分）。②有反复间断腹痛，饥饿时明显，伴解黑便（1分）。③查体有腹平软，脐上有轻压痛，无反跳痛及肌紧张等症状（1分）。④电子胃镜结果提示为十二指肠球部溃疡（A1期）伴出血（1分）。

（2）浅表性胃炎。依据：①学龄期儿童（0.5分）。②有反复间断腹痛（1分）。③查体有腹平软，脐上有轻压痛，无反跳痛及肌紧张等症状（1分）。④电子胃镜结果提示为浅表性胃炎（1分）。

（3）轻度贫血。依据：①学龄期儿童（0.5分）。②有解黑便（0.5分）。③查体见贫血貌，口唇及面色稍苍白（1分）。④血常规检查结果为Hb 88 g/L（1分）。

问题4：需要与哪些疾病鉴别？（10分）

答案及评分：

（1）过敏性紫癜。表现多为剧烈腹痛，皮肤可见紫癜样皮疹，尤其以双下肢出现，该患儿皮肤未见紫癜样皮疹，不支持（3分）。

（2）胰腺炎。表现为急性发作的持续性剧烈上腹痛，常放射至背部；该患儿无以上病史，血淀粉酶或脂肪酶检测、胰腺B超、增强CT可以鉴别（4分）。

（3）胆囊炎。表现为腹痛，且通常为右上腹或上腹正中疼痛，可放射至右肩或背部，墨菲征阳性，胆囊超声可以帮助鉴别（3分）。

问题5：如何初步治疗？（10分）

答案及评分：

（1）收入院。依据：该患儿有活动性出血表现，需要收入院进行治疗（2.5分）。

（2）一般治疗及护理。流质饮食；生活及饮食习惯要规律；注意食用营养丰富、对消化道黏膜刺激性小的食物（2.5分）。

（3）抗酸药。磷酸铝凝胶（2.5分）。

（4）质子泵抑制剂。奥美拉唑（2.5分）。

问题6：需要做哪些进一步检验检查？（10分）

答案及评分：

（1）C^{13}幽门螺杆菌呼气试验检测（2.5分）。结果：阳性。

（2）血淀粉酶、尿淀粉酶、血清脂肪酶检测（2.5分）。结果：均正常。

（3）肝胆胰腺脾及胆囊超声，阑尾及肠系膜淋巴结超声（2.5分）。结果：均未见明显异常。

（4）下消化道水灌肠超声（2.5分）。结果：未见异常。

问题7：根据检验检查结果，应做哪些诊断和治疗调整？（10分）

答案及评分：

（1）诊断及鉴别诊断（5分）。幽门螺杆菌感染，腹部超声检查不支持胰腺炎、胆囊炎及阑尾炎。

（2）治疗（5分）。加用阿莫西林+克拉霉素抗幽门螺杆菌治疗2周，同时加用益生菌协助治疗。

问题8：知识点复习——消化性溃疡的内镜下分期。（10分）

答案及评分：

（1）消化性溃疡内镜下分期为：活动期（A），愈合期（H），瘢痕期（S）。各期又分为2个阶段：A1、A2，H1、H2，S1、S2（4分）。

（2）A1期：溃疡底部有厚苔，周边黏膜隆起明显，可伴有出血或血痂（1分）。

（3）A2期：溃疡底部有厚苔，周边黏膜隆起减轻，无活动性出血，出现少量再生上皮（1分）。

（4）H1期：溃疡缩小，苔白薄，周围上皮再生形成红晕，黏膜皱襞向溃疡集中（1分）。

（5）H2期：溃疡进一步愈合，溃疡底部少许白苔（1分）。

（6）S1期：溃疡白苔消失，中央充血，瘢痕呈红色，又称红色瘢痕期（1分）。

（7）S2期：瘢痕部无充血，与周围黏膜近似，又称白色瘢痕期（1分）。

问题9：知识点复习——幽门螺杆菌感染检测的指征。（10分）

答案及评分：

（1）消化性溃疡（3分）。

（2）MALT淋巴瘤（2分）。

（3）慢性胃炎（2分）。

（4）一级亲属中有胃癌患者（1分）。

（5）不明原因的难治性缺铁性贫血（1分）。

（6）计划长期服用NSAIDs（包括低剂量阿司匹林）（1分）。

问题10：知识点复习——消化性溃疡的并发症有哪些？（10分）

答案及评分：

（1）上消化道出血是最常见的并发症，发生率为20%～25%（2.5分）。

（2）溃疡穿孔（2.5分）。

（3）幽门梗阻（2.5分）。

（4）癌变（极少数）（2.5分）。

第四节　胃食管反流

【病史题干】

患儿，男，9岁7个月，以"呕吐半年余"为主诉入院。患儿半年余前无明显诱因出现饱餐后呕吐，呕吐物为胃内容物及少量咖啡渣样物，伴阵发性剑突下疼痛，呕吐后腹痛可缓解。多次就诊于外院，予奥美拉唑及中药（具体不详）治疗，病情可缓解，停药后病情反复。现为进一步诊治，门诊以"呕吐查因"收入院。

既往史：无手术和外伤史，无输血和药物过敏史。

问题1：针对以上，还应该询问哪些病史？（15分）

答案及评分：

（1）呕吐出现的时间和发生频率（2分）。结果：呕吐半年余，餐后出现。

（2）呕吐与进食的关系（2分）。结果：进食后出现。

（3）呕吐性质及呕吐物的内容（2分）。结果：胃内容物及少量咖啡渣样物。

（4）伴随症状腹痛的部位、性质、程度、持续时间、加重和缓解的诱因（2分）。结果：阵发性剑突下疼痛，呕吐后腹痛可缓解。

（5）其他伴随症状：有无反酸、烧心、胸闷、胸痛、慢性咳嗽、哮喘、鼻炎等症状（2分）。结果：无。

（6）有鉴别意义的其他表现：感染、神经系统症状以及头部和腹部外伤病史（1分）。结果：无。

（7）患病以来的一般情况（1分）。结果：纳食欠佳，睡眠一般，WT无明显改变，大小便如常。

（8）饮食习惯：是否多油多脂、辛辣刺激，是否喜食冰冻饮料、巧克力、咖啡，是否吸烟、饮酒等（1分）。结果：无。

（9）家族有无慢性胃病及幽门螺杆菌感染病史（1分）。结果：无。

（10）生长发育史（1分）。结果：有生长发育迟缓。

【查体题干】

T 36.8 ℃，R 22次/min，P 83次/min，WT 22.0 kg，神志清醒，精神反应正常。皮肤红润，皮肤弹性一般。口唇红润，咽部无充血，双侧扁桃体无肿大。腹部平坦，未见胃肠型及蠕动波，腹壁软，未扪及包块，全腹无压痛、反跳痛及肌紧张，肝、脾肋下未扪及肿大，肠鸣音正常。肢端暖，CRT<1 s。

问题2：针对以上，还应补充哪些查体？（10分）

答案及评分：

（1）BP：100/59 mmHg（4分）。

（2）营养状况：营养不良貌，皮下脂肪薄（4分）。

（3）肺部查体：双肺呼吸音清，未闻及干湿啰音（2分）。

【前期辅助检查】

血常规、肝肾功能检查正常；粪便常规检查未见红细胞、白细胞，隐血试验阴性；血气分析电解质、血糖正常。

问题3：初步诊断及其依据。（10分）

答案及评分：

（1）胃食管反流。依据：①起病缓，病程长（2分）。②以餐后呕吐为主要表现，伴上腹痛，伴营养不良（3分）。③抑酸治疗有效（2分）。

（2）中度营养不良。患儿，男，9岁7个月，WT 22 kg，WT低于同性别同年龄儿童-2SD，可诊断（3分）。

问题4：需要与哪些疾病相鉴别？（10分）

答案及评分：

（1）颅内病变。患儿反复呕吐，但呕吐为非喷射性，无头晕、头痛，神经系统查体阴性，不支持，需完善头颅影像学检查进一步排除（3分）。

（2）贲门失弛缓症。患儿反复餐后呕吐，但无吞咽困难，依据不足，可完善上消化道造影进一步明确（3分）。

（3）胰腺炎。患儿无暴饮暴食，无胰腺炎家族史，不支持，应完善血淀粉酶、尿淀粉酶、血清脂肪酶检测、胰腺超声，必要时完善上腹部CT进一步排除（2分）。

（4）消化道畸形。此病多数情况起病年龄小，患儿为学龄期儿童，不支持，且腹部查体未扪及包块，可完善腹部超声、消化道造影等进一步排除（2分）。

问题5：患儿应进行哪些辅助检查？（10分）

答案及评分：

（1）腹部超声及头颅CT未见异常（2分）。

（2）上消化道造影。进入胃内的钡剂反流至食管中段，未见管腔狭窄或扩宽，未见下端鸟嘴样改变，胃和十二指肠未见异常（2分）。

（3）24 h胃酸监测。总反流次数为18次，总反流时间为40 min，Boix-Ochoa评分为54.2（正常≤11.99），考虑胃食管反流（3分）。

（4）电子胃镜（图5-1）。食管下段距门齿约25～30 cm见数条充血、糜烂灶，表覆白苔，直径约0.2 cm，病灶口侧无融合，下段黏膜粗糙、充血，见数条舌状橘红色上皮向口侧延伸（2分）。

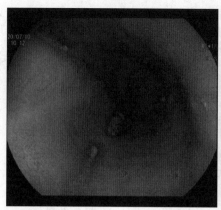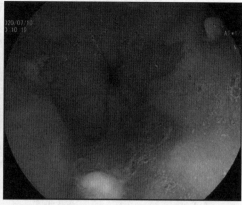

图5-1　电子胃镜显示图

（5）食管黏膜病理。（食管下段黏膜1）送检少许胃黏膜，固有层见较多淋巴细胞、浆细胞及嗜酸性粒细胞（达10个/HPF）浸润，未见活动炎、异型增生及肠化。请结合临床取材部位排除Barrett食管炎。（食管下段黏膜2）送检食管黏膜，被覆鳞状上皮水肿伴少数中性粒细胞、淋巴细胞及嗜酸性粒细胞浸润，局灶鳞状上皮坏死，鳞状上皮增生伴非典型性，符合反流性食管炎，注意随诊（1分）。

问题6：如何分析上述资料并做出诊断？（15分）

答案及评分：

（1）实验室检查结果分析：①24 h动态胃酸监测提示胃食管反流（2分）。②上消化道造影进入胃内的钡剂反流至食管中段，未见管腔狭窄或扩宽，未见下端鸟嘴样改变，考虑胃食管反流（2分）。③电子胃镜下见食管下段糜烂及数条舌状橘红色上皮向口侧延伸，结合食管黏膜病理使食管下段黏膜被胃黏膜替代，考虑反流性食管炎合并Barrett食管炎（2分）。④头颅CT未见异常，排除颅内占位等病变引起呕吐（2分）。⑤腹部超声未见异常，结合上消化道造影排除消化道畸形（2分）。

（2）诊断：①反流性食管炎。②Barrett食管炎。③中度营养不良（5分）。

问题7：患儿如何进行治疗？（10分）

答案及评分：

（1）一般治疗（4分）。体位治疗和饮食疗法。

（2）药物治疗。主要降低胃内容物酸度和促进上消化道动力，包括促胃肠动力药（1分）、抑酸药（2分）、黏膜保护剂（1分）等。

（3）必要时外科治疗（2分）。内科治疗6~8周无效，有严重并发症；严重食管炎伴溃疡、狭窄、Barrett食管炎等；有严重呼吸道并发症；合并严重神经系统疾病。

问题8：知识点复习——诊断胃食管反流的检查方法有哪些？（10分）

答案及评分：

（1）上消化道造影（可排除胃食管反流以外的上消化道疾病）（2分）。

（2）食管动态pH值监测（"金标准"）（2分）。

（3）电子胃镜检查及黏膜活检（可进行分级）（2分）。

（4）同位素扫描（检测食管的清除功能）（2分）。

（5）食管动力功能检测（用于外科抗反流术后检查）（2分）。

问题9：知识点复习——胃食管反流的发病机制有哪些?（10分）

答案及评分（答对任意5项得满分）：

（1）食管下括约肌（lower esophageal sphincter，LES）张力低下（2分）。

（2）频发的一过性食管下括约肌松弛（transient lower esophageal sphincter relaxation，TLESR）（2分）。

（3）食管与胃夹角（His角）（2分）。

（4）胃排空延迟（2分）。

（5）食管清除能力降低（2分）。

（6）食管黏膜屏障损伤（2分）。

（7）反流物的攻击（2分）。

第六章
呼吸系统疾病

第一节 急 性 发 热

【病史题干】

患儿，女，2岁9个月，以"发热3 d"为主诉入院。患儿于入院前3 d开始出现发热，热峰39.8 ℃，予退热药口服后体温可降至正常，间隔7~8 h反复，伴鼻塞，无畏寒、寒战，无流涕、咳嗽，无呼吸困难，无抽搐，无呕吐，无腹痛、腹泻，入院前1 d来院就诊，门诊予"头孢曲松钠"静脉滴注1 d后，患儿仍有反复高热。

既往史：既往常有感冒，一年约4~5次，多为流清涕、鼻塞等表现，予对症治疗后能很快缓解，无手术、外伤史，无输血史。

问题1：针对以上，还应该补充询问哪些病史？（10分）
答案及评分：

（1）补充现病史：询问起病有无诱因（1分）。结果：无明显诱因。病程中有无皮疹（1分）。结果：无皮疹。小便时有无哭闹不适，尿色有无异常（1分）。结果：无。患病以来一般情况（1分）。结果：热退后精神尚可，食欲欠佳，睡眠欠佳，睡眠时有打鼾。

（2）补充个人史。结果：出生史、生长发育史（1分）无特殊。过敏史（1分）：婴儿期有反复湿疹病史。预防接种史（2分）：按计划接种。

（3）补充传染病接触史及家族史（2分）。结果：无传染病接触史，家族无类似发热病史，父母均有"过敏性鼻炎"病史，无特殊遗传病史。

【查体题干】

T 36.6 ℃，R 26次/min，P 116次/min，神志清醒，精神反应正常，全身皮肤未见黄染、皮疹及皮下出血，皮肤弹性可；面色口唇红润，咽部充血，气管居中，双肺叩诊清音，呼吸音对称，双肺呼吸音清，未闻及干湿啰音。心音有力，律齐，未闻及杂音。腹软。四肢、神经系统查体未见异常。

问题2：针对以上，还应补充哪些查体？（10分）

答案及评分：

（1）BP、WT、SpO_2（1分）。结果：BP正常、WT 12.5 kg、SpO_2 98%（未吸氧情况下）。

（2）浅表淋巴结。结果：双侧颈部可扪及淋巴结肿大，直径约2cm，质软，无波动感，有触痛，左侧表面稍发红，皮温稍高（2分）。

（3）球结膜有无充血、有无唇红（1分），手足肢端有无硬肿（1分）。结果：无。

（4）扁桃体（1分）。结果：双侧扁桃体Ⅰ度肿大，未见分泌物。

（5）肝脏及脾脏触诊（2分）。结果：肝脏肋下2cm，质软，边缘光滑；脾脏肋下未扪及肿大。

（6）尿道口有无发红及分泌物（1分）。结果：无。

（7）肢端循环情况（1分）。结果：肢端温暖，CRT<1s。

【前期辅助检查】

门诊血常规检查：WBC 10.9×10^9/L，N 85.1%，L 9.9%，RBC、Hb、PLT正常，CRP 126.6 mg/L。

问题3：初步诊断及诊断依据。（10分）

答案及评分：

诊断：急性颈部淋巴结炎（5分）。

依据：①反复高热（2.5分）。②双侧颈部可扪及淋巴结肿大，直径约2 cm，质软，有触痛，左侧表面稍发红，皮温稍高（2.5分）。

问题4：需要与哪些疾病鉴别？（10分）

答案及评分：

（1）传染性单核细胞增多症。以反复高热，淋巴结肿为主要表现，可伴有鼻塞及夜间睡眠打鼾，需警惕；该患儿未见扁桃体明显肿大及分泌物，肝、脾无明显肿大，血常规检查中以中性粒细胞为主，不支持，血涂片、EBV-DNA可鉴别（2分）。

（2）尿路感染。常仅有反复高热、CRP明显升高这两项阳性表现，需警惕；该患儿为幼儿，既往无反复尿路感染病史，无尿频、尿痛表现，且无尿道口发红，不支持，完善尿常规可鉴别（2分）。

（3）川崎病。有反复高热、淋巴结肿大表现，多伴有CRP明显升高，需警惕；该患儿病程仅3 d，病程中无眼红、唇红，无皮疹，无肢端硬肿表现，不支持，进一步观察病情，必要时行后期心脏彩超鉴别（2分）。

（4）亚急性坏死性淋巴结炎。表现为反复发热，淋巴结肿大，且有触痛，需警惕；该患儿为女性幼儿，病程尚短，且双侧淋巴结均有肿大，血常规检查中白细胞正常，以中性粒细胞为主，不支持，淋巴结活检可鉴别（2分）。

（5）其他结缔组织疾病。常以发热、淋巴结肿大为表现，该患儿淋巴结肿大为红肿，有触痛，不支持（2分）。

问题5：如何初步治疗？（10分）

答案及评分：

（1）入院（2分）。患儿反复高热3 d，CRP明显升高，需入院观察治疗。

（2）一般处理（2分）。监测患儿体温，注意观察患儿精神、纳食及大小便等一般情况及病情变化情况。

（3）对症（2分）。予退热对症治疗。

（4）支持（2分）。纳食差及反复高热时可补液支持。

（5）抗感染（2分）。病原不明确，可继续使用头孢曲松钠抗感染，等待病原学结果再调整。

问题6：需要进一步完善哪些检查？（10分）

答案及评分：

（1）血涂片检查（1分），结果：异型淋巴细胞比例正常。尿常规检查（1分），结果：正常。血培养（1分）；肝功能（1分）。

（2）颈部淋巴结彩超检查（2分）。结果：双侧颈部淋巴结炎性增大（双侧最大均为1.8 cm×1.0 cm），周边软组织增厚。

（3）咽部分泌物培养。A族链球菌培养（1分）。结果：阳性。EBV-DNA测定（1分）。结果：阴性。

（4）必要时完善心脏彩超及淋巴结活检（2分）。

问题7：根据检验检查结果，应做哪些诊断及治疗调整？（10分）

答案及评分：

（1）诊断明确为急性颈部淋巴结炎，A族链球菌感染；但病程尚短，需继续监测体温，注意有无新发表现出现（5分）。

（2）治疗。若头孢曲松钠抗感染治疗效果欠佳，检查药物剂量是否达到要求，复查B超看有无液化，如果有液体，需要外科引流（5分）。

问题8：知识点复习——儿童急性发热有哪些常见原因？（10分）

答案及评分：

（1）感染引起发热（5分）。常见急性上呼吸道感染，多为鼻病毒、流感病毒、冠状病毒等引起，其次有下呼吸道感染、尿路感染、菌血症、传染性单核细胞增多症、颅内感染等，传染病如麻疹、猩红热等。

（2）非感染病因（5分）。常见有川崎病、药物热、白血病及肿瘤、结缔组织病等。

问题9：知识点复习——儿童急性发热常规评估应注意哪些？（10分）

答案及评分：

（1）体温、心率、呼吸频率、CRT应作为发热儿童的常规评估指标：发热儿童心率增加提示可能存在严重疾病，特别是全身炎症反应综合征、休克；CRT＞3 s，提示可能存在严重疾病；当发热患儿出现心率增加或者CRT延长时，必须监测BP（5分）。

（2）发热程度作为单因素不考虑为严重疾病的危险因素，但当3个月以下的婴儿T≥

38 ℃、3～6个月的婴儿T≥39 ℃时即作为高危因素之一（5分）。

问题10：知识点复习——儿童病因不明的急性发热临床评估预警分级。（10分）

对于无明显原因的发热患儿，建议按照"交通灯系统"对发热患儿的临床表现进行预警分级（表6-1）。绿区患儿可以观察，黄区和红区的患儿需要进一步检查和处理。

表6-1 儿童病因不明的急性发热临床评估预警分级

症状与体征	绿色——低危 （3分）	黄色——警报 （3分）	红色——高危 （4分）
皮肤、嘴唇和舌颜色	正常	苍白（家长主诉）	苍白、花纹、苍灰和发绀
活动	反应正常，清醒，哭声正常或微笑	对周围环境无正常反应，长时间刺激方能清醒，动作减少和无微笑	对外界事物无反应，病态面容，各种刺激不能唤醒，虚弱，哭声尖或持续哭吵
呼吸	正常	鼻翼扇动； 气促：6～12个月，R>50次/min； >12个月，R>40次/min； SpO$_2$≤95%； 闻及湿啰音	呻吟； 气促：R>60次/min； 中至重度吸气性凹陷
循环或脱水	皮肤和眼睛正常黏膜湿润	黏膜干燥、喂养困难、CRT≥3 s，尿量减少； 心动过速： <1岁，P>160次/min； 1～2岁，P>150次/min； 3～5岁，P>140次/min	皮肤弹性减弱
其他	没有任何黄色或红色的临床表现	3～6个月，T≥39 ℃； 发热≥5 d，寒战、肢体或关节肿胀、不能负重和肢体瘫痪	<3个月，T≥38 ℃； 皮疹压之不褪、前囟饱满、颈项强直、惊厥持续、局灶性神经系统体征、局灶性癫痫

第二节 急性感染性喉炎

［病例1］

【病史题干】

患儿，男，8个月，因"咳嗽伴声嘶2 d，伴发热0.5 d"入院。2 d前无明显诱因出现咳嗽，为犬吠样咳嗽，伴声嘶。0.5 d前出现发热，热峰38.6 ℃，无皮疹，无喘息。今晨来院门诊，以"急性喉炎"收入院。

既往史：无手术和外伤史，无食物和药物过敏史。

问题1：针对以上，还应该询问哪些病史？（10分）

答案及评分：

（1）补充现病史：有无喉鸣、呼吸困难，若有，哭闹还是安静下出现（2分）。结果：安静时有喉鸣和轻度呼吸困难。

（2）补充现病史：询问精神状态如何，有无烦躁不安，有无发绀（2分）。结果：精神状态尚可，无烦躁不安，无发绀。

（3）补充现病史：询问患病以来一般情况（1分）。结果：患病以来，精神状态正常，纳食稍差，大小便正常。

（4）补充现病史：询问有无异物吸入及呛咳病史（2分）。结果：无异物吸入史。

（5）补充个人史，包括：出生史（0.5分）、喂养史（0.5分）、生长发育史（0.5分）、预防接种史（0.5分）。结果：无特殊。

（6）补充有无传染病接触史，家庭中有无类似发热咳嗽的患者（1分）。结果：无传染病和感染患者接触史。

【查体题干】

T 36.5 ℃，R 50次/min，P 130次/min，神志清醒，精神反应正常，呼吸稍促，可见轻度三凹征，咽部充血，气管居中，双肺叩诊清音，呼吸音粗，双肺可闻及喉传导音。心音有力，律齐，未闻及杂音。腹软，肝肋下2 cm，质中，边钝，剑突下未扪及肿大，脾脏未扪及肿大。四肢、神经系统查体未见异常。

问题2：针对以上，还应该补充哪些查体？（10分）

答案及评分：

（1）SpO_2（2.5分）。结果：95%。

（2）有无吸气凹陷（2.5分）。结果：可见三凹征。

（3）双肺有无啰音（2.5分）。结果：双肺无啰音。

（4）有无脱水表现（2.5分）。结果：皮肤弹性正常，无眼窝凹陷，四肢末梢温暖，CRT 0.5s。

【前期辅助检查】

门诊血常规检查：WBC 12.5×10^9/L，N 35%，L 62%，Hb 115 g/L，PLT 306×10^9/L，CRP 6 mg/L。

问题3：初步诊断及其依据。（10分）

答案及评分：

（1）急性感染性喉炎。依据：①犬吠样咳嗽，声嘶，喉鸣（2.5分）。②查体有三凹征，喉传导音症状（2.5分）。

（2）Ⅱ度喉梗阻。依据：①安静时有喉鸣和轻度呼吸困难（2.5分）。②无烦躁不安，无发绀（2.5分）。

问题4：需要与哪些疾病鉴别？（10分）

答案及评分：

（1）气道异物（2分）。常有异物吸入史，突然呛咳。该患儿无以上病史，必要时行颈胸部CT鉴别。

（2）化学物质吸入（1分）。该患儿无。

（3）先天性气道异常（2分）。既往有喉鸣病史，病程长。该患儿既往无喉鸣。

（4）喉头水肿（1分）。多有过敏史，接触过敏原后发生，伴有皮疹、腹痛等其他过敏症状。该患儿无上述症状。

（5）扁桃体周围或咽喉部脓肿（2分）。多有发热，伴颈部疼痛、僵硬，尤其是颈部活动受限。该患儿无上述症状，必要时需要CT检查明确。

（6）急性会厌炎（2分）。虽然也表现为吸气性喉鸣及呼吸困难，但很少咳嗽，没有犬吠样咳，少见声嘶。而常见流涎、吞咽困难或疼痛。有明显感染中毒征象。该患儿无明显感染中毒症状，有声嘶、犬吠样咳嗽，不支持。

问题5：如何初步治疗？（10分）

答案及评分：

（1）收入院或留院观察。依据：该患儿为急性喉炎伴Ⅱ度喉梗阻，需收入院或留院观察（2分）。

（2）一般治疗及护理。尽量避免激惹患儿（2分）。

（3）保持呼吸道通畅，退热，补液，必要时吸氧（2分）。

（4）地塞米松或泼尼松口服，或地塞米松肌内注射/静脉滴注，或甲泼尼龙静脉滴注。必要时重复使用（2分）。

（5）布地奈德或肾上腺素雾化（2分）。

问题6：如果治疗不顺利，主要有哪些鉴别诊断以及需要做哪些进一步检验检查？（10分）

答案及评分：

（1）如果怀疑会厌炎，可行颈部侧位X线片检查。如阳性，可见会厌部的"拇指征"（2.5分）。

（2）如果怀疑气道异物或咽后壁脓肿，可行颈部CT检查。如阳性，可见异物或脓肿病灶（2.5分）。

（3）如果怀疑上气道先天性结构异常，可行电子喉镜检查。如有结构异常，电子喉镜可诊断（2.5分）。

（4）如果怀疑合并肺部感染，可行胸片检查。如有肺炎，可发现肺纹理增多、紊乱，以及斑片状阴影等（2.5分）。

问题7：知识点复习——如何判断急性感染性喉炎喉梗阻程度？（表6-2，10分）

答案及评分：

表6-2　急性感染性喉炎梗阻程度情况

程度	症状
Ⅰ度	活动后出现吸气性喉鸣及吸气性呼吸困难，呼吸音清晰，心率无变化（2.5分）
Ⅱ度	安静时亦出现吸气性喉鸣及吸气性呼吸困难，肺部听诊可闻及喉传导音或管状呼吸音，心率增快（2.5分）
Ⅲ度	除Ⅱ度喉梗阻症状外，患儿因缺氧出现烦躁不安、口唇及指趾发绀，双眼圆睁，呈惊恐状，多汗，肺部呼吸音明显降低，心音低钝，心率快（2.5分）
Ⅳ度	渐显衰竭、呈昏睡状，由于无力呼吸，三凹征反而不明显，面色苍白发灰，肺部听诊呼吸音几乎消失，仅有气管传导音，心音钝弱，心律不齐（2.5分）

问题8：知识点复习——喉炎并不同程度喉梗阻的治疗原则。（10分）

答案及评分：

（1）Ⅰ度喉梗阻，门诊治疗，口服激素1次（首选地塞米松，可选泼尼松），回家观察，一般不需要雾化（3分）。

（2）Ⅱ度喉梗阻，住院治疗或留观，使用激素（口服、肌内注射或静脉滴注）+雾化（布地奈德或肾上腺素）（3分）。

（3）Ⅲ度喉梗阻，ICU治疗，吸氧，重复使用激素和雾化等治疗，以上措施抢救无效行气管切开（2分）。

（4）Ⅳ度梗阻，ICU治疗，气管切开（2分）。

问题9：知识点复习——喉炎的出院指征和出院病情交代。（10分）

答案及评分：

（1）Ⅱ度喉梗阻，使用单剂糖皮质激素+雾化治疗，用药4h后，安静时无吸气性喉鸣和呼吸困难可离院，或观察24 h可出院（3分）。

（2）Ⅱ度及以上喉梗阻，如治疗期间有症状反复，需使用多剂糖皮质激素+多剂雾化治疗，需持续24～48 h以上安静时无吸气性喉鸣和呼吸困难，方可离院/出院（3分）。

（3）嘱咐如出现安静时吸气性喉鸣和呼吸困难，须及时返院治疗（4分）。

问题10：知识点复习——喉炎的预后。（10分）

答案及评分：

（1）多数预后良好，极少需要将气管切开或致死亡（3分）。

（2）多数在3 d内消退，少数长达1周（4分）。

（3）如果声嘶等症状超过2～3周未痊愈，需考虑别的问题，进行喉镜或支气管镜检查（3分）。

[病例2]

【病史题干】

患儿，男，10个月，因"发热、咳嗽、声音嘶哑1 d"就诊。患儿受凉以后出现发热，T最高达39.0 ℃，伴咳嗽，为干咳，伴声音嘶哑，无喘息，无呕吐及腹泻，没有就诊和治疗，直接来院就诊。

既往史：从出生2个月开始喉部有痰音，吃奶及活动以后明显，没有咳嗽。个人及家族史：无特殊。

【查体题干】

神志清醒，烦躁，WT 8 kg，T 38.5 ℃，R 60次/min，P 140次/min，无发绀，无皮疹，浅表淋巴结无肿大，鼻翼扇动，咽部充血明显，扁桃体无肿大，可见吸气三凹征，心脏，未闻及早搏和杂音。两肺闻及吸气性喘鸣音，未闻及细湿啰音。腹部、肛门及外生殖器、脊柱、四肢及神经系统无异常。

问题1：是否需要实验室检查？（10分）

答案及评分：

患儿有发热及呼吸道表现，建议进行血常规检查，用于判断是否为细菌或病毒感染，及病情轻重。如果患儿病情危重，须要立即转诊，无须进行辅助检查。

【前期辅助检查】

血常规检查：WBC 16×10^9/L，N 80.4%，L 18.0%，EO 1.0%，Hb 12g/L，PLT 342×10^9/L；CRP 30 mg/L。白细胞总数及中性粒细胞增高，CRP增高，提示可能由细菌感染引起。

问题2：诊断及其依据。（10分）

答案及评分：

（1）急性感染性喉炎（5分）。依据：起病急，表现为急性咳嗽和声音嘶哑；体征为吸气性喘鸣音，吸气性呼吸困难；伴有发热，血常规检查结果中白细胞总数及中性粒细胞增高，CRP增高。

（2）先天性喉软化（5分）。依据：出生2个月以后喉部经常有痰音，吃奶及活动以后明显。

问题3：需要与哪些疾病鉴别诊断？（10分）

答案及评分：

（1）喉部及气管异物吸入（2.5分）。该患儿无异物吸入史，病程中有感染表现（如高热），查体见双肺对称，不支持。

（2）喉痉挛（2.5分）。婴儿喉痉挛（多由维生素D缺乏性手足搐搦症引起）可以有急性声音嘶哑及吸气性呼吸困难，但无发热及咳嗽，更多见于3～6个月以内婴儿。

（3）白喉（2.5分）。白喉起病较缓慢，低热，全身中毒症状明显，咽部检查可见有灰白色假膜，取分泌物检查可找到白喉棒状杆菌。

（4）喉部其他先天畸形（2.5分）。需要喉镜检查鉴别。

问题4：病情评估。（10分）

答案及评分：

该患儿诊断为急性感染性喉炎，安静时出现吸气性三凹征、鼻翼扇动、烦躁等，按照喉梗阻严重度分度标准，属于Ⅱ度至Ⅲ度。

问题5：知识点复习——喉梗阻严重度分度标准。（20分）

答案及评分：

（1）Ⅰ度：安静时无呼吸困难，活动后出现吸气性喉鸣及轻度呼吸困难（5分）。

（2）Ⅱ度：安静时也出现吸气性喉鸣及轻度吸气性呼吸困难，但不影响睡眠和进食（5分）。

（3）Ⅲ度：吸气性呼吸困难明显，出现烦躁不安、口唇及指趾发绀。肺部呼吸音明显降低或听不见，心率增快，140～160次/min（5分）。

（4）Ⅳ度：严重呼吸困难，渐呈衰竭状态，昏睡或昏迷。三凹征不明显，但面色发绀、发灰或苍白。呼吸音几乎消失，心率增快或减慢，心音低钝（5分）。

问题6：该患儿是否需要住院？（10分）

答案及评分：

急性喉炎具有潜在的致命性危险，无喉梗阻或Ⅰ度喉梗阻患儿可以在门诊诊治，但是要密切观察。Ⅱ度以上喉梗阻患儿需要住院治疗。该患儿属于Ⅱ度至Ⅲ度喉梗阻，需要住院。

问题7：如何治疗急性感染性喉炎？（20分）

答案及评分：

（1）保持呼吸道通畅（3分）。可以进行肾上腺素或糖皮质激素雾化；如果呼吸道分泌物多，可以吸痰。

（2）控制感染（4分）。给予青霉素或阿莫西林治疗。

（3）糖皮质激素（4分）。根据病情口服泼尼松，或静脉滴注地塞米松、氢化可的松或甲泼尼龙。

（4）氧疗（3分）。予鼻导管或面罩给氧，并且监测血氧变化。

（5）密切观察病情（3分）。如果经过上述处理以后，呼吸困难没有改善，准备气管插管或气管切开。

（6）病情稳定，进行电子咽喉镜检查，进一步诊断排除有无先天性咽喉畸形（3分）。
结果：该患儿存在喉软化。

问题8：如何预防急性感染性喉炎？（10分）

答案及评分：

（1）提倡母乳喂养（1分）。

（2）防治营养不良、营养性贫血和佝偻病等（1分）。

（3）引导儿童积极参加户外活动，加强体格锻炼以增强抵抗力（1分）。

（4）避免去人多拥挤、空气流通不畅的公共场所（2分）。

（5）避免被动吸烟（1分）。

（6）按时接种各种疫苗，包括流感疫苗等（2分）。

（7）保持个人卫生，选择适当的衣着，避免发病诱因。根据气候变化增减衣物；打喷嚏、咳嗽和清洁鼻腔后，用肥皂和流动水洗手；洗手后用清洁的毛巾和纸巾擦干，不要与他人共用毛巾（2分）。

第三节　支气管肺炎

【病史题干】

患儿，女，1岁5个月，以"发热伴咳嗽2 d"就诊。患儿2 d前无诱因出现发热、咳嗽，T最高达39 ℃。咳嗽为阵发性连声咳嗽，有痰不易咳出，偶有喘息。在社区健康服务中心诊断为支气管炎，给予小儿氨酚黄那敏颗粒和布洛芬治疗，未见好转，且出现气短表现。患病以来，纳食差，大小便正常。

出生史、生长发育史、预防接种史：均无特殊。无异物吸入及呛咳病史。

【查体题干】

T 39.5 ℃，R 50次/min，P 160次/min，BP 90/60 mmHg，神志清醒，状态反应差，瞳孔等大等圆，对光反射灵敏，呼吸急促，鼻翼扇动，口唇发绀，咽部充血，气管居中，可见三凹征，双肺叩诊清音，呼吸音粗，双肺可闻及中小水泡音，偶有呼气性喘鸣音。心音稍钝，律齐，未闻及杂音。腹软，肝肋下2 cm，质中，边钝，剑突下未扪及肿大。神经系统查体未见异常。四肢末梢温暖，CRT 0.5 s。

问题1：是否需要实验室检查？（10分）
答案及评分：

患儿发热伴有咳嗽，从病史及查体初步判断为肺炎，需要进行血液常规检查，帮助判断感染是否由病毒或细菌引起，及病情轻重。但要注意：细菌感染早期、轻症感染或迁延性细菌感染时白细胞及CRP可能正常，多数难治性支原体肺炎（尤其是重症），CRP多在起病3～4 d后升高，重症病毒感染（如流行性感冒、腺病毒性肺炎等）也可在病程中升高。有条件的建议拍胸片。

【前期辅助检查】

血常规检查：WBC 10.4×10^9/L，N 27.8%，L 65.1%，RBC、Hb、PLT正常。CRP 6 mg/L。白细胞总数、中性粒细胞及CRP正常，病毒性感染可能性大。

问题2：诊断及其依据。（10分）
答案及评分：

依据：患儿有发热、咳嗽、气促等，闻及细湿啰音，诊断为支气管肺炎（2分）。临床诊断肺炎通常依据呼吸道症状和肺部固定湿啰音，确定诊断应该有影像学表现（影像学肺炎）（2分）。有时患儿没有固定湿啰音，但是有明显地提示肺炎的表现，也要考虑肺炎，如：①平静时呼吸频率增快，<2月龄，R≥60次/min；2月龄～1岁，R≥50次/min；1～5岁，R≥40次/min；5岁以上，R≥30次/min（2分）。②出现呼吸浅快、胸壁吸气性凹陷、鼻

翼扇动、三凹征、呻吟和发绀，可有烦躁、萎靡、嗜睡、拒食等症状（2分）。③持续发热伴咳嗽超过3～5 d，注意<2月龄的婴儿可无发热，而表现为吐沫、屏气（呼吸暂停）或呛咳（2分）。

问题3：需要与哪些疾病鉴别？（10分）

答案及评分：

（1）急性支气管炎（4分）。多有咳嗽、发热，肺部干湿性啰音不固定，该患儿为固定啰音，有呼吸困难表现。

（2）支气管异物（3分）。该患儿无异物吸入史及突然呛咳，有发热、肺部体征对称，不符合。

（3）肺结核（3分）。该患儿急性起病，无结核病接触病史，WT生长正常，暂时不考虑。

问题4：病情评估。（10分）

答案及评分：

按照《儿童社区获得性肺炎诊疗规范（2019年版）》，儿童肺炎分为轻度和重度。该患儿有呼吸频率增快、呼吸急促、鼻翼扇动、口唇发绀和三凹征等症状，属于重度。

问题5：知识点复习——儿童社区获得性肺炎病情严重程度评估标准。（表6-3，20分）

答案及评分：

出现以下重度条件中任何一项，评估为重度肺炎，否则为轻度。

表6-3　儿童社区获得性肺炎病情严重程度评估标准

评估项目	轻度	重度
一般情况（2分）	好	差（面色苍白或发灰、对周围环境反应差之一）
意识障碍（2分）	无	有（嗜睡、昏迷、惊厥之一）
低氧血症及呼吸困难（6分）	无	呼吸频率增快（1岁以下，R≥70次/min；1岁以上，R≥50次/min；排除发热和哭闹影响）； 辅助呼吸（呻吟、鼻翼扇动、三凹征之一）； 发绀； 间歇性呼吸暂停； $SpO_2 < 92\%$（未吸氧情况下）
发热（4分）	未达到重度	超高热或持续高热超过5d
脱水征/拒食（2分）	无	有
胸片或CT（2分）	未达到重度	≥2/3一侧肺浸润、多叶浸润； 胸腔积液、气胸、肺不张、肺坏死、肺脓肿
肺外并发症（2分）	无	脓毒症、脓毒症休克，其他部位感染（如脑膜炎、脑脓肿、心包炎、骨髓炎、关节炎）等

问题6：知识点复习——发生重度肺炎的高危因素。（10分）

答案及评分：

（1）有基础疾病史。包括先天性心脏病、支气管肺发育不良、呼吸道畸形、遗传代谢疾病、脑发育不良、神经和肌肉疾病、免疫缺陷病、贫血、Ⅱ度以上营养不良、既往有感染史、严重过敏或哮喘史、早产史、既往有住院史、慢性肝肾疾病等（8分）。

（2）<3个月婴儿（1分）。

（3）经积极治疗，病情无好转，病程超过1周（1分）。

问题7：该患儿是否需要入院治疗？（5分）

答案及评分：

该患儿评估为重度肺炎，需要住院治疗。

问题8：知识点复习——儿童社区获得性肺炎的治疗场所与措施。（15分）

答案及评分：

治疗场所：

（1）轻度肺炎患儿，可以门诊治疗，口服药物，观察（4分）。

（2）有以下情况的患儿需要入院治疗（3分）。①符合重症肺炎标准。②存在重症肺炎高危因素，在一级、二级医院应住院，三级医院可在门诊随诊，需密切观察并告知家长护理观察要点。③家庭不能提供观察和监护者。

治疗措施：

（1）一般治疗及护理（2分）。保持呼吸道通畅，吸痰；患儿有纳食差时需要适当补充液体，监测血氧。

（2）抗感染（2分）。重度肺炎患儿，需要在静脉使用抗生素，如阿莫西林克拉维酸钾、头孢曲松钠、头孢呋辛等。

（3）对症（1分）。①患儿有缺氧表现时，需要使用鼻导管吸氧。②止咳、祛痰及拍背吸痰等对症治疗。③有高热者使用布洛芬。

（4）呼吸支持（1分）。①保持气道通畅。②氧疗。③无创通气。④有创机械通气。⑤体外膜氧合器（extracorporeal membrane oxygenerator，ECMO）。

（5）糖皮质激素（2分）。不推荐常规使用，存在下列情况之一者可考虑短期应用：重症难治性支原体肺炎、A族链球菌肺炎、重症腺病毒肺炎等，难治性脓毒症休克，病毒性脑病，急性呼吸窘迫综合征（明显喘息）。

问题9：如何预防儿童社区获得性肺炎？（10分）

答案及评分：

具体预防措施：

（1）提倡母乳喂养（1分）。

（2）防治营养不良、营养性贫血和佝偻病等（1分）。

（3）引导儿童积极参加户外活动，加强体格锻炼以增强抵抗力（1分）。

（4）避免去人多拥挤、空气流通不畅的公共场所（2分）。

（5）避免被动吸烟（1分）。

（6）按时接种各种疫苗，包括流感病毒疫苗、百日咳疫苗、肺炎链球菌疫苗和b型流感嗜血杆菌疫苗等（2分）。

（7）注意个人卫生，选择适当的衣着，避免发病诱因。根据气候变化增减衣物；打喷嚏、咳嗽和清洁鼻腔后，用肥皂和流动水洗手；洗手后用清洁的毛巾和纸巾擦干，不要与他人共用毛巾（2分）。

第四节　支原体肺炎

【病史题干】

患儿，男，6岁5个月，以"发热伴咳嗽5 d"为主诉入院。患儿于入院前5 d出现发热、咳嗽，T最高达40 ℃。门诊予患儿静脉滴注"头孢呋辛钠"治疗3d，未见好转。

既往史：无手术和外伤史，无输血和药物过敏史。

问题1：针对以上，还应该询问哪些病史？（10分）

答案及评分：

（1）补充现病史：询问有无异物吸入及呛咳病史（2.5分）。结果：无。

（2）补充家族史和有无传染病接触史，家庭、学校中有无类似发热咳嗽的患者（2.5分）。结果：无。

（3）补充咳嗽性质，发热时有无伴随畏寒、头痛、肌肉酸痛等症状（2.5分）。结果：咳嗽为持续性干咳，发热时无畏寒、头痛、肌肉酸痛等症状。

（4）补充现病史：询问患病以来一般情况（2.5分）。结果：患病以来，精神状态好，饮食、睡眠、大小便正常。

【查体题干】

T 38.5 ℃，R 30次/min，P 136次/min，神志清醒，精神反应正常，口唇颜面无发绀，咽部充血，扁桃体Ⅱ度肿大，无分泌物，气管居中，双肺呼吸音粗，未闻及干湿啰音，右上肺呼吸音稍低。心音有力，律齐，未闻及杂音。腹软，肝、脾肋下未扪及肿大。四肢、神经系统查体未见异常。

问题2：针对以上，还应该补充哪些查体？（10分）

答案及评分：

（1）BP。结果：105/67 mmHg（2.5分）。

（2）有无吸气凹陷。结果：未见三凹征（2.5分）。

（3）末梢循环。结果：四肢末梢温暖，CRT 1s（2.5分）。

（4）其他脱水表现。结果：皮肤弹性正常，无眼窝凹陷（2.5分）。

【前期辅助检查】

门诊血常规检查：WBC 8.13×10^9/L，N 65%，RBC 4.88×10^{12}/L，Hb 133g/L，PLT

$560 \times 10^9/L$，CRP 0.8 mg/L。肺炎支原体IgM阳性，胸片提示右上肺存在可见絮状模糊影。

问题3：初步诊断及其依据。（10分）
答案及评分：
诊断：急性支气管肺炎，依据：①有咳嗽、发热症状（2分）。②查体有双肺呼吸音粗，右上肺呼吸音低症状（2分）。③影像学提示右上肺可见絮状模糊影（2分）。
病情分度为重症，依据：持续高热超过5 d（2分）；病原可能为肺炎支原体，依据：肺炎支原体IgM阳性（2.5分）。

问题4：需要与哪些疾病鉴别？（10分）
答案及评分：
（1）急性支气管炎（3分）。多有咳嗽、发热表现，肺部无固定干湿啰音，该患儿虽然无固定啰音，但右上肺呼吸音低，胸片可见右上肺存在絮状模糊影。
（2）支气管异物（4分）。该患儿有发热和咳嗽，查体右上肺呼吸音稍低，需要考虑支气管异物情况，但该患儿无异物吸入史，无突然呛咳表现，胸片也无肺不张和肺气肿表现，暂不支持，必要时完善胸部三维重建CT鉴别。
（3）肺结核（3分）。常有结核病接触病史，起病一般缓慢，有发热、盗汗、消瘦和食欲不振等结核中毒症状，胸片、CT可以帮助鉴别。

问题5：初步如何处理？（10分）
答案及评分：
（1）收入院。依据：该患儿高热超5 d，为重度肺炎，需要收入院进行治疗（2.5分）。
（2）对症。止咳、雾化等对症治疗（2.5分）；高热时使用布洛芬或对乙酰氨基酚（2.5分）。
（3）抗感染。目前高度考虑支原体感染，可选择阿奇霉素或者红霉素，也可待进一步病原学检查明确再行选择（2.5分）。

问题6：需要进一步完善哪些检查项目？（10分）
答案及评分：
（1）血氧饱和度检查或血气检测（2分）。结果：SpO_2 97%。
（2）呼吸道病原学检查（2分）。结果：肺炎支原体DNA 5.63E+6拷贝/mL。
（3）痰细菌培养（2分）。结果：肺炎链球菌生长。
（4）结核感染检测（2分）。结果：PPD（−）。结核免疫三项阴性。
（5）凝血七项、铁蛋白、血脂七项、肝肾功能检查（2分）。结果：无异常。

问题7：根据检验检查结果，应做哪些诊断和治疗调整？（10分）
答案及评分：
（1）诊断及鉴别诊断（5分）。重症支原体肺炎，胸片不符合支气管炎。
（2）治疗（5分）。以呼吸和一般支持为主；抗感染方面可选用阿奇霉素或者红霉素等大环内酯类抗生素。

问题8：临床常见肺炎支原体检测的方法有哪些？（10分）

答案及评分：

（1）支原体肺炎（mycoplasma pneumonia，MP）体外培养（3分）。是诊断MP感染的"金标准"，但培养需要较长时间，敏感性不高，对早期临床诊断意义不大。

（2）MP抗体检测。测定MP-IgM是目前大部分医院采用的检测方法，单次测定MP-IgM阳性对MP近期感染或急性感染有参考价值，但特异性不高，确诊通常需要双份血清（4分）。

（3）MP核酸诊断。特异性强，敏感性高，不受年龄、病程、免疫、用药等方面影响，可用于早期快速诊断（3分）。

问题9：知识点复习——肺炎支原体肺炎有哪些特点？（10分）

答案及评分：

（1）年长儿较为常见（2分）。

（2）典型临床表现主要为高热和持续性干咳（2分）。

（3）临床症状轻，肺部阳性体征少，而影像学表现重（2分）。

（4）治疗一般首选大环内酯类抗生素（2分）。

（5）支原体肺炎一般预后良好，少数可出现严重并发症（2分）。

问题10：知识点复习——什么是难治性肺炎支原体肺炎，怎么治疗？（10分）

答案及评分：

（1）难治性肺炎支原体肺炎通常规范应用大环内酯类药物7 d后仍有发热、咳嗽等临床症状，肺部影像学较前仍加重（5分）。

（2）难治性肺炎支原体肺炎的治疗包括：大环内酯类抗生素、糖皮质激素、混合感染的治疗，纤维支气管镜的应用，并发症的治疗（5分）。

第五节　急性毛细支气管炎

［病例1］

【病史题干】

患儿，女，5个月，以"咳嗽5 d，喘息3 d"主诉入院。患儿于入院前5 d出现咳嗽，为阵发性单双声咳嗽，有低热，约37.8 ℃，伴有流清涕。3 d前热退，咳嗽加重，呈阵发性刺激性连声咳，伴有喘息。当地医院予患儿雾化（布地奈德+沙丁胺醇）治疗3 d，未见好转。遂来院就诊，门诊以"支气管炎"收入院。

既往史：无手术和外伤史，无输血和药物过敏史。

问题1：针对以上，还应该询问哪些病史？（10分）

答案及评分：

（1）补充现病史：询问患病以来一般情况（1分）。结果：患病以来，睡眠及纳食欠佳，大便正常，小便减少。

（2）补充现病史：询问患儿有无气促、发绀等呼吸困难表现（1分）。结果：有气促，无发绀。

（3）补充现病史：询问有无异物吸入及呛咳病史（1分）。结果：无。

（4）补充既往史：询问有无湿疹史、食物过敏史及喘息史（3分）。结果：无。

（5）补充个人史：出生史、生长发育史及预防接种史（2分）。结果：无异常。

（6）补充家族史、有无特应性疾病史（1分），家庭中有无类似发热咳嗽的患者（1分）。结果：无。

【查体题干】

T 36.5 ℃，R 55次/min，P 130次/min，神志清醒，状态反应正常，口唇无发绀，咽部充血，气管居中，双肺叩诊清音，呼吸音粗，双肺可闻及喘鸣音。心音有力，律齐，未闻及杂音。腹软，肝肋下1.5 cm，质软，剑突下未扪及肿大。四肢、神经系统查体未见异常。

问题2：针对以上，还应该补充哪些查体？（10分）

答案及评分：

（1）头围（1分）。结果：43 cm。

（2）前囟（1分）。结果：稍凹陷，大小1.0 cm×1.5 cm。

（3）有无呼吸做功表现（2分）。结果：呼吸急促，无鼻翼扇动，可见吸气相胸骨上凹陷。

（4）喘息的性质（2分）。结果：呼气相喘息，呼气相延长。

（5）末梢循环（2分）。结果：四肢末端温暖，CRT 0.5s。

（6）其他脱水表现（2分）。结果：皮肤弹性尚可，皮肤、口唇稍干燥。

【前期辅助检查】

门诊血常规检查：WBC 10.4×10^9/L，N 27.8%，L 65.1%，EO 1%，RBC、Hb、PLT正常，CRP<1 mg/L。

问题3：初步诊断及其依据。（10分）

答案及评分：

（1）毛细支气管炎。依据：①5个月的婴儿，急性起病（1分）。②以咳嗽、喘息为主要表现，病初有发热（1分）。③否认有呛咳及异物吸入史（1分）。④既往体健，无喘息史，无特应性体质史及家族史（1分）。⑤查体见呼吸稍促，双肺有呼气相喘息（2分）。

（2）轻度脱水。精神状态正常，纳食欠佳，小便减少，皮肤、口唇稍干燥（4分）。

问题4：需要与哪些疾病鉴别？（10分）

答案及评分：

（1）先天性气道发育异常（3分）。喘息出现早，表现为持续性喘息或呼吸道感染后反复喘息，以吸气相喘息或双相喘息为多见；该患儿出生后5个月第一次喘息，喘息时间短，不支持，必要时可行胸部CT、气道重建及支气管镜检查鉴别。

（2）支气管异物（4分）。常有异物吸入史，突然呛咳，肺部听诊可有双侧呼吸音不对称，单侧喘息，胸片可有肺不张和肺气肿，部分可见到异物影，多见于幼儿及学龄前儿童。该患儿仅5个月，发生异物吸入机会小，无以上病史及体征，不支持，必要时胸片及胸部CT可以鉴别。

（3）支气管哮喘急性发作（3分）。该患儿喘息予支气管扩张剂吸入治疗效果不佳，无反复呼吸道感染史，无湿疹史，无食物过敏史，无特应性疾病家族史，不支持。

问题5：如何初步治疗？（10分）

答案及评分：

（1）收入院（2分）。依据：该患儿为毛细支气管炎伴有脱水表现，处于病程进展期，需要收入院进行治疗。

（2）一般治疗及护理（2分）。保持呼吸道通畅，湿化气道；患儿有纳食差、脱水表现，需要适当补充液体。

（3）患儿有缺氧表现，需要使用鼻导管低流量吸氧（1分）。

（4）对症（3分）。祛痰及拍背吸痰等对症治疗；患儿对雾化治疗无明显反应，可暂不使用支气管扩张剂，予吸入布地奈德减轻气道炎性水肿；如喘憋、呼吸困难明显，可短期加强全身糖皮质激素。

（5）抗感染（2分）。考虑病毒感染，以RSV可能性大，暂无须抗病毒治疗；无细菌感染依据，无抗生素使用指征，有待进一步病原学检查明确。

问题6：需要做哪些进一步检验检查？（10分）

答案及评分：

（1）血氧饱和度检查及血气分析（2分）。结果：SpO_2 94%；血气分析提示 K^+ 3.3 mmol/L。

（2）胸片或胸部CT检查（2分）。胸片结果：双肺纹理增粗、紊乱，可见双下肺过度充气。

（3）呼吸道病原学检查（2分）。呼吸道病毒免疫荧光检查提示RSV阳性。

（4）痰细菌培养（2分）。结果：肺炎链球菌生长。

（5）痰涂片检查（2分）。结果：可见阳性球菌，未见白细胞吞噬。

问题7：根据检验检查结果，应做哪些诊断和治疗调整？（10分）

答案及评分：

（1）诊断及鉴别诊断（3分）。毛细支气管炎病原为RSV，胸片提示不符合支气道异物；补充诊断"低钾血症"。

（2）治疗（3分）。继续以对症支持为主；口服补钾3～5 d，如口服困难，可予静脉补钾；抗感染方面，RSV没有特异性治疗药物。

（3）抗生素应用（4分）。尽管痰细菌培养结果为肺炎链球菌，但患儿无感染中毒症状，痰涂片无白细胞吞噬，无黄脓痰等细菌感染表现，考虑肺炎链球菌为定植菌，无抗生素使用指征。

问题8：知识点复习——毛细支气管炎病情分度。（10分）

答案及评分：

中度、重度毛细支气管炎判断标准为存在其中任何一项者，否则为轻度（表6-4）。

表6-4　毛细支气管炎病情分度判断标准

评估项目	轻度（2分）	中度（4分）	重度（4分）
喂养量	正常	下降至正常一半	下降至正常一半以下或拒食
呼吸频率	正常或稍增快	>60次/min	>70次/min
胸部吸气性三凹征	无或轻度	中度（肋间隙凹陷明显）	重度（肋间隙凹陷极明显）
鼻翼扇动或呻吟	无	无	有
SpO$_2$（未吸氧情况下）	>92%	88%～92%	<88%
精神状况	正常	轻微或间断烦躁、易激惹	极度烦躁不安、嗜睡、昏迷

问题9：知识点复习——毛细支气管炎的病理生理机制。（10分）

答案及评分：

（1）主要累及直径75～300 μm的毛细支气管，表现为上皮细胞坏死和周围淋巴细胞浸润，黏膜下充血、水肿和腺体增生、黏液分泌增多（4分）。

（2）上述病变导致毛细支气管管腔狭窄，进而导致肺气肿，临床表现为咳嗽、咳痰、呼气相喘息（3分）。

（3）当管腔水肿严重、分泌物明显增多时，可出现管腔闭塞，发生肺不张。如果严重累及肺泡、肺泡壁及肺间质，可出现通气和换气功能障碍（3分）。

问题10：知识点复习——发生中重度毛细支气管炎的高危因素有哪些？（10分）

答案及评分：

（1）早产（孕周<37周）、低出生WT（2分）。

（2）患儿年龄<12周龄（2分）。

（3）存在基础疾病，如慢性肺疾病、囊性纤维化、先天性气道畸形、咽喉功能不协调、左向右分流型先天性心脏病、神经肌肉疾病、免疫功能缺陷、唐氏综合征等（6分）。

[病例2]

【病史题干】

患儿，女，8个月，以"咳嗽、喘息2 d，加重伴发热12 h"就诊。患儿于2 d前受凉后出现咳嗽，有痰不易咳出，伴有喘息，活动或哭闹后尤为明显。今晨喘息加重，伴有发热，T 38.5 ℃，物理降温后热退。患病以来，纳食可，大小便正常。

出生史、生长发育史、预防接种史：均无特殊。

既往无喘息病史，有湿疹病史，否认异物吸入史，否认结核接触史。家族史中母亲患有哮喘。

【查体题干】

T 36.7 ℃，P 110次/min，R 35次/min，WT 10 kg，SpO$_2$ 97%，神志清醒，反应可，全身皮肤未见皮疹，口周无发绀，呼吸平稳，无鼻翼扇动，无吸气凹陷，双肺呼吸音粗，可闻及喘鸣音，呼气相延长，未闻及湿啰音，心律齐，心音有力，未闻及杂音，腹软，肝、脾无肿大，神经系统无异常，四肢末梢温暖，CRT 0.5s。

问题1：是否需要实验室检查？（10分）
答案及评分：

从症状和查体可以诊断为毛细支气管炎，该病虽然是由病毒特别是RSV感染引起的，但是仍然建议查血常规检查，其目的是帮助判断病情轻重和有无继发性细菌感染。

【前期辅助检查】

血常规检查：WBC 6.7 × 10^9/L，N 40%，L 54%，EO 5%，CRP 6 mg/L。血常规正常，符合病毒感染。

问题2：诊断及其依据是什么？（10分）
答案及评分：

诊断为毛细支气管炎。依据：①患儿为8个月的婴儿（1分）。②以喘息、呼气相延长为主要表现（症状和体征）（4分）。

问题3：需要与哪些疾病鉴别？（10分）
答案及评分：

（1）支气管异物（3分）。患儿无异物吸入史和突然呛咳史，体征对称，不支持。

（2）支气管哮喘（3分）。有湿疹病史，母亲患有哮喘，存在发生哮喘的高危因素，应该高度怀疑哮喘，但本次为患儿第1次喘息，尚需要进一步观察。

（3）气道先天性畸形（4分）。8个月的婴儿喘息需要与支气管软化、狭窄等症状鉴别，就需要观察患儿对治疗的反应。如果治疗效果不明显，需要进行支气管镜检查。

问题4：病情评估情况。（10分）
答案及评分：

患儿有喘息表现，体征为喘鸣音和呼气相延长，但是呼吸平稳，无鼻翼扇动，无吸气凹陷、无发绀，吃奶及精神状况基本正常，按照毛细支气管炎病情判断标准，患儿属于轻度。并且不存在发生中重度的危险因素。

问题5：知识点复习——毛细支气管炎病情判断标准。（见表6-4，10分）

问题6：知识点复习——发生中重度毛细支气管炎的高危因素有哪些？（见P123问题10，10分）

问题7：该患儿如何治疗？（10分）

答案及评分：

患儿属于轻度毛细支气管炎，并且无发生中重度毛细支气管炎的高危因素，暂时不需要转诊、住院，可以在门诊治疗及观察（2分）。

（1）平喘（2分）。雾化吸入短效β_2受体激动剂（沙丁胺醇或特布他林）、抗胆碱能药物（异丙托溴铵）和吸入糖皮质激素（布地奈德混悬液）；同时口服沙丁胺醇或丙卡特罗。

（2）止咳药物（2分）。

（3）退热（2分）。物理降温；药物选择对乙酰氨基酚或布洛芬。

（4）无须使用抗生素；没有缺氧表现，也无须吸氧（2分）。

问题8：随访观察内容。（10分）

答案及评分：

（1）应该每天复诊，及时观察治疗效果和病情变化。复诊内容包括一般情况、体温、咳嗽和喘息等（2分）。

（2）交代家长观察病情的内容（4分）。交代家长在家中观察：呼吸频率、节律和深浅度的改变；有无气促、气急，呼吸时有无异常声音；有无面色苍白、烦躁、嗜睡、精神萎靡或烦躁不安，甚至昏迷、惊厥或呼吸不规则等。如果出现以上表现，随时复诊。

（3）指导家长护理下呼吸道感染患儿的方法（4分）。给予易消化、有营养的食物，喂奶时每次不能过饱，主张少量多次，喂奶后，避免挤压胃部，并适当拍背。用湿布或棉签清理鼻腔分泌物，保持患儿呼吸道通畅。发热者可以使用物理降温。定时翻身，自下而上轻拍背部，并鼓励患儿咳嗽，以便分泌物咳出。

问题9：如何预防？（15分）

答案及评分：

（1）一般预防（8分）。①提倡母乳喂养。②防治营养不良、营养性贫血和佝偻病等。③引导儿童积极参加户外活动，加强体格锻炼以增强抵抗力。④避免去人多拥挤、空气流通不畅的公共场所。⑤避免被动吸烟。⑥按时接种各种疫苗，包括流感病毒疫苗、百日咳疫苗、肺炎链球菌疫苗和b型流感嗜血杆菌疫苗等。⑦保持个人卫生，选择适当的衣着，避免发病诱因。根据气候变化增减衣物。⑧打喷嚏、咳嗽和清洁鼻腔后，用肥皂和流动水洗手。洗手后用清洁的毛巾和纸巾擦干，不要与他人共用毛巾。

（2）RSV感染的特殊预防（7分）。RSV F蛋白单克隆抗体可以减少RSV感染的住院率和重症的发生率，推荐使用人群为有发生重症风险的高危儿，如早产儿、有慢性肺部疾病或者先天性心脏病患儿。使用方法：从RSV感染高发季节11月开始，每次肌内注射15 mg/kg，每月1次，连用5个月，能降低RSV感染住院率39%～78%。

第六节　沙眼衣原体肺炎

【病史题干】

患儿，女，2个月，以"咳嗽3 d，气促1 d"主诉入院。患儿于入院前3 d出现咳嗽，咳嗽以阵发性痉挛样咳嗽为主，咳嗽剧烈时至面红，无发热，初未予特殊处理。1 d后突然出现气促，遂来院就诊，门诊行胸片提示"支气管肺炎"收入院。

既往史和个人史：足月儿，母乳喂养，无手术和外伤史，无药物过敏史。

问题1：针对以上，还应该询问哪些病史？（10分）

答案及评分：

（1）补充现病史：询问患病以来一般情况（2分）。结果：患病以来，近1 d进食减少，精神尚可，大小便正常。

（2）补充现病史：询问有无喘息、流涕等其他呼吸道表现（2分）。结果：无。

（3）补充个人史，包括：出生史（2分）、生长发育史（1分）、预防接种史（1分）。结果：顺产，无窒息抢救病史；生长发育正常；正常接种。

（4）补充既往史（1分）。结果：1月前曾因结膜炎在眼科就诊。

（5）补充家族史和有无传染病接触史，家庭中有无类似发热咳嗽的患者（1分）。结果：无。

【查体题干】

T 36.5 ℃，R 72次/min，P 144次/min，神志清醒，状态反应正常，呼吸急促，鼻翼扇动，咽部充血，未见分泌物，气管居中，双肺叩诊清音，呼吸音粗，双肺可闻及大量细湿啰音。心音有力，律整，未闻及杂音。腹软，肝肋下2 cm，质软，边锐，剑突下未扪及肿大。巴氏征阴性。

问题2：针对以上，还应该补充哪些查体？（10分）

答案及评分：

（1）BP（2分）。结果：80/50 mmHg。

（2）前囟、瞳孔（2分）。结果：前囟平软，双侧瞳孔等大等圆，对光反射灵敏。

（3）有无口周发绀、吸气凹陷（2分）。结果：可见口周稍发绀，吸气三凹征阳性。

（4）末梢循环（2分）。结果：四肢末梢温暖，CRT 0.5 s。

（5）其他脱水表现（1分）。结果：皮肤弹性正常，无眼窝凹陷。

（6）肌力和肌张力情况（1分）。结果：正常。

【前期辅助检查】

门诊血常规检查：WBC 8.1×10^9/L，N 30.4%，L 62.3%，EO 5.6%，RBC、Hb、PLT正常。肺炎支原体IgM阴性，ESR、CRP检查均正常。

问题3：初步诊断及其依据。（10分）

答案及评分：

诊断：支气管肺炎，依据：①有咳嗽、气促等表现（2.5分）。②查体有双肺细湿啰音、呼吸频率增快、鼻翼扇动、三凹征、口周发绀等症状（2.5分）。

病情分度为重症。依据：（1）呼吸频率增快，$R \geq 70$次/min，有鼻翼扇动、三凹征（2.5分）；（2）口周发绀（2.5分）。

问题4：需要与哪些疾病鉴别？（10分）

答案及评分：

（1）急性毛细支气管炎（3分）。常见有卡他症状后伴有痉挛样咳嗽和喘息，可有呼吸困难和呼吸暂停，胸片可表现为过度通气和小片肺不张等非特异性征象。该患儿有痉挛样咳嗽，但无喘息，胸片提示支气管肺炎样改变，不支持。

（2）百日咳（4分）。家中曾有类似患者，呈痉挛样咳嗽，部分伴有鸡鸣样回声，咳嗽剧烈可至面红甚至发绀，白细胞明显增高，以淋巴细胞为主。该患儿有痉挛样咳嗽，但无类似患者接触史，白细胞正常，不支持，可行病原学检测协助鉴别。

（3）急性支气管炎（3分）。多有咳嗽，无气促或者呼吸困难，肺部可有不固定干湿啰音，该患儿为固定细湿啰音，有气促，胸片提示支气管肺炎，不支持。

问题5：如何初步治疗？（10分）

答案及评分：

（1）收入院（2分）。依据：该患儿为重症肺炎，需要收入院进行治疗。

（2）一般治疗及护理（2分）。保持呼吸道通畅；患儿有纳食差，需要适当补充液体。

（3）患儿有缺氧，需要吸氧（2分）。

（4）对症（2分）。止咳、祛痰及拍背吸痰等对症治疗。

（5）抗感染（2分）。无热性肺炎可选择阿奇霉素或者红霉素等大环内酯类抗生素，也可待进一步病原学检查明确再行选择。

问题6：需要做哪些进一步检验检查？（10分）

答案及评分：

（1）血氧饱和度检查或血气检测（2.5分）。结果：SpO_2 92%。

（2）胸部CT检查（2.5分）。结果：双肺广泛间质和实质浸润影。

（3）呼吸道病原学检查（2.5分）。结果：咽拭子沙眼衣原体核酸检测，沙眼衣原体阳性。

（4）痰细菌培养（2.5分）。结果：肺炎链球菌生长。

问题7：根据检验检查结果，应做哪些诊断和治疗调整？（10分）

答案及评分：

（1）诊断及鉴别诊断（5分）。沙眼衣原体肺炎（重症），胸片不符合支气管炎。

（2）治疗（5分）。以呼吸和一般支持为主；抗感染方面可选用阿奇霉素或者红霉素等大环内酯类抗生素。

问题8：知识点复习——儿童社区获得性肺炎哪些属于重度？（表6-5，10分）

答案及评分：

出现重度条件中任何一项，评估为重度肺炎。

表6-5 儿童社区获得性肺炎评估情况

评估项目	轻度	重度
一般情况（1分）	好	差（面色苍白或发灰、对周围环境反应差之一）
意识障碍（1分）	无	有（嗜睡、昏迷、惊厥之一）
低氧血症及呼吸困难（4分）	无	呼吸频率增快（1岁以下，R≥70次/min；1岁以上，R≥50次/min；排除发热和哭闹影响）； 辅助呼吸（呻吟、鼻翼扇动、三凹征之一）； 发绀； 间歇性呼吸暂停； $SpO_2 < 92\%$（未吸氧情况下）
发热（1分）	未达到重度	超高热或持续高热超过5 d
脱水征/拒食（1分）	无	有
胸片或CT（1分）	未达到重度	≥2/3一侧肺浸润、多叶浸润； 胸腔积液、气胸、肺不张、肺坏死、肺脓肿
肺外并发症（1分）	无	脓毒症、脓毒症休克，其他部位感染（如脑膜炎、脑脓肿、心包炎、骨髓炎、关节炎）等

问题9：知识点复习——发生重度肺炎的高危因素有哪些？（10分）

答案及评分：

（1）有基础疾病史。包括先天性心脏病、支气管肺发育不良、呼吸道畸形、遗传代谢疾病、脑发育不良、神经和肌肉疾病、免疫缺陷病、贫血、Ⅱ度以上营养不良、既往有感染史、严重过敏或哮喘史、早产史、既往住院史、慢性肝肾疾病等（6分）。

（2）<3个月婴儿（2分）。

（3）经积极治疗，病情无好转，病程超过1周（2分）。

问题10：知识点复习——沙眼衣原体肺炎的临床特点有哪些？（10分）

答案及评分：

（1）常见于<3个月婴儿，顺产婴儿多发（2分）。

（2）起病隐匿，大多无发热，起初可有鼻炎表现，随后有断续咳嗽，部分为类百日咳样咳嗽，可伴有气促，有时候呼吸增快为唯一表现（2分）。

（3）听诊可闻及细湿啰音，喘息少见（2分）。

（4）半数患儿可有结膜炎表现（2分）。

（5）胸片和肺部CT常表现为肺气肿伴间质或肺泡弥漫性浸润影，也可为支气管肺炎样改变。部分患儿外周血嗜酸性粒细胞增多（2分）。

第七节　流感病毒肺炎

【病史题干】

患儿，女，3岁3个月，以"发热、咳嗽8 d，气促4 d"为主诉入院。患儿于入院前8 d无明显诱因出现发热、咳嗽，T高达39 ℃，咳嗽有白痰，无鼻塞、流涕、咽痛症状，无畏寒、寒战、乏力，肌肉关节酸痛。患儿入院前4 d出现气促、嗜睡，当地医院胸片提示"肺炎"，先后给予"头孢呋辛、地塞米松、氨茶碱"等治疗6 d，症状好转不明显，故前来院就诊。

既往史、个人史：出生后无窒息，无重症肺炎、毛细支气管炎、麻疹、百日咳病史，无结核接触史。

问题1：针对以上，还应该询问哪些病史？（10分）
答案及评分：

（1）补充现病史：询问患病以来一般情况（2分）。结果：患病以来，纳食差，大小便正常。

（2）补充现病史：询问有无异物吸入及呛咳病史（2分）。结果：无。

（3）补充个人史，包括：出生史（1分）、生长发育史（1分）、预防接种史（2分）。结果：无特殊。

（4）补充家族史和有无传染病接触史，家庭中有无类似发热咳嗽的患者（2分）。结果：无。

【查体题干】

T 39.0 ℃，R 60次/min，P 162次/min，WT 16 kg，嗜睡，有口周发青，发绀，咽部充血，扁桃体Ⅱ度肿大，气管居中，胸廓对称，双侧呼吸运动一致，双肺叩诊清音，呼吸音粗，可闻及湿啰音及喘鸣音，心音有力，律齐，各瓣膜区未闻及杂音，腹部软，肝脏肋下3.5 cm，质韧。四肢、神经系统查体未见异常，无杵状指（趾）。

问题2：针对以上，还应该补充哪些查体？（10分）
答案及评分：

（1）BP（2分）。结果：129/92 mmHg。

（2）瞳孔（2分）。结果：等大等圆，对光反射灵敏。

（3）有无吸气凹陷（2分）。结果：可见三凹征。

（4）末梢循环（2分）。结果：四肢末梢温暖，CRT 0.5 s。

（5）其他脱水表现（2分）。结果：皮肤弹性正常，无眼窝凹陷。

【前期辅助检查】

血常规检查：WBC 5.0×10^9/L，N 61.5%，L 37.1%，Hb 96 g/L，CRP 82 mg/L，红细胞、血小板正常。血生化检查：谷丙转氨酶（ALT）24 U/L，谷草转氨酶（GOT）104 U/L，乳酸脱氢酶（LDH）2 338 U/L，碱性磷酸酶（ALP）239 U/L，肌酸激酶（CK）450 U/L。肺

炎支原体IgM阴性，ESR、CRP均正常。

问题3：初步诊断及其依据。（10分）

答案及评分：

诊断：支气管肺炎。依据：①有咳嗽、咳痰、发热、气短等（2.5分）。②查体有双肺中小水泡音、呼吸频率增快、鼻翼扇动、三凹征等症状（2.5分）。

病情分度为重症，依据：①呼吸频率增快，R≥50次/min，有鼻翼扇动、三凹征（2.5分）。②持续高热超过5 d（2.5分）。

问题4：需要与哪些疾病鉴别？（10分）

答案及评分：

（1）急性支气管炎（3分）。多有咳嗽、发热，肺部不固定干湿啰音。该患儿为固定啰音，不支持，胸片可以鉴别。

（2）支气管异物（4分）。常有异物吸入史，突然呛咳，胸片可有肺不张和肺气肿，部分可见到异物影。该患儿无以上病史，胸片和CT可以鉴别。

（3）肺结核（3分）。常有结核病接触病史，起病一般缓慢，有发热、盗汗、消瘦和纳食差等结核中毒症状，胸片和CT可以帮助鉴别。

问题5：如何初步治疗？（10分）

答案及评分：

（1）收入院（2分）。依据：该患儿为重症肺炎，需要收入院进行治疗。

（2）一般治疗及护理（2分）。保持呼吸道通畅，吸痰；患儿有纳食差，需要适当补充液体。

（3）患儿有缺氧，需要吸氧（2分）。

（4）对症（2分）。止咳、祛痰及拍背吸痰等对症治疗；有高热，使用布洛芬或对乙酰氨基酚。

（5）抗感染（2分）。先后给予"头孢呋辛、地塞米松、氨茶碱"等治疗6 d，无效果。有待进一步病原学检查明确以后，再调整。

问题6：需要做哪些进一步检验检查？（10分）

答案及评分：

（1）血氧饱和度检查或血气检测（2.5分）。结果：SpO_2 92%。

（2）胸片或胸部CT检查（2.5分）。结果：两肺广泛渗出，少量胸腔积液。

（3）呼吸道病原学检查（2.5分）。结果：流感病毒阳性。

（4）痰细菌培养（2.5分）。结果：无细菌生长。

问题7：根据检验检查结果，应做哪些诊断和治疗调整？（10分）

答案及评分：

（1）诊断及鉴别诊断（5分）。诊断为重症支气管肺炎（流感病毒），胸片不符合支气管炎、气道异物和肺结核症状。

（2）治疗（5分）。以呼吸和一般支持为主；抗感染方面停用抗生素。尽管奥司他韦治疗流感的最佳时间是发病后48 h内，但是重症肺炎患儿发病后1周在下呼吸道都检测到病毒，且排毒可持续2周左右，因此对于甲型流感合并重症肺炎的患者，仍然需要使用抗病毒药物。

问题8：知识点复习——儿童社区获得性肺炎哪些属于重度？（见表6-5，10分）

第八节　腺病毒性肺炎

【病史题干】

患儿，女，1岁5个月，以"发热伴咳嗽7 d"主诉入院。患儿于入院前7 d出现发热、咳嗽，T最高达40 ℃。伴咳嗽，为阵发性连声咳嗽，有痰不易咳出，偶有喘息。当地医院予患儿静脉滴注"阿奇霉素"及"头孢呋辛钠"治疗6 d，未见好转，且出现气短表现。

既往史：无手术和外伤史，无输血和药物过敏史。

问题1：针对以上，还应该询问哪些病史？（10分）
答案及评分：
（1）补充现病史：询问患病以来一般情况（2分）。结果：患病以来，纳食差，大小便正常。
（2）补充现病史：询问有无异物吸入及呛咳病史（2分）。结果：无。
（3）补充个人史，包括：出生史（1分）、生长发育史（1分）、预防接种史（2分）。结果：出生史及生长发育史无特殊。按计划免疫接种。
（4）补充家族史和有无传染病接触史，家庭中有无类似发热咳嗽的患者（2分）。结果：无。

【查体题干】

T 39.0 ℃，R 50次/min，P 160次/min，神志清醒，状态反应差，呼吸急促，鼻翼扇动，口唇轻微发绀，咽部充血，可见多量黏稠分泌物，气管居中，双肺叩诊清音，呼吸音粗，双肺可闻及中小水泡音，偶有呼气性喘鸣音。心音稍钝，律齐，未闻及杂音。腹软，肝肋下2 cm，质中，边钝，剑突下未扪及肿大。四肢、神经系统查体未见异常。

问题2：针对以上，还应该补充哪些查体？（10分）
答案及评分：
（1）BP（2分）。结果：90/60 mmHg。
（2）瞳孔（2分）。结果：等大等圆，对光反射灵敏。
（3）有无吸气凹陷（2分）。结果：可见三凹征。
（4）末梢循环（2分）。结果：四肢末梢温暖，CRT 0.5 s。
（5）其他脱水表现（2分）。结果：皮肤弹性正常，无眼窝凹陷。

【前期辅助检查】

门诊血常规检查：WBC 10.4×10^9/L，N 27.8%，L 65.1%，RBC、Hb、PLT正常。肺炎支原体IgM阴性，ESR、CRP检查均正常。

问题3：初步诊断及其依据。（10分）

答案及评分：

诊断：支气管肺炎。依据：①有咳嗽、咳痰、发热、气短等（2.5分）。②查体有双肺中小水泡音、呼吸频率增快、鼻翼扇动、三凹征等症状（2.5分）。

病情分度为重症，依据：①呼吸频率增快，R≥50次/min，有鼻翼扇动、三凹征（2.5分）。②持续高热超过5 d（2.5分）。

问题4：需要与哪些疾病鉴别？（10分）

答案及评分：

（1）急性支气管炎（3分）。多有咳嗽发热，肺部不固定干湿啰音。该患儿为固定啰音，不支持，胸片可以鉴别。

（2）支气管异物（4分）。常有异物吸入史，突然呛咳，胸片可有肺不张和肺气肿，部分可见到异物影。该患儿无以上病史，胸片和CT可以鉴别。

（3）肺结核（3分）。常有结核病接触病史，起病一般缓慢，有发热、盗汗、消瘦和食欲不振等结核中毒症状，胸片和CT可以帮助鉴别。

问题5：如何初步治疗？（10分）

答案及评分：

（1）收入院（2分）。依据：该患儿为重症肺炎，需要收入院进行治疗。

（2）一般治疗及护理（2分）。保持呼吸道通畅，吸痰；患儿有纳食差，需要适当补充液体。

（3）患儿有缺氧，需要吸氧（2分）。

（4）对症（2分）。止咳、祛痰及拍背吸痰等对症治疗；有高热，使用布洛芬或对乙酰氨基酚。

（5）抗感染（2分）。阿奇霉素及头孢呋辛钠，已经使用6 d无效果，病毒是流感病毒或腺病毒，难治性肺炎MP，有待进一步病原学检查明确。

问题6：需要做哪些进一步检验检查？（10分）

答案及评分：

（1）血氧饱和度检查或血气检测（2.5分）。结果：SpO_2 92%。

（2）胸片或CT检查（2.5分）。结果：左侧上下肺叶内带可见大片阴影，左肺门增宽。

（3）呼吸道病原学检查（2.5分）。结果：腺病毒阳性。

（4）痰细菌培养（2.5分）。结果：肺炎链球菌生长。

问题7：根据检验检查结果，应做哪些诊断和治疗调整？（10分）

答案及评分：

（1）诊断及鉴别诊断（5分）。诊断为重症支气管肺炎（腺病毒），胸片提示不符合支气管炎、气道异物和肺结核。

（2）治疗（5分）。以呼吸和一般支持为主；腺病毒没有特异性治疗药物，抗感染方面停用抗生素。

问题8：知识点复习——儿童社区获得性肺炎哪些属于重度？（见表6-5，10分）

问题9：知识点复习——腺病毒性肺炎临床特点有哪些？（10分）

答案及评分：

（1）多见于婴幼儿，有一定的季节性和地域性（2分）。

（2）起病急，发热时间长，呈稽留热（2分）。

（3）全身中毒症状出现早而且重（2分）。

（4）呼吸系统症状出现早，而体征出现晚（2分）。

（5）抗菌药物治疗无效（2分）。

第九节 气 管 异 物

【病史题干】

患儿，男，2岁6个月，以"反复咳嗽5个月余"为主诉入院。患儿于5个月前无明显诱因出现咳嗽，以干咳为主，活动后加重，无发热，无喘息等，多次就诊我院及外院，予雾化和口服药物治疗，咳嗽有好转。4个月前患儿咳嗽加重，有痰不易咳出，伴有喘息，有鼻塞、流涕，先后就诊我院，给予口服药物及雾化治疗可缓解，病情反复。在我院就诊考虑"哮喘、鼻炎"，予丙酸氟替卡松气雾剂吸入3个月，患儿喘息较前好转，仍有咳嗽。10 d前患儿咳嗽较前加重，阵发性连声咳嗽，有咳痰，在外院诊断为"肺炎"，予抗生素治疗7 d，咳嗽无好转，为进一步治疗，来我院就诊。

既往史：无手术和外伤史，1岁时因"肺炎"住院5 d。

问题1：针对以上，现病史应重点询问哪些内容？（10分）

答案及评分：

（1）患儿咳嗽、喘息情况和持续时间（2分）。结果：病程中咳嗽、喘息较重有2次，在医院就诊口服药物及雾化治疗可缓解，每次持续约1周。

（2）患儿什么时间段症状较明显（2分）。结果：患儿剧烈活动、受凉后、晨起时症状明显，夜间基本无咳嗽、喘息。

（3）患儿病程中咳痰情况及鼻塞情况（2分）。结果：病初干咳，间断有咳痰，近1周咳淡黄色痰。无长期鼻塞、流涕，无睡眠打鼾及张口呼吸。

（4）现病史询问有无异物吸入及呛咳病史（2分）。结果：家长诉6个月前有进食花生，可疑有呛咳。

（5）吸入丙酸氟替卡松期间症状情况（2分）。结果：吸入药物治疗期间患儿仍反复有喘息，有咳嗽。

问题2：还应该询问哪些病史？（10分）

答案及评分：

（1）补充现病史：询问患病以来一般情况（2.5分）。结果：患病以来，睡眠及纳食正常，大小便正常。

（2）有无重症肺炎、心脏病病史；有无食物过敏史，有无湿疹及过敏性鼻炎病史（2.5分）。结果：无重症肺炎及心脏病病史。无过敏史，有湿疹史，平素无鼻塞、鼻痒、打喷嚏症状。

（3）补充个人史，包括：出生史、生长发育史及预防接种史（2.5分）。结果：无异常。

（4）询问家族史和有无传染病接触史，有无特应性皮炎、过敏性鼻炎、哮喘病史（2.5分）。结果：无。

【查体题干】

T 36.9 ℃，R 33次/min，P 112次/min，神志清醒，精神反应正常，口唇无发绀，咽无充血，右肺呼吸音稍减低，可闻及湿啰音及喘鸣音。心音有力，律齐，未闻及杂音。腹软，肝、脾肋下未扪及肿大。四肢肌力、肌张力、神经反射未见异常，四肢末梢暖，CRT1 s。

问题3：针对以上，还应补充哪些查体？（10分）

答案及评分：

（1）气管是否居中（1分），胸廓是否对称（1分）。结果：气管居中，胸廓对称。

（2）有无呼吸做功表现（2分）。结果：呼吸稍促，无鼻翼扇动，可见轻度吸气相胸骨上凹陷。

（3）喘息的性质（2分）。结果：呼气相喘息，呼气相延长。

（4）肺部体征（2分）。结果：呼吸动度对称，右侧叩诊浊音。

（5）其他表现（2分）。结果：鼻腔内见较多黄色分泌物。

【前期辅助检查】

血常规检查：WBC 10.4×10^9/L，N 50%，L 38.1%，EO 2%，RBC 3.8×10^{12}/L，Hb 122 g/L，PLT 150×10^9/L，CRP<1 mg/L。我院潮气肺功能检测结果：中度阻塞性通气功能障碍。过敏原：总IgE 59 U/mL，食物组0级。胸部CT检查：右肺炎症，右肺下叶节段性不张，右肺下叶支气管管腔堵塞，判断是痰栓或是异物。

问题4：初步诊断及其依据。（10分）

答案及评分：

诊断：支气管异物。依据：①患儿，2岁余，慢性病程（2分），有咳嗽，伴喘息（2分）。②查体：右肺呼吸减低（2分）。胸部CT检查：右肺下叶支气管管腔堵塞，判断是痰栓或是异物（2分）。患儿家长诉有进食花生，可疑有异物呛咳史（2分），需要进一步行支气管镜检查（2分）。

问题5：需要与哪些疾病鉴别？（10分）

答案及评分：

（1）支气管哮喘（2.5分）。患儿，2岁余，有反复咳嗽、喘息，查体双肺可闻及喘鸣音，有湿疹史，与冷空气、运动及呼吸道感染有关，但患儿雾化及抗哮喘治疗效果欠佳，不支持。

（2）支气管内膜结核（2.5分）。常有结核病接触史，有发热、盗汗、消瘦等结核中毒症状，可行结核免疫分析、PPD试验，必要时支气管镜可以帮助鉴别。

（3）闭塞性细支气管炎（2.5分）。常有重症肺炎、移植病史，多表现为持续咳嗽、喘息、气促、呼吸困难及运动耐受力差，感染后症状明显加重，胸部CT可表现为"马赛克征"，结合病史及胸部CT，该患儿不支持。

（4）先天性气道发育异常（2.5分）。该患儿胸部CT示右下肺支气管狭窄，需鉴别，但该疾病喘息出现早，表现为持续性喘息或呼吸道感染后反复喘息，心脏超声、气管镜、肺增强CT及血管重建可协助鉴别。

问题6：如何初步治疗？（10分）

答案及评分：

（1）收入院（2分）。依据：该患儿考虑有支气管异物，需要收入院进一步检查。

（2）一般治疗及护理。保持呼吸道通畅（1分），怀疑有异物吸入，避免剧烈活动（1分），监测血氧饱和度，评估有无缺氧表现，必要时吸氧（1分）。

（3）立即完善相关检查，早期行支气管镜检查术，必要时行异物取出术（3分）。

（4）抗感染（2分）。细菌感染直接证据不足，待相关检查结果回报。

问题7：需要做哪些进一步检验检查？（10分）

答案及评分：

（1）血氧饱和度检查及血气分析（2.5分）。结果：SpO_2 94%；血气分析未见明显异常。

（2）呼吸道病原学检查（2.5分）。结果：肺炎支原体DNA、结核分枝杆菌DNA、结核免疫分析、PPD试验、痰培养均为阴性。

（3）过敏原检查（2.5分）。结果：血清变应原特异性IgE（吸入组）测定阴性。

（4）行支气管镜检查（2.5分）。结果：见右肺下叶支气管内有一异物，局部有肉芽组织生长。清理肉芽以后取出异物为一粒碎花生，异物取出后见支气管腔内大量脓性分泌物。

问题8：根据检验检查结果，应做哪些诊断和治疗调整？（10分）

答案及评分：

（1）结合患儿胸部CT表现，气管镜下所见右肺下叶支气管异物，排除支气管狭窄、软化等气道畸形。明确诊断：右肺下叶支气管异物；镜下所见大量脓性分泌物，加用阿莫西林舒巴坦抗感染治疗（4分）。

（2）结合患儿相关病原学检查结果（3分）。结核免疫分析阴性，PPD试验阴性，因此排除结核感染。

（3）患儿反复咳嗽、喘息，有湿疹史，过敏原检查结果未见异常，无过敏性疾病家族史，抗哮喘治疗效果欠佳，支气管哮喘诊断依据不足。（3分）

问题9：知识点复习——支气管异物的临床表现。（10分）
答案及评分：
气道异物据病程可分为4期，每期具体表现各不相同：

（1）异物吸入期（2.5分）。异物经声门入气管时，引起剧烈呛咳，合并短暂憋气和面色发绀。如异物嵌顿于声门，则可出现声嘶及呼吸困难，严重者发生窒息。如异物进入气管或支气管，除有轻微咳嗽外可无其他症状。

（2）安静期（2.5分）。异物进入气管、支气管后，停留于某一部位，刺激性减小，此时患者可不出现症状或仅有轻微咳嗽，常被忽视。此期长短不定，如异物堵塞气管引起炎症，则很快进入第3期。

（3）炎症期（2.5分）。异物的局部刺激和继发性炎症，加重了气管、支气管的堵塞，可出现反复发热、咳嗽、肺不张和肺气肿的表现。

（4）并发症期（2.5分）。随着炎症发展，可出现肺炎、支气管扩张、肺脓肿或脓胸等。患者有高热、咳嗽、脓痰、胸痛、咯血、呼吸困难等。此期的长短和轻重程度可因异物大小、性质，患者体质、年龄等因素而定。

问题10：知识点复习——临床上在什么情况下需考虑支气管异物？（10分）
答案及评分：

（1）在临床上对所有咳嗽患儿均应详细追问病史，是否有进食或玩耍中突发的剧烈咳嗽。特别是长期咳嗽患儿，对治疗效果欠佳的，即使追问病史阴性，也应积极地做检查排除异物吸入可能（4分）。

（2）若高度怀疑异物吸入，即使临床体征和胸片均为阴性，也应做进一步检查（2分）。

（3）另外对于反复发作的肺炎、肺不张、肺气肿，特别是多次胸片提示相同部位病变，即使无明显的异物史亦应注意该病可能，必要时行胸部CT及纤维支气管镜检查，做到早发现、早诊断、早治疗（4分）。

第十节　胸腔积液

【病史题干】

患儿，女，2岁9个月，以"发热8 d，胸痛4 d，气促2 d"为主诉入院。患儿于入院前8 d出现发热，体温最高40 ℃，伴寒战，口服退热药无效，至外院予口服"头孢类"药物2 d，体温未见好转。4 d前出现右侧胸痛，无明显压痛，发热时明显，热退时疼痛可缓解，无咳嗽、喘息，当地医院予患儿静脉滴注"阿莫西林"3 d，患儿仍反复高热，伴阵发性胸痛，2 d前出现气促，无喘息及发绀，无鼻塞、流涕。

既往史：无手术和外伤史，无输血和药物过敏史。

问题1：针对以上，还应该询问哪些病史？（10分）

答案及评分：

（1）现病史补充询问患病以来一般情况（2分）。结果：患病以来，饮食及睡眠欠佳，大小便正常。

（2）现病史补充询问有无异物吸入及呛咳病史（2分）。结果：无。

（3）个人史补充出生史（1分）、生长发育史（1分）、预防接种史（2分）。结果：无特殊。

（4）补充家族史和有无传染病接触史，家庭中有无类似发热咳嗽的患者（2分）。结果：无。

【查体题干】

T 39.7 ℃，R 45次/min，P 140次/min，神志清醒，反应一般，呼吸急促，鼻翼扇动，口唇无发绀，咽充血，气管居中，左肺叩诊清音，右肺叩诊浊音，双肺呼吸音粗，右肺呼吸音低，可闻及少许细湿啰音。心律齐，未闻及杂音。腹软，肝肋下2 cm，质软，边锐。四肢、神经系统查体未见异常。

问题2：针对以上，还应该补充哪些查体？（10分）

答案及评分：

（1）呼吸道系统性查体（1分）。上呼吸道如咽部和扁桃体是否存在疱疹、脓性分泌物等感染征象。结果：无。

（2）下呼吸道有无胸廓畸形、有无胸膜摩擦感和摩擦音（1分）。结果：无胸廓畸形，无胸膜摩擦感。

（3）右侧胸痛的鉴别。邻近器官炎症如胰腺炎、胆囊炎导致的放射痛（1分）。检查相应消化道体征，结果：无。

（4）判断肺炎轻重的体征：

①BP（1分）。结果：95/70 mmHg。②瞳孔（1分）。结果：等大等圆，对光反射灵敏。③有无吸气凹陷（2分）。结果：可见轻度吸气三凹征。④末梢循环（2分）。结果：四肢末梢温暖，CRT 0.5 s。⑤其他脱水表现（1分）。结果：皮肤弹性正常，无眼窝凹陷。

【前期辅助检查】

血常规检查：WBC 12.42×10^9/L，N 69.1%，L 18.5%，RBC 4.3×10^{12}/L，Hb 116 g/L，PLT 572×10^9/L，ESR 55 mm/h，CRP 148.5 mg/L。胸片见图6-1。

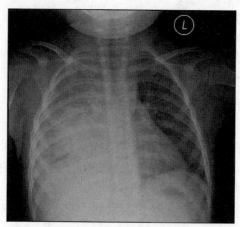

图6-1　患儿胸片

问题3：初步诊断及其依据。（10分）

答案及评分：

诊断：右侧肺炎、胸腔积液。依据：①有发热、胸痛、气促症状（1分）。②查体有呼吸频率增快、鼻翼扇动、轻度吸气三凹征，右肺叩诊浊音，右肺呼吸音减低，可闻及少许细湿啰音症状（2分）。③胸片提示右肺野大片模糊，部分实变影，右侧肋膈角欠清（2分）。

病情分度为重症，依据：①有鼻翼扇动、三凹征（1分）。②持续高热超过5 d（2分）。③胸片提示右中、下肺叶实变并胸腔积液（2分）。

问题4：需要与哪些疾病鉴别？（10分）

答案及评分：

（1）支气管异物（5分）。常有异物吸入史，突然呛咳，胸片可有肺不张和肺气肿，部分可见到异物影。该患儿无以上病史，胸片和CT可以鉴别。

（2）肺结核（5分）。常有结核病接触病史，起病一般缓慢，有发热、盗汗、消瘦和食欲不振等结核中毒症状，PPD试验或结核免疫学检查、胸部CT可以帮助鉴别（5分）。

问题5：如何初步治疗？（10分）

答案及评分：

（1）收入院（3分）。依据：该患儿为重症肺炎，需要收入院进行治疗。

（2）一般治疗及护理（2分）。保持呼吸道通畅；患儿有纳食差，需要适当补充液体。

（3）对症（2分）。有高热，使用布洛芬或对乙酰氨基酚。

（4）抗感染（3分）。头孢曲松钠使用3 d无效果，等待进一步病原学检查明确病原体再调整。

问题6：入院后需要做哪些进一步检验检查？（10分）

答案及评分：

（1）SpO_2检查或血气检测（2分）。结果：SpO_2 92%。

（2）胸部超声或CT检查（2分）。结果：右肺可见多发斑片状、条索状高密度影，边界不清，右侧胸腔可见弧形水样密度影，邻近右肺下叶受压、体积缩小。

（3）呼吸道病原学检查（1分）。结果：阴性。

（4）痰细菌培养（1分）。结果：阴性。

（5）结核相关检测（2分）。结果：痰涂片未见抗酸杆菌，DNA定量在正常范围；血清结核免疫分析结果：阴性；PPD72 h试验（－）。

（6）胸腔穿刺（2分）。结果：缓解胸腔积液压迫肺脏所致呼吸困难；行病原学检查，胸腔积液培养，培养见耐甲氧西林金黄色葡萄球菌（methicillin resistant staphylococcus aureus，MRSA）生长。

问题7：根据该患儿胸腔积液生化检查结果，请判断其积液性质。不同性质胸腔积液一般见于哪些临床疾病？（图6-2，10分）

常规	检验项目	检测值	提示	单位	参考值
1	颜色	黄色			淡黄色
2	透明度	浑浊			清晰
3	李凡他试验（Rivalta试验）	阴性			阴性
4	比重	1.028			1.003～1.030
5	红细胞	20 545	↑	10^6/L	<300
6	白细胞	2 507	↑	10^6/L	<300
7	单个核	6%			
8	多个核	94%			

生化	检验项目	检测值	提示	单位	参考值	检测方法
1	总蛋白测定	39.7		g/L		双缩脲法
2	乳酸脱氢酶	2136		U/L		IFCC速率法
3	氯测定	109.6		mmol/L		离子选择电极法

图6-2 患儿胸腔积液生化检查结果单

血清LDH：420 U/L。

答案及评分：

该患儿胸腔积液为渗出液（2分）。

渗出液多见于炎症、肿瘤、创伤等（4分）；漏出液多见于心源性、肝源性、肾源性疾病或静脉栓塞等（4分）。

问题8：根据检验检查结果，应做哪些诊断和治疗调整？（10分）

答案及评分：

（1）诊断及鉴别诊断（4分）。诊断为重症支气管肺炎（MRSA），右侧胸腔积液。胸部CT不符合气道异物和肺结核。

（2）治疗（4分）。结合胸腔积液培养及药敏结果，调整抗生素治疗方案，改用万古霉素或利奈唑胺抗感染。

（3）胸腔闭式引流（2分）。

问题9：知识点复习——胸腔穿刺术的适应证和禁忌证有哪些？（10分）

答案及评分：

（1）适应证（6分）。①针对性穿刺。②大量胸腔积液、积气伴有压迫症状。③结核性胸膜炎治疗后中毒症状减轻仍有较多积液者。④肺炎后胸膜炎、胸腔积液较多者。⑤外伤性血气胸。⑥脓胸反复抽脓、冲洗治疗。

（2）禁忌证（4分）。①病情危重，有严重出血倾向、大咯血。②穿刺部位有炎症病灶。③对麻醉药过敏者。

问题10：知识点复习——胸腔积液渗出液及漏出液的鉴别要点。（表6-6，10分）
答案及评分：

表6-6　胸腔积液渗出液及漏出液鉴别要点

项目	渗出液（5分）	漏出液（5分）
外观	黄色、脓性或血性	无色或淡黄
凝固	能自凝	不自凝
比重	>1.016	<1.016
细胞计数	$>0.5 \times 10^9$/L	$<0.5 \times 10^9$/L
细胞分类	多核细胞为主	单核细胞为主
Rivalta试验	阳性	阴性
蛋白质定量	>30 g/L	<25 g/L
胸腔积液蛋白与血清蛋白之比	>0.5	<0.5
乳酸脱氢酶	>200 U/L	<200 U/L
胸腔积液LDH与血清LDH之比	>0.6	<0.6
糖定量	低于血糖	与血糖近似

第十一节　金黄色葡萄球菌性肺炎

【病史题干】

患儿，女，3个月，以"发热伴咳嗽3 d"为主诉入院。患儿于入院前3 d出现发热，T最高达40 ℃，伴咳嗽，为阵发性连声咳嗽，有痰不易咳出，偶可咳出黄色脓痰，无异物吸入及呛咳病史，当地医院予患儿静脉滴注"头孢呋辛"治疗，为进一步诊治遂入我院。患儿起病以来，精神反应欠佳，纳乳减少，大小便正常。

既往史：无手术和外伤史，无输血和药物过敏史。

问题1：针对以上，还应该询问哪些病史？（10分）
答案及评分：

（1）补充现病史：询问发热的特点及有无伴随症状（2分）。结果：热型不规则，高热时伴有寒战，无抽搐。

（2）补充现病史：询问咳嗽的特点（2分）。结果：无昼夜体位变化规律，咳嗽时无声音嘶哑、无鸡鸣样回声，不伴喘息，无咯血。

（3）现病史应补充在外院具体治疗情况、治疗效果（2分）。结果：在外院给予"头孢呋辛"治疗2 d，仍有反复发热，且出现呼吸困难。

（4）补充个人史，包括：出生史（1分）、生长发育史（1分）、预防接种史（1分）。结果：G2P2，足月顺产，出生WT 3 500 g，新生儿期健康；2月抬头，3月可逗笑；乙肝疫苗、卡介苗、百白破疫苗、脊髓灰质炎灭活疫苗均已接种。

（5）补充家族史和有无传染病接触史，家庭中有无类似发热咳嗽的患者（1分）。结果：无。

【查体题干】

T 39.0 ℃，R 56次/min，P 165次/min，神志清醒，精神反应差，皮肤弹性稍差，呼吸急促，口唇鼻周发绀，咽充血，气管居中，双肺呼吸音粗，双肺可闻及中细湿啰音。心音稍钝，律齐，未闻及杂音。腹软，肝肋下2.5 cm，质中，边钝，剑突下未扪及肿大。四肢、神经系统查体未见异常，四肢末梢温暖，CRT 0.5 s。

问题2：针对以上，还应该补充哪些查体？（10分）
答案及评分：
（1）BP（1分）。结果：90/60 mmHg。
（2）血氧饱和度（1分）。结果：SpO_2 90%（吸空气下）。
（3）全身皮肤情况（2分）。结果：全身皮肤无黄染，无皮疹，无皮下出血，躯干可见2个脓疱疮，大小1.5 cm×1 cm。
（4）有无全身淋巴结肿大情况（1分）。结果：全身浅表未扪及肿大淋巴结。
（5）有无鼻翼扇动（2分）。结果：可见鼻翼扇动。
（6）呼吸节律是否规整，双肺呼吸音是否对称，双肺叩诊情况（3分）。结果：呼吸节律规整，右肺呼吸音减弱，右肺叩诊呈浊音。

【前期辅助检查】

外院血常规检查：WBC 18.39×10^9/L，N 65.7%，L 18.7 %，RBC 3.7×10^{12}/L、Hb 100 g/L、PLT 363×10^9/L，CRP 90 mg/L。胸片检查：两肺纹理粗乱，右肺中内带可见片状密度增高影。

问题3：初步诊断及其依据。（10分）
答案及评分：
诊断：支气管肺炎（1分）。
依据：①有发热、咳嗽、呼吸急促（1分）。②查体：呼吸频率增快、有鼻翼扇动、三凹征，双肺可闻及中细湿啰音（2分）。③胸片：两肺纹理粗乱，右肺中内带可见片状密度增高影（2分）。

病情严重程度分级为重症，依据：①一般情况差，皮肤弹性差（1分）。②有鼻翼扇动、三凹征（1分）。③$SpO_2<92\%$（吸空气下）（1分）。④胸片提示：右侧肺多叶浸润（1分）。

问题4：需要与哪些疾病鉴别？（10分）

答案及评分：

（1）急性支气管炎（3分）。患儿有咳嗽发热，应考虑，但患儿肺部有固定啰音，胸片提示两肺纹理粗乱，右肺中内带可见片状密度增高影，不支持。

（2）肺结核（4分）。常有结核病接触病史，一般起病缓慢，有发热、盗汗、消瘦和食欲不振等结核中毒症状，患儿有发热咳嗽，但起病急，否认结核病接触病史，胸片未示结核病灶，不支持。

（3）支气管异物（3分）。常有异物吸入史，突然呛咳史，胸片可有肺不张和肺气肿，部分可见到异物影。该患儿无异物吸入及突然呛咳史，胸片提示肺内片状密度增高影。

问题5：治疗原则有哪些？（10分）

答案及评分：

治疗原则：改善通气，控制炎症，对症治疗，防止和治疗并发症（3分）。

（1）收入院（2分）。依据：该患儿为重症肺炎，需要住院治疗。

（2）一般治疗及护理（2分）。空气流通，保持呼吸道通畅，吸痰；患儿有纳食差，需要适当补充液体，变换体位，减少肺部瘀血，促进炎症吸收。

（3）对症（1分）。患儿有缺氧，需要吸氧（1分）；退热（1分）。气道管理：湿化及保持气道通畅。

问题6：如何选择初始抗感染治疗药物？（表6-7，15分）

表6-7 病原情况

病原种类	常见病原
细菌	肺炎链球菌
	大肠埃希菌
	肺炎克雷伯菌
	金黄色葡萄球菌

根据不同年龄儿童社区获得性肺炎的病原情况，28 d～3个月儿童常见病原有肺炎链球菌（2.5分）、大肠埃希菌（2.5分）、肺炎克雷伯菌（2.5分）、金黄色葡萄球菌（2.5分）等，治疗上应覆盖此类菌。

初始给予头孢曲松钠静脉滴注（5分）。抗感染5 d后，患儿仍有反复发热，咳嗽未见好，仍有呼吸急促、鼻翼扇动、三凹征，右肺呼吸音低，可闻及湿啰音。

问题7：治疗效果不好，需要考虑哪些因素？需要做哪些进一步检验检查？（15分）

答案及评分：

治疗效果不好，需要考虑如下情况：

（1）重新审核诊断是否正确（3分）。

（2）如果诊断正确，需要考虑抗感染治疗是否覆盖病原。（呼吸道病原学检测结果分为细菌性感染、病毒性感染、肺炎支原体感染、混合性感染四组）患儿伴有皮肤脓疱疹，是否对病原有提示（3分）。

（3）是否存在并发症。（如脓胸、脓气胸、肺大疱、肺脓肿、肺气肿、肺不张）（3分）。

需要做哪些进一步检验检查？

（1）呼吸道病原学检查（2分）。呼吸道病毒免疫荧光检查结果：阴性。

（2）胸部CT检查（2分）。结果：右肺下叶可见一团块状高密度影，其内可见气液平面，右侧胸腔后缘可见弧形低密度影。右肺实变伴空洞形成，右侧有少量胸腔积液。

（3）痰细菌培养（2分）。结果：金黄色葡萄球菌，菌量（++++），对万古霉素敏感。

问题8：根据检验检查结果，应做哪些诊断和治疗调整？（10分）

答案及评分：

（1）诊断。①重症支气管肺炎（金黄色葡萄球菌）（2分）。②脓肿（2分）。③胸腔积液（2分）。

（2）治疗。①继续支持对症治疗（2分）。②根据药敏试验换用万古霉素抗感染治疗（2分）。

问题9：知识点复习——金黄色葡萄球菌性肺炎临床特点有哪些？（10分）

答案及评分：

（1）多见于1岁以下幼儿，可在呼吸道感染或皮肤脓疱疹数日或1周后出现发热（2.5分）。

（2）起病急，肺炎发展迅速，可表现为呼吸和心率增快、咳嗽、发绀等，咳有黄脓痰（2.5分）。

（3）全身中毒症状出现早而且重（2.5分）。

（4）肺部体征出现早，早期可出现呼吸音减低，在发展过程中迅速出现肺脓肿，并发脓胸及脓气胸（2.5分）。

问题10：知识点复习——金黄色葡萄球菌性肺炎治疗疗程。（10分）

（1）甲氧西林敏感金黄色葡萄球菌（methicillin-susceptible staphylococcus aureus，MSSA）肺炎总疗程14 d左右（5分）。

（2）坏死性MSSA肺炎伴脓胸、MRSA肺炎伴脓胸时总疗程21～28 d（5分）。

第十二节 肺 结 核

【病史题干】

患儿，女，12岁，以"咳嗽20余d"为主诉入院。患儿于入院前20 d出现阵发性咳嗽，少痰，晨起明显，偶流涕，无头痛，无发热、喘息气促等情况，间断口服止咳药及阿奇霉素、头孢呋辛钠等药物治疗，咳嗽无好转。既往史：无手术和外伤史，无输血和药物过敏史，无异物吸入史。

问题1：针对以上，还应该询问哪些病史？（10分）

答案及评分：

（1）补充现病史：询问咳痰颜色，有无午后低热（2分）。结果：偶咳白痰，也偶有黄痰，无午后低热。

（2）补充现病史：询问患病以来一般情况（2分）。结果：患病以来，WT下降3 kg，大小便正常。

（3）补充个人史，包括：出生史（1分）、生长发育史（1分）、预防接种史（2分）。

（4）补充家族史和有无传染病接触史（如结核病），家庭中有无类似长期发热、咳嗽的患者（2分）。结果：祖母有慢性咳嗽，但未明确是否为结核病。

【查体题干】

T 36.9 ℃，P 98次/min，R 18次/min；神志清醒，精神反应正常；全身皮肤无黄染，未见皮疹，右颈部可扪及花生米大小淋巴结，质软、活动、无压痛；颈无抵抗，咽红，呼吸平顺，未见三凹征，右肺呼吸音稍弱，可闻及少许细湿啰音；心音有力，律齐，未闻及杂音；腹平软，肝、脾肋下未扪及肿大，肠鸣音正常；四肢活动好，生理反射存在，病理反射未引出。

问题2：针对以上，还应该补充哪些查体？（10分）

答案及评分：

（1）WT（2分）。结果：35 kg。

（2）BP（2分）。结果：104/65 mmHg。

（3）是否有卡疤（2分）。结果：左上臂可见卡疤。

（4）鼻窦区是否有压痛（2分）。结果：未有压痛。

（5）末梢循环（2分）。结果：四肢末梢温暖，CTR 0.5 s。

【前期辅助检查】

外院血常规检查：WBC 9.6×10⁹/L，N 27.8%，L 64%，RBC、Hb、PLT正常。肝肾功能、血生化、心肌酶谱正常，ESR 40 mm/h，RSV、腺病毒、流感及副流感病毒、EB病毒抗原以及肺炎支原体PCR均阴性，血结核抗体阳性。胸部CT提示右肺及左肺上叶炎性病变，右肺叶不张，肺门多发淋巴结肿大。

问题3：初步诊断及其依据。（10分）

答案及评分：

诊断：肺结核。依据：①患儿有咳嗽咳痰、WT减轻，祖母有慢性咳嗽病史等（2.5分）。②外院抗生素治疗疗效欠佳（2.5分）。③查体有右肺呼吸音减弱，有少许湿啰音症状（2.5分）。④外院常见呼吸道病原阴性，血结核抗体阳性。胸部CT提示右肺及左肺上叶炎性病变，右肺叶不张，肺门多发淋巴结肿大（2.5分）。

问题4：需要与哪些疾病鉴别？（10分）

答案及评分：

（1）支原体肺炎（3分）。多有发热、干咳，肺部体征不明显，该患儿口服阿奇霉素仍有咳嗽，外院支原体PCR阴性，胸部CT提示左肺上叶病变，不支持。

（2）鼻窦炎（4分）。患儿咳嗽时间长，晨起有痰，偶有鼻涕，需鉴别，但患儿无头痛，胸部CT明确提示肺部病变，不支持，鼻咽镜、鼻窦CT可以鉴别。

（3）迁延性细菌性支气管炎（3分）。常有咳嗽时间长，痰多，甚至黄痰表现，抗生素治疗有效，胸部CT多无明显异常。与患儿表现不符合，可查找病原，必要时气管镜检查帮助鉴别。

问题5：如何初步治疗？（10分）

答案及评分：

（1）收入院（2.5分）。依据：该患儿可能为肺结核，需要收入院进一步检查明确。

（2）一般治疗及护理（2.5分）。隔离，监测血氧饱和度，患儿有纳食差、消瘦，需要适当补充液体。

（3）对症（2.5分）。止咳、祛痰等对症治疗。

（4）抗感染（2.5分）。外院阿奇霉素及头孢呋辛钠治疗无效果，有待进一步病原学检查明确是否需要抗生素治疗。

问题6：需要做哪些进一步检验检查？（10分）

答案及评分：

（1）PPD检测（2.5分）。结果：阳性。

（2）结核免疫三项（2.5分）。结果：阳性。

（3）13项呼吸道病毒病原学检查（2.5分）。呼吸道病毒免疫荧光检查结果：均阴性。

（4）痰涂片、痰细菌培养（2.5分）。结果：连续送痰涂片抗酸染色，第2次痰涂片抗酸杆菌阳性（++），痰细菌培养为正常菌群。

问题7：根据检验检查结果，应做哪些诊断和治疗调整？（10分）

答案及评分：

（1）诊断及鉴别诊断（5分）。肺结核，病原学检查不支持支原体肺炎，临床病史不符合鼻窦炎、PBB。

（2）治疗（5分）。以一般支持为主，抗感染方面暂不用抗生素，转感染科或结核病医院给予抗结核治疗。

问题8：知识点复习——肺结核的类型。（10分）

答案及评分：

临床分为原发性肺结核（2分）、血行播散性肺结核（2分）、继发性肺结核（2分）、气管支气管结核（2分）、结核性胸膜炎（2分）5种类型。

问题9：知识点复习——儿童肺结核的诊断要点有哪些？（10分）

答案及评分：

（1）临床表现发热、咳嗽持续2周以上，或持续喘息等（1分）。

（2）胸片检查发现活动性结核病灶（1分）。

（3）与活动性结核患者有接触史（1分）。

（4）PPD试验或结核免疫检查（γ干扰素释放试验）阳性（1分）。

（5）痰液、胃液或支气管灌洗液结核菌涂片或培养阳性（1分）。

（6）抗结核治疗有效（1分）。

（7）排除肺部其他疾病，如各种原因的肺炎、间质性疾病等（1分）。

（8）肺组织病理检查符合肺结核特征（1分）。

具有第（1）项和第（2）项以及第（3）、第（4）、第（6）、第（7）项中任意两项，属于临床诊断病例（1分）；具有第（1）项和第（2）项以及第（5）项或第（8）项者，属于确诊病例（1分）。

问题10：知识点复习——肺结核的影像学特点有哪些？（10分）

答案及评分：

（1）X线检查是肺结核诊断最重要检查手段之一，特点是肺部持续性存在的节段性炎症、肺不张、空洞、胸膜病变（积液、粘连增厚）、粟粒性结节影等，而肺门或纵隔淋巴结肿大则是儿童结核病的重要特征（5分）。

（2）与X线检查相比，CT检查可发现更多的病变信息。胸片提示以上特征，常规下再进行CT检查（5分）。

第十三节 儿童支气管哮喘

【病史题干】

患儿，男，10岁，2016年11月以"反复咳嗽、喘息、胸闷1年，再发0.5 d"为主诉入我院急诊科。既往发作时在外院诊断为"支气管炎""支气管肺炎"，静脉用药及雾化治疗3～5 d可缓解。0.5 d前与同学打篮球时再次出现咳嗽、喘息及胸闷症状，到我院就诊。

既往史：无手术和外伤史，无输血和药物过敏史。

问题1：针对以上，现病史应重点询问哪些内容？（10分）

答案及评分：

（1）患儿咳嗽、喘息及胸闷共发作几次，每次发作症状迁延时间（2分）。结果：共发作6次，每次发作最短3 d，最长1周。

（2）每次发作的诱因是什么，是否每次发作都伴随感冒症状，有无在剧烈运动、大笑、大哭、进食某种食物或接触某些因素后出现咳嗽或喘息（2分）。结果：诱因有感冒、剧烈运动、冷空气。

（3）是否在晨起或夜间入睡后症状加重，有无夜间因咳嗽、气喘而醒来（1分）。结果：夜间入睡后症状加重，有夜间憋醒或因气喘醒来。

（4）有无在某个季节发作更频繁或症状加重（1分）。结果：秋冬换季时易发作。发作时有无急诊就诊或住院治疗，通常需要使用什么药物治疗，有无做过雾化，觉得雾化治疗是否有效，雾化一般坚持多长时间（1分）。结果：有2次急诊就诊经历，给予吸氧及雾化治疗，雾化后好转明显，一般雾化2～3 d。

（6）发作间期是否有完全无症状期，无症状期是否有治疗（1分）。结果：发作间期无症状，无症状期未治疗。

（7）近3个月及4周的发作情况，有无应急药物应用，有无活动或体育课受限（1分）。结果：近3个月有间断咳嗽，近4周白天有间断咳嗽、夜间有憋醒1次，有应急缓解药物使用1次，无活动及体育课受限。

（8）有无异物吸入及呛咳病史（1分）。结果：无。

问题2：还应补充询问哪些病史？（10分）
答案及评分：

（1）补充既往史：询问有无重症肺炎、心脏病病史（2分）；有无食物过敏史、有无湿疹及过敏性鼻炎病史（2分）。结果：无重症肺炎及心脏病病史，2岁内有牛奶过敏史，1岁内有严重湿疹史，平素有鼻塞、鼻痒、打喷嚏症状及医生诊断的过敏性鼻炎。

（2）补充个人史（3分），包括：出生史、生长发育史、预防接种史。结果：无特殊。

（3）询问家族史和有无传染病接触史，有无特应性皮炎、过敏性鼻炎、哮喘病史（3分）。结果：父亲有过敏性鼻炎，叔叔有哮喘。

【查体题干】

T 36.9 ℃，R 50次/min，P 150次/min，SpO_2 91%，神志清醒，烦躁，口唇无发绀，咽无充血，气管居中，胸廓饱满、对称，两侧呼吸音对称，可闻及弥漫分布的双相哮鸣音，伴呼气相延长。心音有力，律齐，未闻及杂音。腹软，肝肋下2 cm，质软，边锐，剑突下未扪及肿大，脾脏肋下未扪及肿大。四肢肌力、肌张力、神经反射未见异常，四肢末梢暖，CTR 1 s。

问题3：针对以上，还应补充哪些查体？（10分）
答案及评分：

（1）BP（2分）。结果：110/65 mmHg。
（2）体位（2分）。结果：前弓位。
（3）是否有气短及说话方式（2分）。结果：休息时气短，说单字。
（4）呼吸时有无辅助肌参与或三凹征（2分）。结果：无鼻翼扇动，三凹征阳性。
（5）肺部体征（2分）。结果：呼吸动度增强、对称，叩诊呈清音。

【前期辅助检查】

血常规检查：WBC 10.4×10^9/L，N 60.8%，L 28.1%，EO 10%，RBC 3.8×10^{12}/L，Hb 132 g/L，PLT 150×10^9/L。动脉血气分析：pH 7.32，PCO_2 32 mmHg，PO_2 82 mmHg，HCO_3^- 26 mmol/L，BE −6 mmol/L。胸片：两肺过度通气。

问题4：初步诊断及其依据。（表6-8，10分）
答案及评分：

诊断：支气管哮喘，急性发作（重度）；过敏性鼻炎。

（1）支气管哮喘。依据：反复咳嗽、喘息及胸闷，与冷空气、运动及呼吸道感染有关，常在夜间加剧（1分），发作时双肺可闻及弥漫分布的双相哮鸣音，呼气相延长（1分）；抗哮喘治疗有效（1分）；排除其他疾病引起的咳嗽、喘息及胸闷（1分）；急性发作严重度分度为重度，参考表6-8内容（4分）。

（2）变应性鼻炎。依据：鼻塞、鼻痒、打喷嚏及既往史（2分）。

表6-8 ≥6岁儿童哮喘急性发作严重度分级

临床特点	轻度	中度	重度	危重度
气短	走路时	说话时	休息时	呼吸不整
体位	可平卧	喜坐位	前弓位	不定
讲话方式	能成句	成短句	说单字	难以说话
精神意识	可有焦虑、烦躁	常焦虑、烦躁	常焦虑、烦躁	嗜睡、意识模糊
辅助呼吸肌活动及三凹征	常无	可有	通常有	胸腹反常运动
哮鸣音	散在，呼气末期	响亮、弥漫	响亮、弥漫、双相	减弱乃至消失
脉率	略增加	增加	明显增加	减慢或不规则
PEF占正常预计值或本人最佳值的百分数/%	SABA治疗后：>80	SABA治疗前：>50~80；SABA治疗后：>60~80	SABA治疗前：≤50；SABA治疗后：≤60	无法完成检查
SpO_2（吸空气下）	0.90~0.94	0.90~0.94	0.90	<0.90

注：只要存在某项严重度的指标，即可归入该严重度等级。PEF——呼气流量峰值；SABA——速效β_2受体激动剂。

问题5：如何评估该患儿的病情分期、控制水平？需要与哪些疾病鉴别？（10分）

答案及评分：

（1）哮喘分期。急性发作期：突然出现咳嗽、喘息、气促及胸闷症状或原有症状急剧加重（3分）。

（2）控制水平分级。部分控制（3分），参考表6-9内容。

鉴别诊断：答出一项得2分，答出两项得4分。

（1）支气管异物。常有异物吸入史，突然呛咳，肺部听诊可有局限性啰音，抗哮喘治疗无效。该患儿无以上病史和体征，雾化治疗有效。

（2）支气管内膜结核。常有结核病接触史，有发热、盗汗、消瘦等结核中毒症状，必要时支气管镜和胸部CT可以帮助鉴别。

（3）闭塞性细支气管炎。常有重症肺炎、移植病史，多表现为持续咳嗽、喘息、气促、呼吸困难及运动耐受力差，该患儿无上述特点。

（4）先天气管、支气管、肺及心血管畸形。低龄儿童常见，症状多持续，心脏超声、气管镜、肺增强CT及血管重建可协助鉴别。

表6-9 ≥6岁儿童哮喘控制水平分级

评估项目	良好控制	部分控制	未控制
日间症状>2次/周			
夜间因哮喘憋醒	无	存在1~2项	存在3~4项
应急缓解药物使用>2次/周			
因哮喘而出现活动受限			

注：用于评估近4周的症状。

问题6：根据上述病情评估，如何初步治疗？（10分）

答案及评分：

（1）氧疗（2分）。可选择鼻导管或面罩吸氧，使SpO_2>94%。

（2）雾化［或压力定量吸入气雾剂（pMDI）+储雾罐］吸入速效β_2受体激动剂，每20 min 1次，进行3次，可联合使用抗胆碱能药物/糖皮质激素（4分）。

（3）激素（2分）。甲基泼尼松龙1 mg/（kg·次），静脉应用，间隔4~6 h可重复使用。

（4）支持治疗（1分）。保持气道通畅，有痰者注意吸痰，纳食差或痰液黏稠者可静脉补液。

（5）禁用镇静剂（1分）。

经过上述治疗1 h后查体：烦躁减轻，R 30次/min，P 110次/min，SpO_2 95%，呼吸稍促，三凹征阴性，休息时无气短，能说短句，可平卧，肺部听诊可闻及弥漫呼气相哮鸣音。

问题7：治疗1 h后评估病情分级并确定下一步治疗方案。（10分）

答案及评分：

病情严重度评估：中度（4分），参考表6-8内容。

治疗方案：

（1）继续雾化（或pMDI+储雾罐）吸入速效β_2受体激动剂和抗胆碱能药物，每1~4 h应用1次（2分）。

（2）重复雾化（或pMDI+储雾罐）/糖皮质激素（2分）。

如有改善，继续治疗1~3 h（2分）。

经过上述治疗，患儿咳嗽、喘息及胸闷症状缓解，可正常进行日常活动，未吸氧下SpO_2在正常范围，肺部听诊可闻及散在哮鸣音。

问题8：为明确诊断和以后病情监测评估，该患儿需进一步完善哪些检查？（10分）

答案及评分：

（1）肺通气功能检测。常规通气+舒张试验，评估气流受限的可逆性（5分）。

（2）过敏原。变应原皮肤点刺试验或血清变应原特异性IgE测定，了解患儿的过敏状态（3分）。

（3）气道炎症指标。诱导痰细胞计数（1分）、FeNo检测（1分），连续监测有助于评估哮喘控制水平。

进一步辅助检查结果显示：

（1）通气功能+舒张试验结果（图6-3）。

项目	单位	预计值	药前	药前占预计值百分率（%）	药后	药后占预计值百分率（%）	改善值	改善率（%）
VC MAX	L	2.33	2.05	88.0	2.14	92.0	0.09	4.49
FVC	L	2.26	2.05	90.7	2.14	94.7	0.09	4.49
FEV$_{0.5}$	L		0.85		1.00		0.15	18.10
FEV$_{0.75}$	L		1.06		1.25		0.19	18.34
FEV$_1$	L	1.90	1.22	64.2	1.43	75.6	0.22	17.71
FEV$_1$/FVC	%	84.91	59.39	69.9	66.91	78.8	7.52	12.65
PEF	L/s	4.33	2.79	64.5	3.13	72.2	0.34	12.02
MMEF$_{75/25}$	L/s	2.39	0.60	25.1	0.91	37.9	0.30	50.76
MEF$_{75}$	L/s	3.89	1.60	41.1	2.05	52.7	0.45	28.15
MEF$_{50}$	L/s	2.74	0.78	28.6	1.09	39.8	0.31	39.39
MEF$_{25}$	L/s	1.41	0.28	19.9	0.46	32.7	0.18	64.29
V backextrapol/FVC	%		3.14		1.01		−2.13	−67.82
PIF	L/s		1.29		2.24		0.95	73.54

注：VC MAX——最大肺活量，FVC——用力肺活量，FEV$_1$——一秒量，FEV$_{0.5}$——0.5秒量，FEV$_{0.75}$——0.75秒量，FEV$_1$/FVC——一秒率，MMEF$_{75/25}$——用力呼气25%～75%的流量，MEF$_{75}$——用力呼气75%的流量，MEF$_{50}$——用力呼气50%的流量，MEF$_{25}$——用力呼气25%的流量，PIF——吸气流量峰值，V backextrapol/FVC——外推容量比。

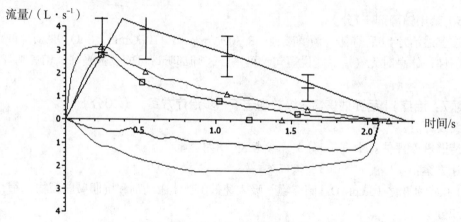

图6-3　通气功能+舒张试验结果

（2）过敏原结果（图6-4）。

检验项目	结果	级别	单位
d1 户尘螨（酶免荧光法）	215.00	6	KIU/L
d2 粉尘螨（酶免荧光法）	679.00	6	KIU/L
ex1 猫皮屑，马皮屑，牛皮屑，狗皮屑（酶免荧光法）	0.59	1	KIU/L
fx5 鸡蛋白、牛奶、鱼、小麦、花生、黄豆（酶免荧光法）	0.40	1	KIU/L
i6 蟑螂（酶免荧光法）	0.11	0	KIU/L
mx2 青霉、枝孢、烟曲、白念、链格孢、长蠕（酶免荧光法）	0.12	0	KIU/L
血清总IgE（TotIgE）检测	2414.00		IU/mL
Phadiatop 尘螨、猫皮屑、马皮屑、狗皮屑、梯木草、分枝孢、桦树、橄榄、艾蒿、墙草（酶免荧光法）	157.00	6	KIU/L
wx5 豚草、艾蒿、菊、蒲公英、一枝黄花（酶免荧光法）	0.04	0	KIU/L

图6-4　过敏原结果

（3）呼出气一氧化氮（FeNO）：60×10^{-9}/L。

问题9：结合上述辅助检查结果，制定该患儿的长期治疗方案。（图6-5，10分）

答案及评分：

哮喘长期治疗方案：

（1）非药物干预：哮喘防治教育、环境控制、变应原回避（3分）。

（2）药物干预（3分）。①缓解药物：按需使用β₂受体激动剂（1分）。②控制药物：首选低剂量糖皮质激素/长效β₂受体激动剂（ICS/LABA），如布地奈德福莫特罗（80/4.5 μg），1喷，bid。

（3）变应原免疫治疗（2分）。该患儿诊断为支气管哮喘、变应性鼻炎且存在重度尘螨过敏，可进行变应原特异性免疫治疗，从而控制或减轻过敏症状。

（4）变应性鼻炎（1分）。鼻用激素、抗组胺药物。

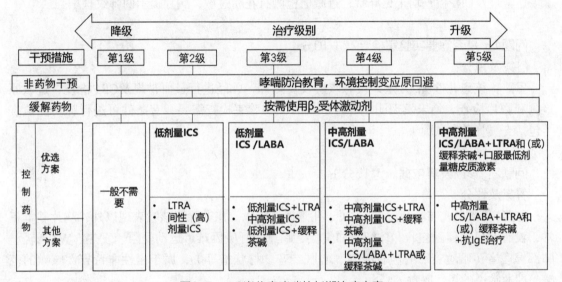

图6-5 ≥6岁儿童哮喘的长期治疗方案

注：ICS——吸入性糖皮质激素；LTRA——白三烯受体拮抗剂；LABA——长效β₂受体激动剂；ICS/LABA——吸入性糖皮质激素与长效β₂受体激动剂联合制剂；抗IgE治疗适用于≥6岁儿童。

问题10：知识点复习——哮喘的治疗和防治目标是什么？（10分）

答案及评分：

治疗目标：达到并维持症状的控制（1分）；维持正常活动水平（1分）；维持肺功能水平尽量接近正常（1分）；预防哮喘急性发作（1分）；避免哮喘治疗药物导致的不良反应（1分）；预防哮喘导致的死亡（1分）。

治疗原则：长期、持续、规范、个体化（4分）。

第十四节　咳嗽变异性哮喘

【病史题干】

患儿，女，8岁，因"咳嗽2月余"为主诉就诊。就诊前2月余，无明显诱因出现咳嗽，呈阵发性,主要是在夜间及运动后,无痰或少量白色黏稠痰液。无发热、喘息、气促、发绀等情况,也无流涕、打喷嚏、鼻痒及鼻塞。其间多次至外院就诊,给予"头孢"等抗感染治疗,未见明显好转。饮食及大小便正常。

既往健康,1岁内有湿疹病史,家族史中父亲有过敏性鼻炎病史。

【查体题干】

一般情况好,口咽无异常,双肺呼吸音粗,未闻及啰音,心脏及腹部无异常。余查体未见异常。

【前期辅助检查】

血常规及CRP检查均未见异常;过敏原检测有花粉过敏,胸片提示两肺纹理增强。

问题1:是否需要实验室检查?(10分)

答案及评分:

思路:该患儿咳嗽2月余,没有咳痰及发热等,曾经进行过血常规及CRP检查、过敏原检测和胸片检查,均未发现明显异常。暂时无实验室检查需要,有条件可进行肺功能检查(包括支气管激发试验)。

问题2:诊断及其依据。(15分)

答案及评分:

思路1:该患儿咳嗽超过4周,属于儿童慢性咳嗽。患儿除了咳嗽表现以外,胸片基本正常,没有明显的伴随症状和体征(如气促、喘息、呼吸困难、运动受限、发热、WT减轻、肺部湿啰音、喘鸣音、呼吸音减弱、心脏杂音、杵状指等),属于慢性非特异性咳嗽的范畴,即通常说的慢性咳嗽(5分)。

思路2:对于慢性非特异性咳嗽患儿,可以先根据临床特征结合常见的原因进行治疗,然后根据治疗效果诊断或决定是否进行进一步检查。该患儿属于学龄儿童,学龄儿童慢性咳嗽病因以咳嗽变异性哮喘为主,其次为上气道咳嗽综合征(upper airway cough syrdrome,UACS)和感染后咳嗽。该病例特点为,以干咳为主,常在夜间及运动后咳嗽加重,经过较长时间抗菌药物治疗无效,有过敏性疾病阳性家族史,过敏原检测阳性,故初步考虑咳嗽变异性哮喘可能性较大(10分)。

问题3:需要与哪些疾病鉴别?(10分)

答案及评分:

咳嗽超过2个月,故暂不考虑感染后咳嗽;另外患儿也无鼻炎、鼻窦炎等症状,故可暂时排除UACS。但需注意与过敏性咳嗽鉴别。

问题4:病情评估。(5分)

答案及评分:

慢性非特异性咳嗽患儿绝大多数病情稳定,病情轻。

问题5：该患儿如何治疗？（10分）

答案及评分：

思路：许多儿童慢性咳嗽的诊断需要依靠治疗效果的反馈，并且属于排他性诊断。所以对于慢性咳嗽，先按照最大的可能——咳嗽变异性哮喘给予经验性治疗，边治疗边观察效果非常重要（5分）。

吸入糖皮质激素气雾剂、干粉剂或雾化布地奈德雾化悬液，每日2次。治疗10～14 d，如果效果明显，继续治疗，持续3个月以上。如果无效，进一步检查诊断（肺功能、胸部CT、支气管镜等）（5分）。

问题6：随访观察。（5分）

答案及评分：

对于慢性咳嗽患儿，经验性治疗10～14 d，应该复诊观察效果，以通过治疗效果确定诊断，或考虑其他原因。

问题7：知识点复习——咳嗽变异性哮喘的特征。（10分）

答案及评分：

（1）持续咳嗽＞4周，通常为干咳，常在夜间和/或清晨发作，运动、遇冷空气后咳嗽加重，临床上无感染征象或经过较长时间抗生素治疗无效（2分）。

（2）支气管舒张剂诊断性治疗咳嗽症状明显缓解（2分）。

（3）肺通气功能正常，支气管激发试验提示气道高反应性（2分）。

（4）有过敏性疾病病史，以及过敏性疾病阳性家族史，过敏原检测阳性可辅助诊断（2分）。

（5）其他疾病引起的慢性咳嗽（2分）。

问题8：知识点复习——UACS的特征。（10分）

答案及评分：

UACS是指各种鼻炎、鼻窦炎、腺样体肥大、慢性咽喉炎、腭扁桃体炎等上气道疾病引起的以咳嗽为主要表现的临床综合征，既往曾称为鼻后滴漏综合征（postnasal drip syndrome，PNDS）（1分）。

（1）持续咳嗽＞4周，有白色泡沫样痰（过敏性鼻炎）或黄绿色脓痰（鼻窦炎）（2分）。

（2）咳嗽在晨起、夜间或体位变化时明显（2分）。

（3）伴有流涕、鼻塞、咽干并有异物感和反复清咽等症状（2分）。

（4）咽后壁滤泡明显增生，有时可见鹅卵石样改变，或见黏液样或脓性分泌物附着（2分）。

（5）鼻咽喉镜检查有助于诊断（1分）。

问题9：知识点复习——呼吸道感染后咳嗽的特征。（10分）

答案及评分：

一般呼吸道感染1～2周恢复，绝大多数在3～4周后恢复，但有少数患儿在急性呼吸道感染以后，出现持续的咳嗽，这种咳嗽通常是气道高反应性造成的，为自限性，不超过8周（1分）。

（1）近期有明确的急性呼吸道感染病史（2分）。

（2）持续咳嗽＞4周，为刺激性干咳或伴有少量白色黏痰（2分）。

（3）胸片检查无异常或仅显示双肺纹理增多（2分）。

（4）肺通气功能正常或呈现一过性气道高反应性（1分）。

（5）咳嗽通常有自限性，如果时间超过8周，应考虑其他诊断（1分）。

（6）排除引起慢性咳嗽的其他病因（1分）。

问题10：知识点复习——如何治疗咳嗽变异性哮喘？（5分）

答案及评分：

咳嗽变异性哮喘按照哮喘长期规范治疗，选择吸入糖皮质激素或口服白三烯受体拮抗剂或两者联合治疗，疗程至少8周。注意合并其他原因（如UACS及感染等），需要同时治疗。

问题11：知识点复习——如何治疗UACS？（10分）

答案及评分：

（1）过敏性鼻炎予以抗组胺药物、鼻喷糖皮质激素治疗，或联合鼻黏膜减充血剂、白三烯受体拮抗剂治疗（2分）。

（2）急性鼻窦炎予以抗菌药物治疗，疗程至少2周（2分）。

（3）慢性鼻窦炎采用鼻用糖皮质激素辅以鼻腔盐水冲洗及黏液溶解促排剂（2分）。

（4）腺样体轻中度肥大者可先予以鼻用糖皮质激素联合白三烯受体拮抗剂治疗，治疗1～3个月并观察等待，无效可采取手术治疗，重度肥大者建议手术治疗（4分）。

第十五节　哮喘急性发作

【病史题干】

患儿，男，6岁，咳嗽、喘息2 d，情况加重0.5 d入院。2 d前因受凉以后出现咳嗽、喘息，到附近诊所就诊，口服止咳药物和氨茶碱治疗，今天气喘加重，再次就诊，无发热，纳食可，大小便正常。

既往史：自2岁起经常有咳嗽和气喘，曾经诊断为儿童哮喘，使用丙酸氟替卡松吸入气雾剂治疗1年半，没有再发作，已经停药2年余。平时晨起经常打喷嚏、鼻塞、流涕（多为清涕，有时脓涕），常吸鼻。父亲有过敏性鼻炎病史。家族中无哮喘病史。

【查体题干】

T 36.5 ℃，P 120次/min，R 45次/min，BP 110/70 mmHg，SpO_2 91%，神志清醒，烦躁，营养状态正常，呼吸急促，口周无发绀，轻度鼻翼扇动，无三凹征，咽部无充血，桶状胸，胸廓对称，双肺叩诊呈过清音，肺肝界于第6肋间，双肺呼吸音粗，布满喘鸣音，呼气相延长。心音有力，节律齐，心前区未闻及杂音，腹软，稍胀，肝脏肋下0.5 cm，质软，脾不大，肠鸣音正常，肢端温，神经系统查体未见异常。

问题1：是否需要实验室检查？（10分）

答案及评分：

思路：患儿为学龄儿童，既往有哮喘病史，本次有急性咳嗽和喘息，没有发热等感染表现，可以不用进行血常规及胸片等检查（10分）。

问题2：诊断及其依据。（10分）

答案及评分：

诊断（4分）。患儿主要表现为急性咳嗽和喘息，结合既往病史，诊断为支气管哮喘急性发作期，过敏性鼻炎。

依据：

（1）反复多次喘息，既往诊断为哮喘，治疗有效（2分）。

（2）就诊时有气喘，双肺可闻及以呼气相为主的弥漫性喘鸣音（2分）。

（3）平时有打喷嚏、鼻塞、流涕等症状（过敏性鼻炎）（2分）。

问题3：需要与哪些疾病鉴别？（10分）

答案及评分：

（1）喘息性支气管炎（4分）。患儿虽然表现为喘息、咳嗽，但多次发作，有过敏体质，符合哮喘的反复发作性特征。

（2）气管支气管异物吸入（3分）。患儿本次发病由受凉引起，无异物吸入病史，结合以前病史、查体可以排除。

（3）支气管肺炎（3分）。肺部查体为喘鸣音，无湿啰音。

问题4：病情评估。（5分）

答案及评分：

按照《儿童哮喘防治管理规范》，该患儿处于急性发作期，按照6岁以上儿童哮喘急性发作严重度分级，该患儿属于哮喘轻度急性发作。

问题5：知识点复习——≥6岁儿童哮喘急性发作严重度分级。（同表6-8，10分）

问题6：该患儿如何治疗？（10分）

答案及评分：

该患儿属于哮喘轻度急性发作，暂时不需要住院或转诊，可在门诊治疗。

（1）立即吸入速效β_2受体激动剂（如沙丁胺醇或博利康尼），可以联合使用布地奈德雾化悬液和异丙托溴铵，第1 h可吸入2～3次（2分）。

（2）吸氧。该患儿SpO_2 91%，有缺氧表现，可用鼻导管吸氧。同时继续监测血氧（2分）。

（3）全身糖皮质激素。口服泼尼松1～2 mg/kg（2分）。

（4）其他对症药物。使用止咳药物等（2分）。

（5）1 h以后再次评估喘息及呼吸困难情况（2分）。

问题7：随访观察。（10分）

答案及评分：

（1）1 h后评估，患儿喘息明显缓解，可在门诊继续治疗；如果无缓解或加重则转上级医院或收住院（5分）。

（2）门诊继续治疗。雾化沙丁胺醇或博利康尼，联合布地奈德雾化悬液，每日2次；口服止咳药物和丙卡特罗、氯雷他定。每日复诊，直到症状明显减轻（5分）。

问题8：如何管理该患儿？（10分）

答案及评分：

（1）建立哮喘患儿健康档案，每1～3个月进行1次随访（2.5分）。

（2）与患儿家长建立伙伴关系，进行哮喘宣传教育，及时了解哮喘患儿个体化情况（2.5分）。

（3）确定并避免哮喘控制不佳和未来急性发作的危险因素（2.5分）。

（4）评估和监测，包括哮喘行动计划（识别和处理哮喘急性发作）（2.5分）。

问题9：如何进行宣传教育？（10分）

答案及评分：

（1）正确使用吸入装置的指导和培训（2.5分）。

（2）增加用药依从性（2.5分）。

（3）传授哮喘知识（2.5分）。

（4）病情自我监测和管理（2.5分）。

问题10：知识点复习——哮喘不同时期使用的药物分类。（表6-9，10分）

答案及评分：

能够正确答出分期的可得2分；能够准确答出每一期首选和其他药物的得8分。

表6-9　哮喘不同时期使用药物情况

项目	缓解药物	控制药物
适用分期	急性发作期	非急性发作期
首选药物	短效β_2受体激动剂（SABA）：气雾剂、雾化液、口服剂	吸入性糖皮质激素（ICS）：气雾剂；ICS+长效β_2受体激动剂（LABA）：干粉剂（4岁以上儿童）
其他药物	糖皮质激素（全身、吸入）；短效抗胆碱能药物（SAMA）：雾化液；硫酸镁	白三烯受体拮抗剂（LTRA）；抗IgE单克隆抗体；过敏原特异性免疫治疗；其他：抗组胺药
使用原则	临时，缓解症状	长期规律，个体化

第七章
循环系统疾病

第一节　动脉导管未闭

【病史题干】

患儿，男，5个月，因"WT增长缓慢、气促4个月"为主诉入院。患儿于4个月前出现WT增长缓慢，伴气促，吃奶及哭闹时气促明显。无发绀，无发热，无咳嗽、咳痰，无烦躁。患儿起病以来，睡眠一般，精神可，活动欠佳，大小便正常。

问题1：针对以上，还应该询问哪些病史？（10分）
答案及评分：
（1）补充现病史：询问患病是否有出汗，出汗的部位，安静时还是活动时出现（2分）。结果：头部及躯干在活动时易出汗。
（2）补充现病史：询问是否有喂养困难、吃奶中断等病史（2分）。结果：有。
（3）补充既往史有无频繁的下呼吸道感染（2分）。结果：有2次肺炎病史。
（4）补充个人史：出生史（1分）、家族史（1分）、预防接种史（2分）。结果：无特殊。

【查体题干】

T 36.1 ℃，P 160次/min，R 50次/min，WT 4.3 kg。神志清醒，精神反应正常，皮肤无发绀、无黄染出血点，浅表淋巴结未扪及肿大，头颅无畸形，前囟平软，双侧结膜无充血，瞳孔等大等圆，对光反射灵敏。口唇红润，咽无充血，扁桃体未见，双肺呼吸音清、对称，未闻及干湿啰音。心前区无异常隆起，心尖搏动正常，心脏相对浊音界稍向左下扩大，律齐，心音有力，胸骨左缘第2～3肋间可闻及3/6连续性机器样杂音，无扪及震颤，肺动脉瓣第二音（pulmonary second heart sound，P2）亢进。腹软，未扪及包块，肠鸣音正常，四肢、神经系统查体未见异常，双侧股动脉可闻及枪击音，末梢温暖，CRT 0.5 s。

问题2：针对以上，还应该补充哪些查体？（10分）
答案及评分：
（1）BP（2分）。结果：85/54 mmHg。

（2）呼吸（2分）。结果：呼吸急促，可见轻度三凹征。

（3）肝脏触诊（2分）。结果：右肋下3 cm，质中，边钝，剑突下未扪及。

（4）周围血管征（2分）。结果：毛细血管搏动征阳性、桡动脉可扪及水冲脉、股动脉可闻及杜氏双重杂音。

（5）足背动脉搏动情况（2分）。结果：双侧足背动脉搏动有力、对称。

【前期辅助检查】

胸部正侧位片提示心胸比为0.64，肺血管影增加。

问题3：初步诊断及其依据。（10分）

答案及评分：

（1）诊断：先天性心脏病：动脉导管未闭（patent ductus arterious，PDA）。依据：有WT增长缓慢、气促、喂养困难、频繁的下呼吸道感染病史（2分）；查体胸骨左缘第2～3肋间可闻及3/6连续性机器样杂音，P2亢进（2分）；周围血管征阳性（1分）；胸片提示心影增大，肺血增多（2分）。

（2）诊断：心功能评估：轻度心衰。依据：根据改良ROSS心衰评分标准，该患儿活动时头部及躯干易出汗，得1分；常有呼吸过快，吸气凹陷，得1分；呼吸50次/min，得1分；心率160次/min，得1分；肝大（肋缘下3 cm），得1分；总计5分（3分）。

问题4：需要与哪些疾病鉴别？（10分）

答案及评分：

室间隔缺损。有WT增长缓慢、气促、喂养困难、频繁的下呼吸道感染病史，心前区可闻及心脏杂音，胸片提示心影增大，肺血增多，需鉴别。但本患儿心脏杂音为典型的动脉导管杂音［杂音的部位、时相、性质与室间隔缺损（ventricular septal defect，VSD）不同］（5分），周围血管征阳性（4分），为不支持点，可行心脏彩超检查做进一步鉴别（1分）。

问题5：如何初步治疗？（10分）

答案及评分：

（1）一般治疗及护理。给予高热卡配方饮食（2分）。

（2）内科治疗。使用地高辛强心（2分）、螺内酯+氢氯噻嗪利尿（2分）、卡托普利扩管（2分）。

（3）进一步检查确定诊断，决定介入还是外科手术治疗（2分）。

问题6：需要做哪些进一步检验检查？（10分）

答案及评分：

（1）心脏超声检查（3分）。结果：先天性心脏病：动脉导管未闭（漏斗型肺动脉端4.5 mm）、肺动脉高压（中度）、左心明显增大、肺动脉增宽。

（2）测量四肢BP（2.5分）。结果：上下肢BP无明显压差。

（3）测量四肢血氧（2.5分）。结果：无差异性发绀，SpO_2 95%。

（4）心电图检查（2分）。结果：窦性心动过速。

问题7：根据检验检查结果，做哪些诊断和治疗调整？（10分）

答案及评分：

（1）诊断上：补充动脉导管未闭（漏斗型）（2分），补充肺动脉高压（中度）（2分）。依据：有先天性心脏病基础，有WT增长缓慢、气促、喂养困难、频繁的下呼吸道感染病史，查体心前区可闻及心脏杂音，P2亢进，结合心脏彩超做进一步鉴别。

（2）治疗上：考虑患儿PDA合并轻度心衰，生长发育迟缓，肺循环量增多，左心增大等，有血流动力学意义，目前有手术指征（3分）。年龄、WT符合，首选介入封堵治疗（3分）。

问题8：儿童心衰有哪些特点？（10分）

答案及评分：

（1）非特异性。因患者年龄和病程有所不同（2分）。

（2）多样性。主要体现在呼吸系统、消化系统和心血管系统，尤其是婴幼儿多以呼吸系统表现起病（2分）。

（3）呼吸系统表现为气促、呼吸困难和窘迫、有湿啰音和哮鸣音（2分）。

（4）消化系统表现为喂养困难、呕吐，WT不增等（2分）。

（5）心血管系统表现为窦性心动过速、心脏有杂音、四肢冰凉、尿少、水肿、CRT延长等（2分）。

问题9：知识点复习——改良ROSS心衰评分标准是什么？（表7-1，10分）

表7-1　改良ROSS心衰分级计分方法

项目	症状和体征	计分		
		0	1	2
病史	出汗	仅在头部	头部及躯干部（活动时）	头部及躯干部（安静时）
	呼吸过快	偶尔	较多	常有
	体格检查	—		—
	呼吸	正常	吸气凹陷	呼吸困难
呼吸次数/（次·min⁻¹）	0～1岁	<50	50～60	>60
	1～6岁	<35	35～45	>45
	7～10岁	<25	25～35	>35
	11～14岁	<18	18～28	>28
心率/（次·min⁻¹）	0～1岁	<160	160～170	>170
	1～6岁	<105	105～115	>115
	7～10岁	<90	90～100	>100
	11～14岁	<80	80～90	>90
	肝大（肋缘下）	<2cm	2～3cm	>3cm

注：0～2分无心衰，3～6分轻度心衰，7～9分中度心衰，10～12分重度心衰。

问题10：知识点复习——美国纽约心脏病协会（New York Heart Association, NYHA）提出的心功能分级标准是什么？（10分）

答案及评分：

（1）Ⅰ级。心脏病患者的日常活动不受限制，一般体力活动不引起过度疲劳、心悸、气喘或心绞痛（2.5分）。

（2）Ⅱ级。心脏病患者的体力活动轻度受限制。休息时无自觉症状，一般体力活动会引起过度疲劳、心悸、气喘或心绞痛（2.5分）。

（3）Ⅲ级。心脏病患者的体力活动明显受限制。休息时无自觉症状，但小于一般体力活动即可引起过度疲劳、心悸、气喘或心绞痛（2.5分）。

（4）Ⅳ级。心脏病患者不能从事任何体力活动，休息时也出现心衰症状，体力活动后加重（2.5分）。

第二节　室间隔缺损

【病史题干】

患儿，男，4岁，因"发现心脏杂音1个月"入院。患儿1个月前体检时发现心脏杂音，家属未行进一步检查。患儿出生后无多汗、气促、呼吸困难、哭闹后发绀等表现，平素汗多，伴有喂养困难、生长发育落后，家属未重视。近期患儿无发热，无咳嗽，无呕吐、腹泻情况。易患上呼吸道感染，每年2～4次。

问题1：针对以上，还应该询问哪些病史？（10分）

答案及评分：

（1）补充现病史：询问患病以来一般情况（2分）。结果：患病以来，纳食差，大小便正常。

（2）既往史（2分）。结果：有2次肺炎病史，住院治疗后好转。无手术和外伤史，无输血和过敏史。

（3）补充个人史：出生史（1分）、生长发育史（1分）、预防接种史（2分）。

（4）补充家族史（2分）。结果：家族成员中有无类似疾病史及传染病史。

【查体题干】

T 36.8 ℃，R 25次/min，P 112次/min，神志清醒，精神反应正常。呼吸平顺，咽无充血，扁桃体无肿大，双肺呼吸音粗，未闻及干湿啰音。心音有力，律齐，胸骨左缘第3～4肋间闻及4/6级收缩期喷射性杂音。腹软，肝、脾肋下未扪及肿大，四肢、神经系统查体未见异常。

问题2：针对以上，还应该补充哪些查体？（10分）

答案及评分：

（1）BP（2分）。结果：90/60 mmHg。

（2）WT（2分）。结果：13.5 kg。

（3）瞳孔（2分）。结果：等大等圆，对光反射灵敏。

（4）有无震颤（2分）。结果：可扪及震颤。

（5）末梢循环（2分）。结果：四肢末梢温暖，CRT 0.5 s。

【前期辅助检查】

外院心电图检查：窦性心律，左心室肥大。门诊胸片：心影增大，肺动脉段突出，肺血管影增加。

问题3：初步诊断及其依据。（10分）

答案及评分：

诊断：先天性心脏病：室间隔缺损（ventricular septal defect，VSD）。依据：①查体有胸骨左缘第3～4肋间闻及4/6级全收缩期喷射性杂音，伴有震颤症状（2分）。②有多次肺部感染病史，伴有生长发育落后（3分）。③辅助检查：心电图提示左心室肥大（2分）。④胸片：心影增大，肺动脉段突出，肺血管影增加（3分）。

问题4：需要与哪些疾病鉴别？（10分）

答案及评分：

（1）房间隔缺损（atrial septal defect，ASD）（3分）。查体胸骨左缘第2～3肋间可闻及2～3/6级收缩期喷射性杂音，肺动脉瓣区第二心音（second heart sound，S2）固定分裂，不支持，心脏彩超可明确诊断。

（2）动脉导管未闭（4分）。查体胸骨左缘第2肋间可闻及连续性机器样杂音，可出现周围血管征，如水冲脉、毛细血管搏动征等，不支持，心脏彩超可明确诊断。

（3）肺动脉瓣狭窄（3分）。查体胸骨左缘第2肋间可闻及收缩期喷射性杂音，胸片表现为肺血少，不支持，心脏彩超可明确诊断。

问题5：为明确诊断，需要做哪些进一步检验检查？（10分）

答案及评分：

（1）心肌标志物检测（2分）。结果：心肌标志物检测正常。

（2）B型钠尿肽（b-type natriuretic peptide，BNP）检测（3分）。结果：BNP检测值为55 ng/L。

（3）心脏彩超检测（5分）。结果：左心房、左心室增大，膜周部室间隔缺损，左向右分流，大小4 mm；三尖瓣少量反流，估测肺动脉压力20 mmHg。

问题6：如何制订治疗方案？（10分）

答案及评分：

（1）心功能不全内科治疗（5分）。限制液体摄入量，使用利尿剂减轻心脏前负荷，使用血管紧张素转化酶抑制剂（angiotensin converting enzyme inhibitor，ACEI）降低体循环血管阻力，使用地高辛增加心肌收缩力，合并感染者积极控制感染。

（2）外科治疗（2分）。室间隔缺损修补术。

（3）经心导管介入治疗（2分）。室间隔缺损介入封堵术。

（4）该患儿的治疗方案可根据家属意见选择外科治疗或介入治疗，但由于介入治疗具有创伤小、疗效确切、恢复期短、不用体外循环等特点，建议优先选择介入治疗（1分）。

问题7：知识点复习——VSD分型有哪些？（10分）

答案及评分：

根据VSD部位分型：

（1）膜周部VSD（1分）。是VSD中最常见的类型。

（2）漏斗部VSD（2分）。漏斗部可进一步分为干下型、嵴内型。

（3）肌部VSD（1分）。

根据VSD大小分型：

（1）小型VSD（2分）。缺损直径<5 mm或面积<0.5 cm^2/m^{2}体表面积。

（2）中型VSD（2分）。缺损直径5～15 mm或面积0.5～1.0 cm^2/m^{2}体表面积。

（3）大型VSD（2分）。缺损直径>15 mm或面积>1.0 cm^2/m^{2}体表面积。

问题8：知识点复习——VSD患儿有哪些常见临床表现及病理生理变化？（10分）

答案及评分：

（1）临床表现（5分）。①活动后乏力、气短、多汗，喂养困难，生长迟缓，WT不增，易患反复呼吸道感染。②查体胸骨左缘第3～4肋间闻及Ⅲ-Ⅳ级粗糙的全收缩期杂音，向四周广泛传导，可扪及收缩期震颤。③大型VSD伴有肺动脉高压时，可出现青紫、P2显著亢进等症状。

（2）病理生理变化（5分）。①取决于分流量大小、分流方向及肺血管阻力。②常见变化：左心室增大，肺动脉增宽，长期大量左向右分流致肺血管进行性发展为不可逆的阻力型肺动脉高压，导致艾森曼格综合征。

问题9：知识点复习——VSD自然病程及常见的并发症有哪些？（10分）

答案及评分：

（1）自然病程（5分）。自然缩小或闭合，主动脉瓣脱垂或反流，艾森曼格综合征。

（2）VSD常见并发症（5分）。支气管炎、肺炎，充血性心衰，肺水肿，感染性心内膜炎。

问题10：知识点复习——VSD外科及介入治疗并发症有哪些？（10分）

答案及评分：

（1）心律失常（2分）。如室性早搏、束支传导阻滞、房室传导阻滞等。

（2）术后残余分流（2分）。

（3）瓣膜损伤（2分）。主动脉瓣反流、右房室瓣关闭不全、腱索断裂等。

（4）封堵器移位或脱落（2分）。

（5）心脏及血管穿孔（2分）。

第三节 室性心动过速

【病史题干】

患儿，女，5岁，以"心悸、喘息2 h"为主诉入院。患儿于入院2 h前突然出现心悸，持续不缓解，有明显喘息发作，阵发性连声咳嗽，咳出少量粉红色泡沫样痰，伴大汗，精神萎靡，无发热，无胸痛，无晕厥，无抽搐，无发绀，由救护车送入急诊室。

既往史：1岁大因VSD在外院行VSD修补以及三尖瓣成形术，无药物过敏史。

问题1：针对以上，还应该询问哪些病史？（10分）
答案及评分：

（1）补充现病史：询问发病的诱因（1分），询问发病前有无前驱感染史（1分）。结果：在剧烈运动后出现心悸，发病前1月内无前驱感染史。

（2）询问有无喘息发作史，有无哮喘史及过敏史（2分）。结果：无。

（3）补充个人史：出生史（1分）、平素运动耐力情况（1分）。结果：出生史无特殊，平素运动耐力同正常同龄儿童。

（4）询问外科手术情况以及术后随访资料情况（2分）。结果：手术顺利，术后多次复查心电图发现偶发室性早搏。

（5）补充家族史有无心脏病及心律失常史，有无猝死家族史（2分）。结果：无。

【查体题干】

T 36.9 ℃，R 55次/min，P 260次/min，神志清醒，精神萎靡，反应差，全身未见皮疹，强迫坐位，颈静脉无明显充盈；呼吸急促，鼻翼扇动，口唇轻微发绀，咽充血，可见少量粉红色痰液，气管居中，三凹征阳性，胸骨正中可见术后瘢痕，愈合可；呼吸音粗，双肺可闻及大量小水泡音及明显喘鸣音。心尖搏动弥散，心界向两侧扩大，心率260次/min，心音低钝，律齐，闻及奔马律。腹软，肝肋下3 cm，质中，边钝，剑突下未扪及肿大。神经系统查体未见异常。

问题2：针对以上，还应该补充哪些查体？（10分）
答案及评分：

（1）BP（2分）。结果：72/49 mmHg。

（2）SpO$_2$（2分）。结果：90%（未吸氧情况下）。

（3）肺部叩诊情况（2分）。结果：双肺叩诊清音。

（4）心脏杂音（2分）。结果：未闻及心脏杂音。

（5）周围循环灌注（2分）。结果：脉搏细数，双侧股动脉搏动明显减弱，四肢末梢湿冷，CRT 5 s。

【前期辅助检查】

急诊心电图检查：持续规整的宽QRS波心动过速（QRS时相150 ms，心率260次/min），可见房室分离现象。

急诊动脉血气检查：pH 7.25，SaO_2 90%，PaO_2 78 mmHg，PCO_2 42 mmHg，BE −10 mmol/L，Na^+ 135 mmol/L，K^+ 3.9 mmol/L，乳酸7.0 mmol/L。

问题3：初步诊断及其依据。（10分）

答案及评分：

（1）诊断：心律失常，阵发性室性心动过速。依据：①突发心悸持续发作（1分）。②心率260次/min，心音低钝，律齐（1分）。③急诊心电图持续的QRS波群宽大畸形，时相>120 ms，可见房室分离现象（2分）。

（2）诊断：心源性休克。依据：①急性发作的心律失常（1分）。②收缩压平均值降低到正常低限（1分）。③周围循环灌注不足：四肢湿冷，双侧股动脉搏动明显减弱，CRT 5 s（1分）。④心功能不全：心音低钝，奔马律，双肺大小水泡音和明显喘鸣音，以及有粉红色泡沫样痰，肝增大（1分）。

（3）诊断：先天性心脏病术后（1分）。依据：VSD修补术+三尖瓣成形术后。

问题4：需要与哪些疾病鉴别？（10分）

答案及评分：

（1）阵发性室上性心动过速伴室内差异性传导。阵发性室上性心动过速伴室内差异性传导可引起宽QRS波心动过速，但心电图房室分离现象为不支持点（3分）。

（2）重症心肌炎。重症心肌炎可出现宽QRS波心动过速伴心源性休克，但患儿无明显前驱感染史，病程仅2 h，为不支持点，进一步行心肌标志物检测，心脏彩超、胸片等检查帮助鉴别（4分）。

（3）急性哮喘。一般有多次哮喘发作史或有过敏史，发作时以呼气性呼吸困难为主，无奔马律、心音低钝等表现，心电图为室性心动过速，是不支持点（3分）。

问题5：如何初步治疗？（10分）

答案及评分：

（1）抢救（1分）。患者血流动力学不平稳，立即抢救。

（2）监护（2分）。立即监护心电、血氧、BP、呼吸等生命体征。

（3）终止室性心动过速（2分）。患儿室性心动过速出现休克，股动脉搏动不明显，血流动力学障碍，立即行电复律。

（4）一般治疗（2分）。建立静脉通路或骨髓通路，保持坐位，进行高流量吸氧。

（5）雾化、镇痛（1分）。雾化，清除气道泡沫，使用吗啡镇痛。

（6）强心（2分）。根据BP和心律情况选择多巴胺等儿茶酚胺药物强心，维持BP和心功能。

问题6：需要做哪些进一步检验检查？（10分）

答案及评分：

（1）超声心动图检查（2.5分）。结果：先天性心脏病，VSD修补术后，三尖瓣中度反流，射血分数（ejection fraction，EF）60%。

（2）胸片检查（2.5分）。结果：胸片显示，有心源性肺水肿可能。

（3）心肌酶谱（2.5分）。结果：肌钙蛋白、肌酸激酶同工酶（creatine kinase-MB，CK-MB）等未见明显异常。

（4）心电图、动态心电图检查（2.5分）。结果：转律后心电图显示窦性心律，未见ST-T改变，无Q波，心率修正Q-T间隔（QTc）时间400 ms。

问题7：根据检验检查结果，做哪些诊断和治疗调整？（10分）

答案及评分：

（1）诊断（5分）。阵发性室性心动过速，心源性休克，先天性心脏病术后。转律后心电图未见ST-T改变，心肌酶正常，不支持重症心肌炎、心脏离子通道病等。

（2）治疗（5分）。以抗心律失常药物美托洛尔等预防室性心动过速发作，转窦性心律后心功能如果正常，一般支持为主；若心功能不佳，可以扩管，利尿，进行营养心肌治疗。如有适应证，可考虑射频消融根治室性心律失常。

问题8：知识点复习——室性心动过速的常见病因？（10分）

答案及评分：

（1）器质性心脏病引起的室性心动过速。①先天性心脏病、缺血性心脏病：各种先天性心脏病、心脏瓣膜病、先天性心脏病术后、冠心病等（2分）。②原发性心肌病和心脏离子通道病：扩张型心肌病，肥厚型心肌病和限制型心肌病，心脏离子通道病（如长QT间期综合征等）均可发生室性心动过速（2分）。③心肌炎（1分）。

（2）无器质性心脏病性室性心动过速。①电解质紊乱和酸碱平衡失调：如低钾血症、高钾血症（2分）。②药物和毒物作用：洋地黄类药物、拟交感胺药物等（2分）。③特发性室性心动过速：指无明显器质性心脏病患者的室性心动过速（1分）。

问题9：知识点复习——治疗室性心动过速的治疗原则有哪些？（10分）

答案及评分：

（1）治疗原发病（4分）。绝大部分患者有原发基础病，治疗后室性心动过速可减轻。

（2）心律失常药物治疗（3分）。可用抗心律失常药物：Ib、Ic类，β受体阻滞剂，Ⅲ类（胺碘酮、索他洛尔）等。

（3）电复律（3分）。适用于药物治疗效果不佳或血流动力障碍的危重症。

问题10：知识点复习——室性心动过速心电图特点有哪些？（10分）

答案及评分：

（1）连续出现3个或3个以上室性期前收缩（2分）。

（2）心室率常为100～250次/min（2分）。

（3）QRS波群宽大畸形，时相增宽（2分）。

（4）P波活动与QRS波群多无固定关系，或偶见室房逆传（2分）。

（5）T波方向与QRS波群主波相反（2分）。

第四节　房间隔缺损

【病史题干】

患儿，女，1岁，因"发现心脏杂音9个月"为主诉入院。患儿于9个月前体检时发现心脏杂音，无气促、发绀，无生长发育落后，无活动耐量下降。患儿起病以来，胃纳可，睡眠可，精神可，大小便正常。

问题1：针对以上，还应该询问哪些病史？（10分）
答案及评分：

（1）补充现病史：询问患病是否有出汗，出汗的部位，安静时还是活动时出现。结果：平时容易出汗，吃奶时明显；仅在头部出汗（2分）。

（2）补充现病史：询问是否有喂养困难、吃奶中断等病史（2分）。结果：无。

（3）补充既往史有无频繁的下呼吸道感染（2分）。结果：无。

（4）补充个人史：出生史（1分）、家族史（1分）、预防接种史（2分）。结果：无特殊。

【查体题干】

T 36.6 ℃，P 110次/min，R 30次/min，WT10 kg。神志清醒，精神反应正常，皮肤无发绀、无黄染出血点，浅表淋巴结未扪及肿大，头颅无畸形，前囟平软，双侧结膜无充血，瞳孔等大等圆，对光反射灵敏。口唇红润，咽无充血，扁桃体未见，呼吸不促，双肺呼吸音清、对称，未闻及干湿啰音。心前区无异常隆起，心尖搏动正常，心脏相对浊音界无扩大，律齐，心音有力，胸骨左缘第2~3肋间可闻及2/6收缩期喷射性杂音，无扪及震颤，主动脉瓣第二音（aortic second heart sound，A2）＜P2，S2固定分裂。腹软，未扪及包块，肠鸣音正常，四肢、神经系统未见异常，末梢温暖，CTR 0.5 s。

问题2：针对以上，还应该补充哪些查体？（10分）

（1）BP（2分）。结果：98/60 mmHg。

（2）呼吸（2分）。结果：无呼吸凹陷。

（3）肝脏触诊（2分）。结果：右肋下未扪及肿大。

（4）周围血管征（2分）。结果：阴性。

（5）足背动脉搏动情况（2分）。结果：双侧足背动脉搏动有力、对称。

【前期辅助检查】

胸部正侧位片提示心胸比0.59。

问题3：初步诊断及其依据。（10分）
答案及评分：

（1）诊断：先天性心脏病，ASD。依据：从小发现心脏杂音（2分），查体胸骨左缘第

2～3肋间可闻及收缩期喷射性杂音，无扪及震颤，A2<P2，S2固定分裂（2分），胸片提示心影增大，提示先天性心脏病可能性大（2分）。

（2）诊断：无心衰。依据：仅头部出汗，无呼吸增快和呼吸困难，心率正常，肝不大。根据改良ROSS心衰评分标准，该患儿无心衰（4分）。

问题4：需要与哪些疾病鉴别？（10分）

答案及评分：

（1）肺动脉瓣狭窄（5分）。心脏杂音位置及性质相似，需鉴别。但该患儿有典型的S2固定分裂，为不支持点，可行心脏彩超检查进行进一步鉴别。

（2）VSD等其他先天性心脏病（5分）。

问题5：如何初步治疗？（10分）

答案及评分：

进一步检查，明确诊断，根据心脏超声等结果，协助介入或手术治疗（10分）。

问题6：需要做哪些进一步检验检查？（10分）

答案及评分：

（1）心脏超声（5分）。结果：先天性心脏病，ASD（继发孔型，大小约15.1 mm）、右心增大、肺动脉增宽。

（2）心电图（5分）。结果：窦性心律。

问题7：根据检验检查结果，做哪些诊断和治疗调整？（10分）

答案及评分：

（1）诊断：根据超声结果补充ASD类型为继发孔型。（5分）

（2）治疗：考虑患儿目前ASD较大，右心增大，有血流动力学意义，有手术指征。患儿年龄、WT符合，首选介入封堵治疗（5分）。

问题8：知识点复习——病理性和生理性心脏杂音的特点是什么？（表7-2，10分）

答案及评分：

表7-2　生理性和病理性心脏杂音的特点

杂音特点	病理性（5分）	生理性（5分）
部位	心前区	胸骨左缘第2～4肋间，心尖
时相	SM，DM，CM	SM，较短
性质	粗糙	柔和
响度	>Ⅱ级	<Ⅲ级
传导	广泛	局限
变化	少	多

注：SM——收缩期杂音；DM——舒张期杂音；CM——连续性杂音。

问题9：知识点复习——哪些疾病可以引起病理性心脏杂音？（10分）

答案及评分：

（1）先天性心脏病（2分）。

（2）心肌病（2分）。

（3）心肌炎（2分）。

（4）风湿性心脏病（2分）。

（5）川崎病并发心血管病变（2分）。

问题10：知识点复习——先天性心脏病分类有哪些？（10分）

答案及评分：

通常根据心脏左、右两侧及大血管之间有无分流分为三大类（1分）。

（1）左向右分流型（潜伏青紫型）（3分）。包括VSD、动脉导管未闭和ASD等。

（2）右向左分流型（青紫型）（3分）。包括法洛四联症和大动脉转位等。

（3）无分流型（无青紫型）（3分）。包括肺动脉狭窄和主动脉缩窄等。

第五节　法洛四联症

【病史题干】

患儿，男，16个月，以"发现口唇发绀、心脏杂音10月"为主诉入院。患儿出生后6个月左右，家长发现其口唇发绀，到当地卫生院就诊，医生检查后告知有心脏杂音，考虑为先天性心脏病，建议其到上级医院就诊，家长因经济条件未进一步就诊。10个月来发绀逐渐加重，口唇、全身发绀明显，喜欢蹲踞，无晕厥病史，无气促、多汗等症状。

既往史：无手术和外伤史，无输血和药物过敏史。

问题1：针对以上，还应该询问哪些病史？（10分）

答案及评分：

（1）现病史补充活动或情绪激动时有无气急、呼吸困难及发绀加重甚至昏厥、抽搐等现象（2分）；询问患病以来一般情况（1分）。结果：患病以来，纳食差，大小便正常。

（2）补充既往史中有无反复呼吸道感染病史（1分）。结果：无。

（3）补充母亲孕期病史及服药史（1分），补充个人史：出生史（1分）、喂养史（1分）、生长发育史（1分）、预防接种史（1分）。

（4）补充家族史中有无传染病接触史，家庭中有无心脏病的患者（1分）。结果：无。

【查体题干】

T 36.8 ℃，P 112次/min，R 36次/min，BP 89/54 mmHg，WT 8 kg，HT 72 cm，口唇/甲床发绀，轻度杵状指（趾），四肢脉搏对称。双肺听诊未发现明显异常。心前区饱满，心尖搏动位于第4肋间左乳腺外，范围约2 cm；心率112次/min，规则，S1可，胸骨左缘第2～3肋间闻及收缩期3～4/6级杂音，粗糙，向周围传导，伴轻度震颤。腹部平软，肝、脾肋下未扪及肿大。双下肢无水肿。

问题2：针对以上，还应该补充哪些查体？（10分）

答案及评分：

（1）SpO_2（2分）。结果：83%。

（2）S2（2分）。结果：S2减弱，A2＞P2，P2消失。

（3）瞳孔（2分）。结果：等大等圆，对光反射灵敏。

（4）神经系统查体（2分）。结果：无肢体活动障碍。

（5）末梢循环（2分）。结果：四肢末梢温暖，CRT 0.5 s。

【前期辅助检查】

门诊血常规检查：WBC 10.4×10^9/L、N 27.8%、L 65.1%、RBC 6.5×10^{12}/L、Hb 178 g/L、PLT 350×10^9/L、Hct 0.45。胸片：双肺纹理减少，心胸比0.5，心尖圆钝上翘/肺动脉段凹陷，心影呈"靴形"。

问题3：初步诊断及其依据。（10分）

答案及评分：

诊断：法洛四联症。依据：①出生后6月出现发绀、杵状指、喜蹲踞等症状（3分）。②胸骨左缘第2～3肋间闻及收缩期3～4/6级杂音；S2减弱，A2＞P2，P2消失（3分）。③胸片提示肺血少、"靴形"心影（3分）。④血常规检查提示Hb、红细胞比容明显升高（1分）。

问题4：需要与哪些疾病鉴别？（10分）

答案及评分：

（1）VSD合并艾森曼格综合征（4分）。通常是大型VSD，早期心衰症状较重，发生发绀年龄通常＞2岁。

（2）肺动脉瓣狭窄（3分）。重度通常有发绀，蹲踞不多见。

（3）右心室双出口（3分）。可有青紫、充血性心衰表现。

问题5：需要做哪些进一步检验检查？（10分）

答案及评分：

（1）超声心动图检查（2分）。结果：法洛四联症。

（2）心脏CT检查或MRI检查，可清晰显示法洛四联症四种畸形，同时显示心外大血管及肺循环血管（3分）。结果：符合法洛四联症，主动脉骑跨，VSD，右心室肥厚，肺动脉狭窄。

（3）心电图检查（2分）。结果：窦性心律，电轴右偏，右室高电压。

（4）心导管检查和心脏造影，对心脏CT检查或MRI检查的补充，尤其是对外周肺动脉分支发育不良及存在体肺侧支血管的患者应做心血管造影（3分）。结果：造影见主动脉骑跨，VSD，肺动脉狭窄，未见主动脉侧支形成。

问题6：患儿在入院后抽血过程中，剧烈哭闹后突然发绀加重，呼之不应，如何处理治疗？（10分）

答案及评分：

属于缺氧发作（2分）。

（1）停止操作，立即予胸膝位，予镇静、吸氧（3分）。

（2）去氧肾上腺素每次0.05 mg/kg或盐酸普萘洛尔（心得安）每次0.1 mg/kg静脉推注，或皮下注射吗啡，每次0.1～0.2 mg/kg（3分）。

（3）若缺氧时间长，予5%的碳酸氢钠1.5～5 mL/kg静脉滴注纠酸（2分）。

问题7：根据检验检查结果，如何制订治疗方案？（10分）

答案及评分：

（1）主要是外科手术治疗（4分）。

（2）内科治疗（3分）。①一般治疗：控制感染，防治感染性心内膜炎，预防脑血管栓塞。②缺氧发作的处理及预防。

（2）外科手术治疗（3分）。①姑息手术。②根治手术。

问题8：如果家长反映患儿近期有反复低热，抽搐、呕吐表现，如何考虑及处理？（10分）

答案及评分：

（1）可能存在脑脓肿（2分）、脑栓塞（2分）、感染性心内膜炎（1分）等情况。

（2）完善相关检查：血培养（2分）、CRP（0.5分）、PCT（0.5分）、头颅CT（2分）等。

问题9：知识点复习——法洛四联症的解剖畸形是哪四种？（10分）

答案及评分：

（1）肺动脉狭窄（2分）。包括肺动脉瓣下狭窄、瓣膜及瓣环狭窄，肺动脉总干及（或）分支狭窄。

（2）VSD（2分）。

（3）主动脉骑跨（2分）。

（4）右心室肥厚（2分）。

（5）肺动脉狭窄和VSD是最主要的病因（2分）。

问题10：知识点复习——缺氧发作的病理生理机制及处理原则是什么？（10分）

答案及评分：

（1）缺氧发作。其病理生理机制是右室流出道漏斗部肌肉痉挛引起一过性肺动脉梗阻，导致缺氧（2分）。

（2）处理原则。①立即予胸膝位，行镇静、吸氧，轻者可缓解（1分）。②去氧肾上腺素每次0.05 mg/kg（1分）或盐酸普萘洛尔每次0.1 mg/kg静脉推注（1分），或皮下注射吗啡，每次0.1～0.2mg/kg（1分）。

（3）若缺氧时间长，可给予5%的碳酸氢钠1.5～5 mL/kg静脉滴注纠酸（1分）。

（4）预防（1分）。避免哭闹、激动；经常发作者口服心得安1～3 mg/(kg·d)，分3次口服。

（5）去除缺氧发作的诱因（1分）。如贫血、感染。

（6）药物治疗无效者需急诊手术（1分）。

第六节 病毒性心肌炎

【病史题干】

患儿，男，10岁2个月，以"发热、咳嗽、流涕3 d，胸痛、乏力0.5 d"为主诉入院。患儿于3 d前接触"发热"患者后出现发热、咳嗽，热峰38.5 ℃，可自行退热，咳嗽不频不剧，伴流清涕。0.5 d前出现胸痛、乏力症状，心前区持续性疼痛约2 h，上楼1层需要休息。伴呕吐3次，为非喷射性胃内容物，无胆汁及咖啡渣样物质，病程中无气促、喘息，无发绀，无头晕、头疼，无腹痛、腹泻等不适。

既往史：无手术和外伤史，无输血和药物过敏史。

问题1：针对以上，还应该询问哪些病史？（10分）

答案及评分：

（1）补充现病史：询问有无晕厥、多汗、皮肤湿冷（1分）；补充询问患病以来患儿的一般情况（2分）。结果：患病以来，精神、胃纳一般，大小便正常。

（2）补充既往史：询问有无心脏疾病病史、心脏毒性药物使用史（2分）。结果：无。

（3）补充个人史：出生史（1分）、生长发育史（1分）、预防接种史（1分）。结果：无特殊。

（4）补充家族史中有无传染病接触史，家庭中有无类似的患者（2分）。结果：无。

【查体题干】

T 36.3 ℃，P 95次/min，R 29次/min，WT 27.8 kg。神志清醒，精神反应正常；全身皮肤黏膜未见皮疹及皮下出血，全身浅表淋巴结未扪及肿大。口唇、面色苍白，咽充血，双侧扁桃体无肿大，未见分泌物，颈软，呼吸平顺，未见三凹征，双肺呼吸音稍粗，对称，双肺未闻及干湿啰音。剑突下无压痛，心音稍低钝，律齐，未闻及杂音。全腹无压痛、反跳痛、肌紧张，肝、脾肋下未扪及肿大。神经系统查体未见异常。

问题2：针对以上，还应该补充哪些查体？（10分）

答案及评分：

（1）BP（2分）。结果：93/54 mmHg。

（2）心尖搏动位置，心界有无扩大（2分）。结果：未见异常。

（3）脉搏情况（2分）。结果：弱。

（4）眼睑、下肢有无水肿（2分）。结果：眼睑、下肢无水肿。

（5）四肢末梢循环（2分）。结果：四肢末梢凉，CRT 3 s。

【前期辅助检查】

门诊胸片检查：心胸比0.55，肺纹理增多。心肌酶检查：肌酸激酶1 022 U/L（参考范围：24～229 U/L），CK-MB 130 U/L（参考范围：0～6.8 U/L），肌钙蛋白I 5.69 ng/mL（参考范围：<0.663 ng/mL）。

心电图检查：窦性心动过速；广泛ST-T改变（Ⅰ、Ⅱ、aVF、V5导联）。

问题3：初步诊断及其依据。（10分）

答案及评分：

诊断：心肌炎。依据：①有上呼吸道感染前驱病史，有胸痛、乏力（3分）。②有口唇、面色苍白、心音低钝、脉搏弱、四肢末梢凉症状（3分）。③心肌酶肌钙蛋白Ⅰ、CK-MB明显升高（2分）。④心电图广泛ST-T改变（1分）。⑤胸片提示心影增大（1分）。

问题4：需要与哪些疾病鉴别？（10分）

答案及评分：

（1）风湿性心肌炎（3分）。有链球菌前驱感染、发热及风湿热等表现，心电图多表现为传导阻滞，ESR增快。

（2）先天性心脏病（4分）。多有心脏病史，心脏杂音一般较明显，超声心动图有特异性表现，必要时可做心导管检查。

（3）心内膜弹力纤维增生症（3分）。重症多见于6个月以下小婴儿，以反复的难治性心衰为主要表现，也可发生心源性休克，心脏明显扩大，心电图及超声心动图均显示左心室肥厚。

问题5：需要做哪些进一步检验检查？（10分）

答案及评分：

（1）咽拭子培养（2分）。结果：正常。

（2）心脏超声检查（2分）。结果：正常。

（3）N端B型利钠肽原（N-terminal pro B-type natriuretic peptide，NT-proBNP）检测（2分）。结果：正常。

（4）自身抗体、补体、抗链球菌溶血素O试验（anti-streptolysin O test，ASO）（2分）。结果：正常。

（5）甲型流感病毒检测（2分）。结果：DNA及IgM均（＋）。

问题6：如何初步治疗？（10分）

答案及评分：

（1）一般治疗（1.5分）。包括卧床休息、限制水钠摄入及进食易消化食物。

（2）抗病毒治疗（1.5分）。适用于早期病毒血症，可用利巴韦林、干扰素及金刚烷胺。

（3）免疫治疗（1.5分）。使用免疫球蛋白（总量2 g/kg）、糖皮质激素。

（4）抗心衰治疗（1.5分）。强心、利尿及扩管治疗。

（5）抗心律失常（1.5分）。使用抗心律失常药物、电复律及电除颤，植入临时起搏器等。

（6）营养心肌治疗（1.5分）。大量使用维生素C、辅酶Q10、磷酸肌酸钠、曲美他嗪等。

（7）根据病情进展可以考虑心脏辅助装置治疗（1分）。如ECMO。

问题7：根据甲型流感DNA（+），甲型流感抗体IgM（+），做哪些诊断和治疗调整？（10分）

答案及评分：

（1）诊断补充为病毒性心肌炎（5分）。咽拭子培养提示甲型流感DNA（+），甲型流感抗体IgM（+），具备病原学参考依据之一，可诊断为病毒性心肌炎。

（2）治疗（5分）。如果仍有发热，加用奥司他韦治疗。

问题8：知识点复习——病毒性心肌炎临床诊断依据是什么？（10分）

答案及评分：

（1）心功能不全、心源性休克或脑心综合征（2分）。

（2）心脏扩大（X线、超声心动图之一）（2分）。

（3）心电图改变。①以R波为主的2个或2个以上主要导联（Ⅰ、Ⅱ、aVF、V5导联）的ST-T改变持续4 d以上伴动态变化。②窦房传导阻滞、房室传导阻滞，完全性右或左束支传导阻滞。③成联律、多形、多源、成对或并行性早搏，非房室结及房室折返引起的异位性心动过速。④低电压（新生儿除外）及异常Q波（4分）。

（4）CK-MB升高或肌钙蛋白阳性（2分）。

问题9：知识点复习——病毒性心肌炎病原学诊断标准是什么？（10分）

答案及评分：

（1）确诊指标（5分）。行心内膜、心肌或心包穿刺液检查，发现以下之一者可确诊心肌炎由病毒引起。①分离病毒。②用病毒核酸探针探查到病毒核酸阳性。③特异性病毒抗体阳性。

（2）参考依据（5分）。①自患儿粪便、咽拭子或血液中分离到病毒，且恢复期血清同型抗体滴度较第1份血清升高或降低3/4以上。②病程早期患儿血中特异性抗体IgM阳性。③用病毒核酸探针至患儿血中查到病毒核酸阳性。

问题10：知识点复习——病毒性心肌炎确诊依据是什么？（10分）

答案及评分：

（1）具备临床依据2项，可临床诊断心肌炎。发病同时或发病前1~3周有病毒感染的证据支持诊断（2分）。

（2）临床诊断为心肌炎的同时，具备病原学确诊指标之一，可确诊为病毒性心肌炎；具备病原学参考依据之一，可诊断为病毒性心肌炎（2分）。

（3）凡不具备确诊依据，应给予必要的治疗或随访，依据病情变化，确诊或排除心肌炎（2分）。

（4）排除以下情况：先天性心脏病、原发性心肌病、冠脉疾病、先天性房室传导阻滞、β受体功能亢进及药物引起的心电图改变；其他心肌病症如中毒性心肌炎、风湿性心肌炎、结缔组织病、代谢性疾病的心肌损害（4分）。

第七节　阵发性室上性心动过速

【病史题干】

患儿，男，1月26 d，以"纳食差5 d，哭闹不安1 d"为主诉入院。患儿于5 d前无明显诱因出现纳食差，奶量下降至平常量的1/3，约200 mL/d，无呕吐，无腹胀、腹泻，无发热、咳嗽，无气促、喘息，无发绀，无烦躁不安，无抽搐，无精神萎靡、嗜睡症状，未予诊治。1 d前出现不易安抚、哭闹不安，伴气促、面色口唇苍灰，汗多，四肢末梢凉。

既往史：无手术和外伤史，无输血和药物过敏史。

问题1：针对以上，还应该询问哪些病史？（10分）
答案及评分：
（1）补充现病史：询问患病以来一般情况（2分）。结果：患病以来，小便量少，大便量少、黄绿色、稍稀。
（2）补充个人史：出生史（1分）、生长发育史（1分）、喂养史（2分）、预防接种史（2分）。结果：无特殊。
（3）补充家族史中有无传染病接触史，家庭中有无类似患者（2分）。结果：无。

【查体题干】

T 36.5 ℃，P 250次/min，R 60次/min，WT 5.1 kg，神志清醒，精神反应差。全身皮肤黏膜发绀，手足皮肤湿冷，无皮疹、皮下出血。浅表淋巴结未扪及肿大。瞳孔等大等圆，对光反射灵敏。结膜无充血，巩膜未见黄染。口唇发绀，咽部黏膜充血，双侧扁桃体未见肿大。呼吸急促，可见点头样呼吸，吸气性三凹征，双肺呼吸音清、对称，未闻及干湿啰音。心界不大，心前区无隆起，心音有力，心率250次/min，律齐，各瓣膜听诊区未闻及杂音。腹软，稍膨隆，未扪及包块，肝肋下3 cm扪及肿大，脾肋下未扪及肿大，按压无哭闹不安，肠鸣音正常。四肢肌力、肌张力正常。神经系统查体未见明显异常。CRT 3 s。

问题2：针对以上，还应该补充哪些查体？（10分）
答案及评分：
（1）BP（2分）。结果：90/60 mmHg。
（2）SpO_2（2分）。结果：96%。
（3）脉搏（2分）。结果：细弱。
（4）前囟（2分）。结果：平软，大小1.5 cm×1.5 cm。
（5）其他脱水表现（2分）。结果：皮肤弹性正常，无眼窝凹陷。

【前期辅助检查】

心电图检查：P波形态异常，为窄QRS波群形态，R-R间隔绝对匀齐，心室率250次/min。

问题3：初步诊断及其依据。（10分）

答案及评分：

诊断：阵发性室上性心动过速。依据：①纳食差、烦躁不安、气促、汗多（4分）。②皮肤发绀，四肢末梢凉，心率250次/min，律齐，脉搏细弱（3分）。③心电图：窄QRS波群形态，R-R间隔绝对匀齐，心室率250次/min（3分）。

问题4：需要与哪些疾病鉴别？（10分）

答案及评分：

（1）室性心动过速（5分）。心率通常<230次/min，节律不匀齐，QRS波群宽大畸形，P波消失或呈房室分离，可见室性融合波和心室夺获。

（2）窦性心动过速（5分）。心率通常<180次/min，心电图显示正常窦性P波（P波在Ⅰ、Ⅱ、aVF导联直立，aVR导联倒置），R-R间隔不匀齐。

问题5：如何初步治疗？（10分）

答案及评分：

（1）一般处理（2分）。予吸氧、心电监护，开放静脉通道。

（2）评估（2分）。患儿烦躁、皮肤发绀、四肢末梢凉，BP 90/60 mmHg，心功能不全，循环代偿期，需要尽快处理。

（3）复律（4分）。尽快复律，不考虑迷走神经刺激方法，可选用药物复律（ATP、地高辛）、电复律或食管心房调搏等。

（4）营养心肌（1分）。

（5）补液治疗（1分）。

问题6：需要做哪些进一步检验检查？（10分）

答案及评分：

（1）心电图（复律后）检查（2.5分）。结果：预激综合征。

（2）心脏超声检查（2.5分）。结果：心脏结构及功能未见明显异常。

（3）NT-proBNP检测（2.5分）。结果：8 000 ng/L。

（4）血气分析（2.5分）。结果：静脉血气pH 7.35，$PaCO_2$ 37.1 mmHg，PaO_2 45 mmHg，BE −3 mmol/L，HCO_3^- 19.1 mmol/L，Na^+ 128 mmol/L，K^+ 4.5 mmol/L，iCa^{2+} 1.20 mmol/L，Hb 17.3 g/dL，血糖3.5 mmol/L。

问题7：根据检验检查结果，做哪些诊断和治疗调整？（10分）

答案及评分：

（1）诊断：①预激综合征（3分）。②低钠血症（2分）。

（2）治疗：补钠（2分）。心动过速频繁发作，需要预防用药（3分）。

问题8：知识点复习——快速性心动过速的处理第一原则是什么？（5分）

答案及评分：

血流动力学第一原则。首先考虑血流动力学状态，如果快速性心动过速不稳定，应该紧急终止心律失常，治疗措施常采用电复律（5分）。

问题9：知识点复习——阵发性室上性心动过速的治疗方法及应用原则是什么？（20分）

答案及评分：

（1）非药物治疗方法（10分）。刺激迷走神经，用于无器质性心脏病、无心衰者（刺激咽部、屏气法、压迫颈动脉窦法、潜水反射法）。

（2）药物治疗（5分）。非药物治疗无效或当即有效且很快恢复时，可以选用1种药物治疗，反复发作者可长期口服药物预防。

（3）其他治疗（5分）。药物疗效不佳者可选电复律、食管心房调搏术、射频消融术或手术治疗。

问题10：知识点复习——阵发性室上性心动过速的常用治疗药物有哪些？（5分）

答案及评分：答对1个可得1分，答对5项即得全分。

（1）三磷酸腺苷。

（2）普罗帕酮（心律平）。

（3）洋地黄类药物。

（4）β受体阻滞剂。

（5）维拉帕米（异搏定）。

（6）胺碘酮。

第八节　心力衰竭

【病史题干】

患儿，女，6个月，以"发热、咳嗽2 d，气促1 d"为主诉到门诊就诊。门诊考虑为"急性支气管炎"，给予雾化治疗，但患儿呼吸急促加重，精神变差，拒奶，遂收入院。

问题1：针对以上，还应该询问哪些病史？（10分）

答案及评分：

（1）补充现病史：询问患病以来一般情况（2分）。结果：患病以来，纳食差，大小便正常。

（2）补充现病史：询问有无异物吸入及呛咳病史（2分）。结果：无。

（3）补充个人史：出生史（1分）、生长发育史（1分）、有无反复呼吸道感染史（1分）、预防接种史（1分）。结果：无特殊。

（4）补充家族史（2分）。结果：无特殊。

【查体题干】

T 36.8 ℃，P 165次/min，R 70次/min，精神反应稍差，口唇无发绀，呼吸急促，三凹征（+），双肺呼吸音粗，未闻及干湿啰音。腹部平软，肝肋下3 cm，质中，四肢关节无畸形，CRT 2 s。

问题2：针对以上，还应该补充哪些查体？（10分）

答案及评分：

（1）心脏查体（4分）。结果：心前区隆起，心尖部位于左锁骨左线与左第5肋间交界区外2 cm，心音可，律齐，P 165次/min，胸骨左缘第4～5肋间闻及Ⅲ收缩期杂音，P2亢进，未扪及震颤。

（2）BP（2分）。结果：85/56 mmHg。

（3）SpO$_2$（2分）。结果：90%（空气下），97%（中流量给氧）。

（4）神经系统查体（2分）。结果：瞳孔大小正常、等大等圆，巴氏征阴性，脑膜刺激征阴性。

【前期辅助检查】

门诊血常规检查：WBC 10.4×10^9/L，N 27.8%，L 65.1%，RBC、Hb、PLT正常。肺炎支原体IgM阴性，ESR正常，CRP正常。

心电图提示窦性心动过速。

患儿胸片（图7-1）：肺纹理明显增多，心脏扩大，肺动脉段突出，肺血增多。

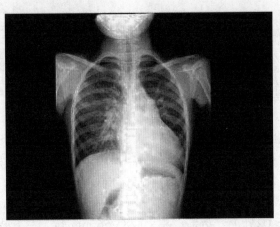

图7-1 患儿胸片

问题3：初步诊断及其依据。（10分）

答案及评分：

（1）诊断：急性支气管炎。依据：①发热、咳嗽，双肺呼吸音粗（1分）。②胸片提示两肺纹理增多（1分）。

（2）诊断：心衰。依据：①呼吸急促，R 70次/min，三凹征阳性，双肺未闻及干湿啰音（1分）。②精神反应稍差（1分）。③心率增快，P 165次/min，T 36.8 ℃，心脏扩大（心尖部位于左锁骨左线与左第5肋间交界区外2 cm）（1分）。④肝肋下3 cm（1分）。

（3）诊断：先天性心脏病。依据：①心前区隆起，心尖部位于左锁骨左线与左第5肋间交界区外2 cm，胸骨左缘第4~5肋间闻及Ⅲ收缩期杂音，P2亢进（1分）。②胸片提示心脏扩大，肺动脉突出，肺血增多（1分）。

（4）窦性心动过速。依据：患儿心率在140次/min以上，结合心电图提示窦性心动过速（2分）。

问题4：需要与哪些疾病鉴别？（10分）

答案及评分：

（1）支气管哮喘（4分）。双肺呼吸音清，未闻及喘鸣音，不支持。

（2）心肌炎（4分）。患儿有感染病史，有心功能不全症状，胸片提示心脏扩大，但患儿肺血明显增多，肺动脉增宽，胸骨左缘闻及Ⅲ级收缩期杂音，不支持。

（3）阵发性室上性心动过速（2分）。发病时心电图提示窦性心律，不支持。

问题5：如何初步治疗？（10分）

答案及评分：

（1）收入院（2分）。该患儿为心衰合并支气管炎，需要收入院进行治疗。

（2）告病重（2分）。

（3）一般治疗及护理（1分）。予吸氧，保持呼吸道通畅（1分），予Ⅰ级护理、心电监护。

（4）对症治疗（2分）。行止咳、祛痰、雾化等对症治疗，有高热可使用布洛芬或对乙酰氨基酚。

（5）抗感染（2分）。疑细菌感染者，可用头孢Ⅱ代或青霉素抗感染，但有待进一步病原学检查明确。

问题6：需要做哪些进一步检验检查？（10分）

答案及评分：

（1）心脏超声检查（4分）。结果：VSD（膜周部）大小8.5 mm，肺动脉高压（重度）。

（2）血气分析（2分）。结果：pH 7.35，$PaCO_2$ 40 mmHg，PaO_2 65 mmHg，BE −1 mmol/L。

（3）四肢BP检查（2分）。结果：左上肢85/56 mmHg，左下肢86/55 mmHg，右下肢100/65 mmHg，右上肢98/64 mmHg。

（4）呼吸道病原学检查（1分）。结果：呼吸道病毒免疫荧光提示RSV（+）。

（5）痰细菌培养（1分）。结果：无细菌生长。

问题7：根据检验检查结果，做哪些诊断和治疗调整？（10分）

答案及评分：

（1）增加诊断（2分）。VSD（膜周部），肺动脉高压（重度）。

（2）治疗。①给予强心、利尿、扩血管治疗，口服地高辛、螺内酯、卡托普利、呋塞米片，多巴胺静脉泵入（4分）。②停用抗生素（2分）。③请心外科医生会诊，行外科手术治疗（2分）。

问题8：患儿治疗3 d后，发热好转，咳嗽减少，气促减轻，精神反应好转，但下午睡觉时突然出现抽搐，抽搐时意识清醒，抽搐持续约2 min，后自行缓解。需要完成什么检查？如何处理？（10分）。

答案及评分：

（1）头颅CT检查（2分）。结果：未见异常。

（2）脑电图检查（2分）。结果：正常。

（3）电解质检测（2分）。结果：血钠132 mmol/L，离子钙血钙0.85 mmol/L，血钾4.5 mmol/L。

（4）血糖检测（2分）。结果：5.0 mmol/L。

（5）处理（2分）。静脉补钙。

问题9：知识点复习——小儿肺炎合并心衰诊断标准是什么？（10分）

答案及评分：

（1）呼吸困难突然加重，呼吸加快。婴儿＞60次/min，幼儿＞50次/min，儿童＞40次/min（3分）。

（2）心率突然加快。婴儿＞180次/min，幼儿＞160次/min，儿童＞140次/min。不能用发热、呼吸困难，或心脏增大，心音低钝、呈奔马律解释（3分）。

（3）肝脏进行性增大。婴幼儿≥3.0 cm，儿童≥2.0 cm。颈静脉怒张，颜面、眼睑或双下肢水肿，少尿或无尿（3分）。

（4）骤发极度烦躁不安（1分）。

问题10：知识点复习——导致小儿心衰的常见疾病有哪些？（10分）

答案及评分：说出10种即给满分。

先天性心脏病、心肌病、心律失常、心肌炎、心包炎、心肌梗死、川崎病、感染性心内膜炎、脓毒症、酸中毒、窒息或严重低氧血症、代谢紊乱、中毒。

第八章

泌尿系统疾病

第一节　孤立性血尿

【病史题干】

患儿，女，3岁3个月，以"发现镜下血尿1个月"为主诉入院。患儿1个月前因"可疑眼睑浮肿"于外院就诊，完善尿常规检查结果显示"镜检红细胞+++/HPF、无白细胞、蛋白阴性"，嘱监测尿常规检查，家属未重视，未予特殊处理，再无明显浮肿或其他不适。病程中患儿无发热，无尿频、尿急、尿痛，无泡沫尿，无排尿中断及腰痛，无头晕、头痛及视物模糊，无皮肤黄染及厌食，无皮肤出血点。现为进一步诊疗，至我院门诊就诊，复查2次尿常规显示隐血（+++）、红细胞780～844/μL、镜检红细胞+++/HPF、无白细胞、蛋白阴性，尿红细胞位相显示正常红细胞28%、皱缩红细胞30%、环状红细胞26%、靶形红细胞16%。自起病以来，患儿精神、睡眠、食纳可，小便量可，大便未见异常。

既往史：无手术史、外伤史、输血史，否认食物药物过敏史。个人史无特殊情况。

问题1：针对以上，还应该询问哪些病史？（10分）

答案及评分：

（1）患儿有眼睑浮肿，补充现病史：询问患病前1～3周有无感染史，病程中有无肉眼血尿、尿少，以了解有无急性肾小球肾炎的可能（2分）。结果：患儿半月前有呼吸道感染史。

（2）补充现病史：询问患病前1～3 d有无感染史，以了解有无IgA肾病可能（2分）。结果：无。

（3）补充现病史：询问有无长期发热、皮疹、光过敏、口腔溃疡、关节肿痛、便血，家族成员中是否患乙型肝炎、患儿乙肝疫苗接种情况，以了解有无继发性肾小球疾病的可能（2分）。结果：无，患儿乙肝疫苗既往已接种。

（4）补充家族史：有无血尿、尿毒症、耳聋者，以了解有无薄基底膜肾小球病、奥尔波特综合征（Alport syndrome，AS）的可能（2分）。结果：无。

（5）补充近期有无服用磺胺类药物、氨基糖苷类抗生素、环磷酰胺等药物史，有无剧烈活动、外伤病史（2分）。结果：无。

【查体题干】

T 36.5 ℃，P 100次/min，R 20次/min，WT 16.7 kg，BP 88/48 mmHg。神志清醒，反应正常，全身皮肤无黄染，无皮疹及出血点，浅表淋巴结未扪及肿大，双眼睑无浮肿，结膜无充血。咽无充血，口腔黏膜光滑，扁桃体Ⅰ度肿大，未见分泌物，心、肺、腹及神经系统查体未见异常。尿道口无红肿及异常分泌物。

问题2：针对以上，还应该补充哪些查体？（10分）

答案及评分：

（1）体型（2分）：瘦长体型考虑胡桃夹现象的可能。结果：体形匀称。

（2）有无耳聋、眼部疾患（2分）。结果：无。

（3）双肾区有无叩痛（2分）。结果：无。

（4）有无贫血貌（2分）。结果：无。

（5）生长发育（2分）。结果：HT 94 cm（均值），WT 16.7 kg（+2SD），发育正常。

【前期辅助检查】

门诊尿常规检查（2周前）：隐血（++），红细胞680/μL，镜检红细胞+++/HPF、无白细胞、蛋白阴性。入院前2次尿常规：隐血（+++），红细胞780～844/μL，镜检红细胞+++/HPF、无白细胞、蛋白阴性；1次尿红细胞位相：正常红细胞28%、皱缩红细胞30%、环状红细胞26%、靶形红细胞16%。

问题3：初步诊断及其依据。（10分）

答案及评分：

诊断：镜下血尿。依据：患儿起病隐匿，以镜下血尿为主要表现，2周内分散的3次尿检均显示红细胞＞3个/HPF（5分）。

考虑为肾小球源性血尿。依据：尿红细胞位相显示严重异形红细胞＞5%（5分）。

问题4：需要与哪些疾病鉴别？（10分）

答案及评分：

（1）急性肾小球肾炎（2分）。患儿有血尿，病初有可疑眼睑浮肿，半月前有呼吸道感染史，需警惕此病，但患儿无少尿或蛋白尿，无高血压表现，完善ASO、补体C3、肾功能检查及ESR助诊。

（2）遗传性肾小球肾炎（2分）。如薄基底膜肾病、AS等，但患儿无家族性肉眼血尿病史，无耳聋，无进行性肾功能减退等，必要时完善肾穿刺活检、基因检测协诊。

（3）IgA肾病（2分）。本病为反复发作性镜下血尿，但患儿现病程短，需继续观察，必要时完善肾穿刺活检助诊。

（4）继发性肾病（2分）。如结缔组织病、乙肝相关性肾病等所致肾病，完善乙肝五项+HIV+HCV+TP*检查、自身抗体谱检测结果助诊。

（5）孤立性血尿（2分）。排除各种引起血尿的疾患后，病因尚不明的无症状血尿者，可考虑为孤立性血尿。

问题5：如何初步治疗？（10分）

答案及评分：

（1）完善相关检查以进一步明确诊断（4分）。

（2）一般治疗。注意休息，忌高盐、高脂饮食，适当饮水，避免服用肾毒性药物（3分）。

（3）监测有无肉眼血尿发作、监测BP及尿液检查结果，继续观察（3分）。

问题6：需要做哪些进一步检验检查？（10分）

答案及评分：

（1）复查尿常规（1分）。结果：红细胞240.9～309/μL，离心后镜检红细胞（++）、无白细胞、蛋白阴性。

（2）检查尿红细胞形态（1分）。结果：正常红细胞40%，皱缩红细胞25%，环状红细胞20%、穿孔红细胞5%、靶形红细胞10%。

（3）肾小管标志物检测，判断有无肾小管损伤（2分）。结果：N-乙酰-β-D-葡萄糖苷酶7.9 U/L（参考范围：0～19 U/L），尿α1-微球蛋白5.26 mg/L（参考范围：0～12 mg/L），β_2-微球蛋白<0.2 mg/L（参考范围：<0.2 mg/L）。

（4）肾功能、24 h尿蛋白及CCR（肌酐清除率）检测，判断有无蛋白尿或肾脏功能损伤（1分）。结果：尿素3.16 mmol/L（参考范围：1.5～7 mmol/L），肌酐24.4 μmol/L（参考范围：21～65 μmol/L），24 h尿蛋白35.57 mg（参考范围：<150 mg），均未见异常。

（5）补体C3、ASO检测，进一步排除急性肾小球肾炎的可能性（1分）。结果：补体C3 1.12 g/L，ASO< 54.1 U/mL，均未见异常。

（6）ANA+ANCA+双链DNA（ds-DNA）+ENA**谱、乙肝五项检查，进一步排除继发性肾炎的可能性（1分）。结果：均未见异常。

（7）24 h尿钙检测，进一步排除高钙尿症所致镜下血尿的可能性（1分）。结果：24 h尿钙0.4 mmol（参考范围：0.25～7.5 mmol）。

（8）泌尿系超声及左肾静脉超声检查（1分）。结果：未见异常。

（9）父母尿常规检查，进一步排除遗传性肾病的可能性（1分）。结果：未做。

问题7：根据检验检查结果，做哪些诊断和治疗调整？（10分）

答案及评分：

（1）诊断。考虑诊断为孤立性血尿（2分）。检查不支持急性肾小球肾炎、继发性肾

---

* HIV——人类免疫缺陷病毒（human immunodeficiency virus），HCV——丙型肝炎病毒（hepatitis C virus），TP——总蛋白（total protein）。

** ANA——抗核抗体（antinuclear antibody），ANCA——抗中性粒细胞胞质抗体（anti-neutrophil cytoplasmic antibody），ENA——可提取性核抗原（extractable nuclear antigen）。

病，非肾小球性血尿（泌尿系感染，特发性高钙尿症，左肾静脉压迫综合征，肾盂、输尿管、膀胱结石等）（2分）。尚不能排除以下疾病的可能性：遗传性肾小球肾炎，IgA肾病（1分）。

（2）治疗。孤立性血尿患儿无须特殊治疗，但需要定期随访观察，注意有无肉眼血尿发作，监测BP、尿蛋白及肾功能（2分）。

（3）孤立性血尿患儿存在以下指征时可考虑行肾穿刺活检，以明确病理类型、选择治疗方案及判断预后：①阳性家族史。②镜下血尿持续半年以上。③再发性肉眼血尿伴肾功能减退、蛋白尿或高血压（3分）。

问题8：知识点复习——怎么鉴别真性血尿与假性血尿？（10分）

答案及评分：

（1）只有排除假性血尿才能确诊真性血尿，正常健康人尿中可含有少量红细胞，尿沉渣镜检中尿红细胞≥3个/HPF或≥8 000个/mL时，考虑有病理意义（镜下血尿）；当出血量>1 mL/L尿液时可见肉眼血尿（2分）。

（2）镜下血尿：仅在显微镜下发现红细胞增多，诊断标准为2～3周内分散的3次离心尿沉渣镜检红细胞≥3个/HPF或≥8 000个/mL（2分）。

（3）假性血尿见于：①食物及药物。摄入含大量苯胺的食物（如蜂蜜）或含大量苯胺的药物（如大黄、利福平、苯妥英钠、阿霉素、非那吡啶、吩噻嗪、酚酞、去铁胺、思波维铵等）及非致病性黏质沙雷菌（红尿布综合征）等均可引起红色尿；抗疟药（帕马喹、伯氨喹、奎尼丁、柳氮磺吡啶）、复合维生素B、胆红素、胡萝卜素、甲硝唑、呋喃妥因、磺胺类均可引起棕色尿；含铁血黄素、黑酸尿症、黑素、奎宁、大黄等均可引起棕黑色尿；非那吡啶、利福平、尿酸盐、华法林等可引起橙色尿。②血红蛋白尿或肌红蛋白尿，尿隐血阳性，但尿中无红细胞。③卟啉尿可呈葡萄酒色尿。④初生新生儿尿中尿酸盐可使尿布呈红色。但以上尿检查均无红细胞可资鉴别。⑤非泌尿道出血：外阴损伤或炎症、月经血或血便污染（6分）。

问题9：知识点复习——怎么鉴别肾小球性血尿和非肾小球性血尿？（10分）

答案及评分：

（1）肾小球性血尿特点（5分）。呼吸道或消化道感染后血尿常可加重，可伴有蛋白尿、高血压、水肿甚至肾功能不全，尿液中无血丝、血块；尿镜检：尿RBC严重变形率（面包圈样、穿孔样、芽孢样等）≥5%，或变异形RBC率>80%，或多形型（尿RBC形态≥3种）。常见病因包括：①原发性肾小球疾病。急性肾小球肾炎、急进性肾炎、肾病综合征、IgA肾病、AS、薄基底膜肾病等。②继发性肾小球疾病。如紫癜性肾炎、狼疮性肾炎、乙肝病毒相关肾炎、溶血尿毒症综合征等。

（2）非肾小球性血尿特点（5分）。血尿严重程度与呼吸道或消化道感染无明显关系；通常不伴有蛋白尿、高血压、水肿；尿液中可有血丝、血块；尿中以均一型RBC为主或变异型RBC<15%。常见病因包括：①血尿来自肾小球以下的泌尿系统。如泌尿系感染；特发性高钙尿症；胡桃夹现象（左肾静脉压迫综合征）；肾盂、输尿管、膀胱结石，先天性泌尿道畸形，如肾积水、肾囊肿、膀胱憩室、尿路梗阻；肿瘤；外伤及异物；药物所致肾及膀胱损伤，如磺胺类、环磷酰胺、氨基糖苷类等；肾静脉血栓、血管瘤等。②全身性疾病。如血小

板减少性紫癜、血友病、新生儿出血症等。

问题10：知识点复习——孤立性血尿的诊断标准是什么？（10分）

答案及评分：

（1）为镜下血尿：诊断标准为2～3周内分散的3次尿沉渣镜检红细胞≥3个/HPF或≥8 000个/mL（3分）。

（2）存在肾小球性血尿（3分）。

（3）无临床症状，且排除各种能引起血尿的疾患的可能性（泌尿系或全身性疾病，以及相关检查结果无异常）（4分）。

第二节　急性肾小球肾炎

【病史题干】

患儿，男，11岁4个月，因"浮肿5 d，血尿2 d"为主诉就诊。患儿于入院前5 d接触"感冒"家属后出现浮肿，表现为双眼睑浮肿，晨起为主，未予重视，浮肿逐渐加重，累及双下肢。2 d前患儿无意中发现解肉眼血尿，尿全程呈洗肉水样，伴尿量减少，无尿频、尿急、尿痛，无发热，无皮疹、关节痛、关节炎、口腔溃疡，无头晕、头痛，无恶心、呕吐，无腹部不适等，遂至当地医院治疗，予以"头孢"及"氢氯噻嗪片"口服2 d未见好转，为进一步诊治转来我院。自起病以来，患儿精神、睡眠尚可，食欲减退，尿量减少，大便正常。3周前有"发热、咽痛"，于当地医院就诊，诊断为"急性扁桃体炎"，予以"头孢"口服1周后体温恢复正常，未诉咽痛。

既往史：体健，否认有家族肾病史；无手术和外伤史，无输血和过敏史。

问题1：询问病史应围绕哪些方面进行？（12分）

答案及评分：

应询问前驱感染的部位、感染与本次起病间隔时间、有无相关病原学检查等（2分）；追问既往有无发作性肉眼血尿、肾脏疾病病史，起病前有无皮疹、关节痛、关节炎、口腔溃疡等病史，患儿有无视力异常、听力减退等病史（4分）；询问家族中有无成员有血尿史及肾病史（2分）。注重详细询问患儿每日尿量、少尿或无尿持续的时间；询问有无呼吸急促、端坐呼吸、咳痰等循环充血的临床表现（2分）；询问有无头痛、恶心、呕吐、烦躁、意识模糊、复视或一过性盲等高血压脑病的临床表现（2分）。

问题2：根据本例病史，该如何初步判断？（10分）

答案及评分：

（1）患儿出现水肿、血尿、少尿等急性肾炎综合征症状，结合起病前2周有"急性扁桃体炎"的前驱感染史，应初步诊断为急性肾炎，有急性链球菌感染后肾小球肾炎的可能（2分）。

（2）患儿既往体健，家族中无肾病患者，慢性肾炎急性发作可能性不大，且不支持遗传性肾炎的可能（2分）。

（3）患儿在前驱感染2周后起病，不符合IgA肾病感染与发作间隔短的特点（2分）。

（4）患儿无皮疹、关节炎、口腔溃疡、肝炎等病史，继发性肾小球肾炎可能性不大（2分）。

（5）患儿起病5 d，无头晕、恶心、呕吐、腹部不适等症状，暂无高血压脑病和循环充血的临床征象（2分）。

问题3：下一步查体应重点关注哪些方面？（8分）

答案及评分：

（1）观察水肿部位、程度、性质（凹陷性或非凹陷性），协助分析水钠潴留的程度（2分）。

（2）观察患儿生命体征是否平稳，有无呼吸急促、端坐呼吸、颈静脉怒张、肝脾肿大等，协助判断是否有严重循环充血征象（2分）。

（3）测量BP，观察神志意识、四肢肌张力、病理反射等，了解有无高血压脑病表现（2分）。

（4）观察患儿生长发育情况、有无贫血貌和慢性面容，协助分析是否为慢性肾炎急性发作（2分）。

【查体题干】

T 36.5 ℃，R 20次/min，P 80次/min，BP 140/90 mmHg，WT 42 kg，HT 148 cm，神志清醒，精神反应正常，皮肤红润，无发绀及皮疹，双眼睑、颜面浮肿，口腔黏膜光滑，咽部稍充血，双侧扁桃体Ⅰ度肿大，未见分泌物附着。颈软，呼吸平顺，未见三凹征，双肺呼吸音清，肺底未闻及干湿啰音。心音有力，律齐，未闻及杂音。腹部平软，肝、脾肋下未扪及肿大，肠鸣音正常。肢端暖，肌张力正常，下肢水肿，呈非凹陷性，病理反射未引出。

问题4：如何通过查体对疾病病情进行初步判断？（8分）

答案及评分：

该患儿查体有双眼睑、颜面、下肢水肿症状，为非凹陷性水肿，其水肿为有效循环血量增加，血管容量增大所致，与肾病综合征所致水肿不同（2分）；患儿神志清醒、四肢肌张力正常，病理反射未引出，未发现高血压脑病表现（3分）；患儿无呼吸急促、端坐呼吸、未见颈静脉怒张、无肝脾肿大，肺底未闻及干湿啰音，不支持严重循环充血诊断（3分）。

问题5：进一步诊断应实施哪些检查？（11分）

答案及评分：

（1）尿常规、尿红细胞位相检查（2分）：了解是否为血尿、蛋白尿，血尿是否为肾性血尿。

（2）肝功能、肾功能、体液免疫检查（3分）：了解有无低蛋白血症、有无肾功能异常及低补体C3血症，协助急性肾小球肾炎诊断。

（3）血气分析、电解质检测（1分）：了解有无酸中毒及电解质紊乱。

（4）ASO检测（1分）：了解是否有链球菌感染。

（5）泌尿系彩超检查（1分）：了解肾脏大小。

（6）自身抗体、抗核抗体、血清乙型肝炎病毒检查（2分）：鉴别狼疮性肾炎及乙型肝炎病毒相关性肾炎。

（7）胸片检查（1分）。

【前期辅助检查】

尿常规检查：红细胞1024.8/μL，蛋白（+），白细胞2.4/μL；尿红细胞位相：离心后镜检红细胞+++/HPF，正常红细胞38%，皱缩红细胞26%，小型红细胞9%，芽孢红细胞2%，环状红细胞23%，面包圈样红细胞1%，不规则形红细胞1%；肾功能：尿素氮11.4 mmol/L，肌酐187.6 mmol/L；肝功能：总蛋白72.1 g/L，白蛋白37.4 g/L；ASO：1 019 U/mL；血清补体水平测定：补体C3 0.46 g/L，补体C4 0.19 g/L；泌尿系彩超：双肾增大；胸片：未见异常。

问题6：如何判读该患儿的检查结果？诊断和诊断依据是什么？（12分）

答案及评分：

（1）尿常规检查提示真性血尿、蛋白尿；尿红细胞位相提示肾小球性血尿；肝功能提示无低蛋白血症，血清补体水平提示补体C3下降；肾功能提示有肾损害；泌尿系彩超提示双肾增大，符合急性肾小球肾炎诊断；ASO明显升高，考虑之前存在链球菌感染；胸片未见肺水肿和心影增大的严重循环充血征象（5分）。

（2）诊断（2分）。结果：急性链球菌感染后肾小球肾炎。诊断依据：①有浮肿、血尿、少尿的临床表现（1分）。②起病前2周有"急性扁桃体炎"的前驱感染史，ASO升高（1分）。③查体：BP 140/90 mmHg，双眼睑浮肿，双下肢浮肿，为非凹陷性（1分）。④尿液分析提示有血尿、蛋白尿，尿红细胞位相提示肾小球性血尿（1分）。⑤血清补体水平下降（1分）。

问题7：选择门诊还是住院治疗？（9分）

答案及评分：

决定治疗急性肾炎患儿的地点，主要取决于患儿肾炎症状的严重程度，是否存在高血压、肾损害和严重循环充血的风险（2分）。若急性起病，病程1～2周内，患儿有明显少尿或无尿症状时，应选择住院治疗，密切观察是否合并严重循环充血、高血压脑病及急性肾衰竭等严重症状（3分）。该患儿病程1周内，表现为少尿、水钠潴留及存在肾损害，应住院积极治疗（2分）。如患儿仅偶然尿检时发现，不伴临床症状，BP正常，血液生化指标也正常，可在门诊检查并随诊（2分）。

问题8：如何初步治疗？（10分）

答案及评分：

（1）收入院（2分）。患儿病程1周内，表现为少尿，水钠潴留及存在高血压、氮质血症，应住院积极对症治疗，密切观察是否合并严重循环充血、高血压脑病及急性肾衰竭等严重症状。

（2）一般治疗（2分）。①休息：病初2～3周应卧床休息，待肉眼血尿消失、水肿消退、BP正常及循环充血症状消失后可下床轻微活动（2分）。②限制水、盐摄入，选择低蛋白、优质动物蛋白、易消化的高糖饮食。

（3）给予青霉素或其他敏感抗生素7～10 d的治疗以清除可能存在的感染灶（2分）。

（4）进行利尿、降压对症治疗（2分）。

问题9：知识点复习——急性肾小球肾炎急性期的主要并发症有哪些？（10分）

答案及评分：

（1）严重循环充血（4分）。主要表现为气促、胸闷、咳嗽、偶有粉红色泡沫样痰、端坐呼吸，颈静脉怒张、肝大、奔马律、心脏扩张等。

（2）高血压脑病（3分）。主要表现为头痛、呕吐、复视、黑蒙、视力障碍，严重者出现嗜睡、烦躁、惊厥、昏迷甚至脑疝等。

（3）急性肾衰竭（3分）。表现为少尿、无尿、血尿素氮、肌酐升高，高钾、代谢性酸中毒等。

问题10：知识点复习——急性肾小球肾炎和肾炎型肾病综合征如何鉴别？（表8-1，10分）

答案及评分：

表8-1　急性肾小球肾炎和肾炎型肾病综合征鉴别情况

项目	急性肾小球肾炎（5分）	肾炎型肾病综合征（5分）
尿蛋白	一般（+）～（+++）	（+++）～（++++）
水肿	非凹陷性	凹陷性，多为高度浮肿
ASO	一般升高	正常
血胆固醇	正常	升高，婴幼儿>5.2 mmol/L，儿童>5.7 mmol/L
血浆白蛋白	正常	降低
链球菌感染史	常有	常无
血清补体C3水平	降低	正常

第三节　泌尿系感染

【病史题干】

患儿，女，1岁5个月，以"发热2 d"为主诉入院。患儿2 d前出现发热，T 38.5 ℃以上，伴呕吐1次，非喷射性，呕吐物为胃内容物，无抽搐、惊跳，无寒战，无咳喘，无流涕，无吐泻，无皮疹，无排尿哭闹情况。至当地医院就诊，血常规检查结果提示白细胞及炎症指标升高，予"头孢克肟颗粒抗感染2 d、对乙酰氨基酚退热对症"后，仍反复发热，热峰39 ℃，伴手足凉、精神欠佳，胃纳减少，尿色偏黄，气味重，大便2～3次/d，干结。

既往史：既往体健；否认外伤史和手术史；否认输血史；有过敏史，未发现药物及食物过敏；无传染性相关疾病史；足月，母乳喂养；预防接种史：全程接种；家族中无特殊病史。

问题1：针对以上，还应询问哪些病史？（10分）

答案及评分：

（1）补充现病史：询问患儿此次发热有无明显诱因（3分）。结果：该患儿接触了"感冒"家属。

（2）补充现病史：询问患儿尿液性状，包括颜色、气味、尿量（3分）。结果：尿液颜色偏黄，无肉眼血尿、尿液气味无明显异常、尿量正常。

（3）补充家族史（4分）。家族中有无传染病史，有无类似发热患者。

【查体题干】

T 39.0 ℃，P 72次/min，R 18次/min，BP 95/67 mmHg，神志清醒，反应正常。鼻腔通畅，口唇红润，呼吸平顺，双肺呼吸音清，未闻及明显干湿啰音。心音有力，律齐，未闻及杂音。腹平软，无压痛、反跳痛，未扪及包块，肝、脾肋下未扪及肿大，肠鸣音正常。尿道口稍红，未见分泌物。神经系统查体无异常。

问题2：针对以上，还应该补充哪些查体？（10分）

答案及评分：

（1）皮肤颜色及有无出血点（2分）。结果：肤色正常，未见皮疹及出血点。

（2）前囟有无隆起及凹陷（2分）。结果：患儿前囟平软。

（3）咽部及扁桃体查体情况（2分）。结果：咽部无明显充血，扁桃体未见肿大。

（4）周身有无浮肿（2分）。结果：眼睑及双下肢未见浮肿。

（5）浅表淋巴结有无扪及肿大（2分）。结果：未扪及肿大。

问题3：诊断及诊断依据。（10分）

答案及评分：

诊断：泌尿系感染（急性肾炎）（4分）。依据：患儿，女，1岁5个月，以高热为主要表现（2分），查体见尿道口稍红，辅助检查提示外院血常规炎症指标升高（2分），尿液分析提示白细胞及亮氨酸（leucine，LEU）异常（2分），故诊断。

问题4：需要与哪些疾病进行鉴别？（10分）

答案及评分：

（1）泌尿系畸形（3分）。反复的泌尿系感染，影像学检查可见泌尿系畸形征象。

（2）脓毒血症（3分）。患儿有反复高热，血常规检查中白细胞明显升高，CRP升高，需考虑诊断，完善血培养，若阳性可确诊。

（3）化脓性脑膜炎（4）。精神反应减差，有高热，临床败血症表现，神经系统检查有异常表现，腰椎穿刺术可见感染征象。

问题5：为明确诊断，需要做哪些进一步检验检查？（10分）

答案及评分：

（1）血常规检查及验证指标。结果：血常规（2分），WBC 36×10^9/L，N 51%，L 35%，Hb 112 g/L，C反应蛋白（1分），CRP 202 mg/L，降钙素原（1分），PCT 19.38 ng/mL。

（2）尿培养及药敏实验（2分），尽量在抗生素使用前留取尿培养。结果：大肠埃希菌，无耐药性。

（3）血培养及药敏实验（2分）。结果：未见阳性。

（4）完善泌尿系超声检查（2分）。结果：双侧肾盂扩张。

问题6：根据以上检查结果，需要做哪些进一步的影像学检查？（10分）

答案及评分：

（1）排泄性膀胱尿路造影（5分）。结果：双侧输尿管反流Ⅱ～Ⅲ级。

（2）99mTc-DMSA肾扫描（5分）。结果：①左肾增大，左肾多发皮质瘢痕（Coldraich分级Ⅱ级）。②右肾大小正常，右肾单发皮质瘢痕（Coldraich分级Ⅰ级）。③分肾皮质质量：左肾57.61%，右肾42.39%。

问题7：基础治疗有哪些？（10分）

答案及评分：

（1）多休息，多喝水，高热时予口服解热镇痛药（3分）。

（2）男孩注意包茎的清洁，女童应注意外阴的清洁（3分）。

（3）多吃蔬菜、水果，保持大便通畅，预防便秘（4分）。

问题8：抗生素治疗的疗程和注意事项有哪些？（10分）

答案及评分：

静脉抗生素治疗，若上尿路感染则选择血浓度高的抗生素治疗，治疗总疗程10～14 d（3分）。治疗48 h后评估治疗效果，若仍发热无好转需根据尿培养及药敏结果评估其有效性（4分），急性期控制后小剂量敏感抗生素预防治疗（1/4～1/3治疗剂量夜间睡前口服）（3分）。

问题9：泌尿系感染的复发与再发的区别是什么？（10分）

答案及评分：

复发：指病原体与上次相同，多发生于停药2周内（5分）；再发：指病原体与上次不同，多发生于停药2周后（5分）。

问题10：反复泌尿系感染的危害有哪些？（10分）

答案及评分：

瘢痕形成（3分），高血压（3分），肾功能损伤（4分）。

第四节　紫癜性肾炎

【病史题干】

患儿，女，6岁1个月，因"发现尿检异常5个月余"为主诉入院。患儿于5个月余前因过敏性紫癜在我院住院治疗，监测尿常规提示红细胞88.2/μL，予肾炎康复片治疗，出院后定期在我院门诊随诊，监测尿常规提示红细胞波动在25.8~280.5/μL，偶见蛋白（＋），予肾炎康复片、双嘧达莫等治疗，复查尿常规提示红细胞持续存在，为进一步诊治入院。

既往史：无手术和外伤史，无输血和药物过敏史。

问题1：针对以上，还应该询问哪些病史？（10分）
答案及评分：

（1）补充现病史：询问患病以来一般情况（2分）。结果：患病以来，患儿精神、睡眠、纳食可，大便未见异常，尿量无明显减少，尿色无异常。

（2）补充现病史：询问有无前驱感染、有无浮肿、有无头晕头痛、有无尿色改变、有无泡沫尿等（2分）。结果：均无。

（3）补充现病史：询问有无长期发热、皮疹、光过敏、口腔溃疡、关节肿痛，患儿乙肝疫苗接种情况，以了解有无继发性肾小球疾病的可能（2分）。结果：无，患儿乙肝疫苗既往已接种。

（4）补充个人史（2分）：出生史、生长发育史、预防接种史。

（5）补充家族史（2分）。家庭中有无类似尿检异常患者，有无泌尿系统疾病患者，眼耳疾病患者，有无乙型肝炎患者。结果：均无。

【查体题干】

T 36.8 ℃，R 26次/min，P 98次/min，神志清醒，精神反应正常。呼吸平顺，口唇无发绀，咽无充血，双侧扁桃体无肿大，未见分泌物，气管居中。双肺叩诊清音，呼吸音清，未闻及啰音。心率98次/min，心音有力，律齐，未闻及杂音。腹软，肝、脾肋下未扪及肿大。四肢、神经系统查体未见异常，CRT 0.5 s。

问题2：针对以上，还应该补充哪些查体？（10分）
答案及评分：

（1）BP、体型（2分）。结果：98/62 mmHg，体形匀称。

（2）有无眼睑、颜面部、腹部、四肢、会阴部浮肿（2分）。结果：双眼睑轻度浮肿，其余部位无浮肿。

（3）双肾有无扪及肿大（2分）。结果：未扪及肿大。

（4）移动性浊音（2分）。结果：阴性。

（5）有无肾区叩击痛，有无肋脊点、肋腰点压痛（2分）。结果：均无。

【前期辅助检查】

门诊血常规检查：WBC 8.2×10^9/L，N 28.0%，L 65.2%，RBC、Hb、PLT正常，CRP正常。尿常规检查：红细胞200.4/μL，隐血（＋），蛋白（＋）。

问题3：初步诊断及其依据。（10分）

答案及评分：

诊断：紫癜性肾炎（2分）。依据：①5个月余前有过敏性紫癜病史（3分）。②查体见双眼睑轻度浮肿（3分）。③辅助检查提示多次尿检尿红细胞数升高（2分）。

问题4：需要与哪些疾病鉴别？（10分）

答案及评分：

（1）急性链球菌感染后肾小球肾炎（2分）。本病患儿多有前驱感染，有浮肿及高血压表现，尿检可见红细胞数升高，蛋白阳性，并有补体C3降低，ASO升高。该患儿有双眼睑浮肿及尿检红细胞数增多，但无前驱感染及高血压，不支持，完善补体C3、ASO等检查可帮助进一步鉴别。

（2）肾病综合征（2分）。本病患儿有浮肿、尿少，尿检可见尿蛋白阳性，因该患儿反复多次查尿常规提示蛋白均阴性，不支持，可完善肾功能、血脂、24 h尿蛋白定量检测做进一步排除诊断。

（3）IgA肾病（2分）。本病为反复发作性镜下血尿，多有发病前1～3 d呼吸道等前驱感染史，该患儿现病程长，无明确感染后血尿表现，不支持，必要时完善肾穿刺活检排除诊断。

（4）继发性肾病（2分）。如狼疮性肾炎、乙肝病毒相关性肾炎等。狼疮性肾炎患儿多有长期发热、皮疹、关节痛、口腔溃疡等表现，完善ANA、ANCA、自身抗体等检查助诊；乙肝病毒相关性肾炎可了解既往有无接种乙肝疫苗，有无乙肝患者密切接触史，完善乙肝五项可帮助排除诊断。

（5）孤立性血尿（2分）。排除各种引起血尿的疾患后，病因尚不明的无症状血尿者，可考虑为孤立性血尿。

问题5：如何初步治疗？（10分）

答案及评分：

（1）收入院（3分）。依据该患儿病程较长，需要住院系统评估病情、明确诊断。

（2）一般治疗及护理（3分）。注意休息，忌高盐、高脂饮食；注意监测BP及尿量，避免感染及服用肾毒性药物。

（3）对症治疗（4分）。予依那普利及肾炎康复片护肾等对症治疗，建议行肾活检检查，根据活检结果分级治疗。

问题6：需要做哪些进一步检验检查？（10分）

答案及评分：

（1）复查尿常规（1分）。结果：尿红细胞数波动在100.2～280.5/μL，尿蛋白阴性。

（2）尿红细胞位相检测（1分）。结果：正常红细胞15%，小型红细胞70%，靶形红细胞5%，芽孢红细胞3%，面包圈样红细胞3%，不规则红细胞4%。

（3）尿蛋白定量检测（1分）。结果：200 mg/24 h。

（4）肾功能、血脂、体液免疫、乙肝五项、ASO、ANA、ANCA、自身抗体检测（3分）。结果：肾功能、血脂、补体C 3、ASO正常，乙肝五项、ANA、ANCA、自身抗体均阴性。

（5）泌尿系超声及左肾静脉超声检查（2分）。结果：双肾、输尿管、膀胱声像未见异常，未见胡桃夹现象。

（6）父母尿常规检查，进一步排除遗传性肾病的可能性（1分）。结果：未见异常。

（7）完善肾活检病理检查（1分）。结果：单纯系膜增生性紫癜性肾炎Ⅱa。

问题7：根据检验检查结果，需要做哪些诊断和治疗调整？（10分）

答案及评分：

（1）诊断：紫癜性肾炎（血尿和蛋白尿型）。生化及免疫检测结果不支持急性链球菌感染后肾小球肾炎、肾病综合征、其他继发性肾病等（5分）。

（2）治疗：以护肾为主，避免感染，注意监测BP及尿检情况，建议完善肾活检检查（5分）。

问题8：知识点复习——如何诊断紫癜性肾炎？（10分）

答案及评分：

（1）在过敏性紫癜病程6个月内，出现血尿和/或蛋白尿。其中血尿和蛋白尿的诊断标准如下。血尿：肉眼血尿或1周内3次镜下血尿红细胞≥3个/HPF。蛋白尿：满足以下任一项者。①1周内3次尿常规定性示尿蛋白阳性。②24h尿蛋白定量＞150 mg或尿蛋白/肌酐（mg/mg）＞0.2。③1周内3次尿微量白蛋白＞正常值（5分）。

（2）极少部分患儿在热休克蛋白（HSP）急性病程6个月后再次出现紫癜复发，同时首次出现血尿和/或蛋白尿者，应争取进行肾活检检查，如为IgA系膜区沉积为主的系膜增生性肾小球肾炎，仍可诊断为紫癜性肾炎（5分）。

问题9：知识点复习——紫癜性肾炎的临床分型有哪些？（10分）

答案及评分：

（1）孤立性血尿型（2分）。

（2）孤立性蛋白尿型（2分）。

（3）血尿和蛋白尿型（2分）。

（4）急性肾炎型（1分）。

（5）肾病综合征型（1分）。

（6）急进型肾炎型（1分）。

（7）慢性肾炎型（1分）。

问题10：知识点复习——紫癜性肾炎的肾活检指征有哪些？（10分）

答案及评分：

对于无禁忌证的患儿（2分），尤其是以蛋白尿为主要表现（4分）或表现为急性肾炎（3分）、急进性肾炎者，应尽可能早期行肾活检检查，根据病理分级选择治疗方案（1分）。

第五节　肾病综合征

【病史题干】

患儿，男，2岁4个月，因"发现水肿1周"为主诉入院。患儿1周前无明显诱因出现眼睑水肿，尿量较平素减少（约300 mL/d），无发热、咳嗽，无呼吸困难，无呕吐、腹泻，无腹痛。因家长未予重视，现患儿水肿逐渐加重并扩散至全身。在我院门诊尿常规检查提示蛋白（+++）。自发病以来，患儿精神、睡眠一般，食欲稍差，大便未见异常，小便如上述（图8-1）。

既往史：否认近期感染史；否认结核、乙肝等传染病史；无手术和外伤史，无输血和过敏史。

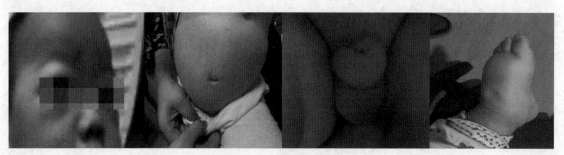

图8-1　患儿身体水肿现象

问题1：针对以上，还应该询问哪些病史？（10分）

答案及评分：

（1）补充现病史：① 询问尿色、尿性状（如酱油色、洗肉水样可能为血尿，泡沫尿可能为蛋白尿）。②询问有无皮疹、关节痛、腹痛等伴随症状，其目的在于鉴别紫癜性肾炎、系统性红斑狼疮（systemic lupus erythematosus，SLE）。③询问WT增长情况（WT明显增长提示水肿）（3分）。

（2）补充既往史：①询问预防接种史（如未接种卡介苗或有结核接触史，可能存在结核感染，需加用抗结核治疗）。②询问既往有无药物、食物过敏史（如过敏性鼻炎、湿疹、哮喘等，过敏可能是肾病综合征发病和复发的诱因之一）（2分）。结果：按时预防接种。

（3）补充个人史：出生史（1分）、喂养史（1分）、生长发育史（1分）。结果：无特殊。

（4）补充家族史。结果：否认家族中传染病史（1分），否认肾脏相关家族病（1分）。

【查体题干】

T 36.5 ℃，P 112次/min，R 25次/min，BP 95/62 mmHg，神志清醒，精神反应正常；皮

肤未见皮疹、出血点，浅表淋巴未扪及肿大；双侧眼睑水肿，双下肢凹陷性水肿。咽充血，扁桃体无肿大；呼吸平顺，呼吸音对称，双肺未闻及啰音。心音有力，律齐，未闻及杂音。腹膨隆，肝、脾肋下未扪及肿大，肾区无叩痛。阴茎、阴囊肿胀，尿道口无红肿及分泌物。神经系统查体未见异常。左上臂可见卡疤。肢端暖，CRT 1 s。

问题2：查体还应该重点关注哪些方面？（10分）

答案及评分：

（1）关注生长发育情况（HT、WT位于同性别同年龄第几百分位），特别注意BP（不同年龄儿童BP的正常值范围）。结果：BP 95/62 mmHg（该患儿HT对应$P95$ BP 108～109 mmHg/62～63 mmHg），WT 14 kg（$P75$），HT 94 cm（$P75～90$）（2.5分）。

（2）水肿的特点，包括具体部位（颜面、腹部、四肢、会阴部）、性质（凹陷性、非凹陷性）、程度（腹腔、胸腔有无积液、移动性浊音）。结果：眼睑、颜面水肿，腹膨隆，移动性浊音阳性，双下肢肿胀，为凹陷性水肿（2.5分）。

（3）呼吸系统、消化系统、皮肤黏膜（包括甲周、肛周）等处有无感染。结果：全身皮肤未见黄染、皮疹，呼吸平顺，双肺呼吸音粗，未闻及啰音（2.5分）。

（4）注意有无卡疤（除外结核）。结果：卡疤存在，无红肿破溃（2.5分）。

【前期辅助检查】

尿常规检查：蛋白（+++）、红细胞1.89/μL、白细胞24.04/μL。肾功能检查：血白蛋白17 g/L，尿素 4 mmol/L，肌酐40 μmol/L。

问题3：初步诊断及依据。（10分）

答案及评分：

诊断：肾病综合征（3分）。依据：①患儿为幼儿，以水肿为主要症状，伴大量蛋白尿（2分）。②查体：双侧眼睑水肿，双下肢凹陷性水肿，移动性浊音阳性（3分）。③门诊尿常规：蛋白（+++），血白蛋白17 g/L<25 g/L（2分）。

问题4：需要与哪些疾病鉴别？（10分）

答案及评分：

（1）肾病型肾炎（5分）。患儿为幼儿，以水肿伴尿量减少为主要表现，需警惕，但患儿无血尿、高血压，无前驱感染病史，完善ASO及补体检测以进一步排除诊断。

（2）继发性肾病（5分）。患儿为幼儿，以水肿及少尿为主要症状，需警惕紫癜性肾炎、狼疮性肾炎、乙肝性肾炎等继发性肾病，但患儿无皮疹、关节痛、腹痛等伴随症状，且按计划预防接种，否认乙型肝炎接触史，暂不支持。

问题5：还需进一步完善哪些检查？（10分）

答案及评分：

（1）一般检查：血常规、粪便常规、肝功能、心肌标志物。明确诊断：尿常规、24 h 尿蛋白定量、肾功能、血脂（2分）。

（2）尿蛋白检查（2分）。尿蛋白电泳、肾小管标志物、尿蛋白/肌酐。

（3）排除继发因素及鉴别诊断（2分）。EB病毒DNA血浆、肺炎支原体DNA、补体、风湿四项、自身抗体、乙肝+HIV+TP。

（4）并发症（2分）。凝血、电解质、腹部及泌尿系超声。

（5）排除隐匿感染，为激素准备（2分）。胸片、PPD、结核免疫分析。

问题6：该如何进行治疗？（10分）

答案及评分：

（1）一般治疗（3分）。①饮食：低盐低脂优质蛋白饮食［盐2 g/d，蛋白1.5～2 g/(kg·d)］。②记录出入量、监测血压、WT、腹围。

（2）一线治疗（3分）。醋酸泼尼松片2 mg/(kg·d)（最大剂量60 mg/d），分次口服。

（3）对症治疗（4分）。①补充维生素D和钙剂。②抗凝：双嘧达莫3～5 mg/(kg·d)，如凝血功能异常，加用低分子肝素钙0.1 mg/kg皮下，每日1次。③依那普利5 mg口服，每日1次。④如水肿严重伴高血压，可适当予利尿治疗。

问题7：知识点复习——肾病综合征的并发症有哪些？（10分）

答案及评分：

（1）感染（2分）。最常见，也是导致患儿死亡的主要原因，可累及呼吸道、消化道、泌尿道和皮肤黏膜。

（2）电解质紊乱（2分）。可出现低钠、低钾、低钙血症，并引发相应的症状。

（3）高凝状态所致的血栓、栓塞（3分）。①肾：腰痛、血尿等。②下肢动静脉：皮温下降、动脉搏动消失。③肺：咳嗽、咯血、呼吸困难。

（4）低血容量休克（1分）。

（5）急性肾损伤（1分）。

（6）生长发育落后（1分）。

问题8：知识点复习——肾病综合征的诊断分类有哪些？（15分）

答案及评分：

肾病综合征的诊断分类有难治性肾病综合征、病因分型、临床分型、疗效分型、复发分型和病理分型。

（1）难治性肾病综合征（2分）。激素依赖、激素耐药、频繁复发。

（2）病因分型（2分）。先天性、原发性、继发性。

（3）临床分型（4分）。①单纯型。②肾炎型指除了具备典型肾病综合征（nephrotic syndrome，NS）表现外，伴有以下1条或者多条：2周内3次尿沉渣镜检红细胞≥10个/HPF；反复或持续出现高血压，学龄儿童超过130/90 mmHg，学龄前超过120/80 mmHg，并排除糖皮质激素等因素；肾功能不全，并排除由于血容量不足等所致；持续低补体血症。

（4）疗效分型（3分）。①激素敏感：足量激素治疗≤4周，尿蛋白转阴。②激素耐药：足量激素治疗＞4周，尿蛋白仍阳性。③激素依赖：对激素敏感，但连续2次减量或停药2周内复发。

（5）复发分型（2分）。①频复发：半年内复发≥2次，或1年内复发≥4次。②非频复发：半年内复发＜2次，或1年内复发＜4次。

（6）病理分型（2分）。根据肾穿结果，常见为微小病变型。

问题9：知识点复习——激素治疗的疗程及副作用有哪些？（5分）

答案及评分：

（1）激素治疗总疗程为9～12个月（2分）。

（2）需监测并向家属交代激素副作用：库欣综合征病貌、肥胖、高血压、高血糖、胃肠道反应、免疫抑制、高凝状态和精神亢奋，长期使用需警惕骨质疏松、身材矮小、肾上腺素皮质功能不全、药物性青光眼等（3分）。

问题10：知识点复习——什么是水肿？常见的病因？（10分）

答案及评分：

（1）水肿（2分）。是指人体组织间隙有过多的液体积聚使组织肿胀。

（2）水肿的病因分为全身性水肿和局部性水肿，本例为全身性水肿（8分）。①肾源性水肿：引起全身性水肿最常见原因，常伴有血尿、蛋白尿、高血压或肾功能异常；水肿由眼睑、颜面逐渐扩散至全身。②心源性水肿：多有呼吸困难，尤其活动后，可见心脏扩大、杂音、肝脏肿大或颈静脉怒张等体征；水肿由足部逐渐扩散至全身。③营养不良性水肿。④内分泌代谢性疾病水肿（甲状腺功能减退、甲状腺功能亢进症等）。⑤肝源性水肿。⑥结缔组织疾病所致水肿。⑦变态反应性水肿。⑧药物所致水肿等。

第六节　膀胱输尿管反流

【病史题干】

患儿，男，7个月，以"发热3 d"为主诉入院。患儿于入院前3 d出现发热，T最高达40 ℃以上，无抽搐，无咳嗽、气促，无鼻塞、流涕。病程中呕吐2次，为非喷射性胃内容物，无腹泻，无皮疹，当地医院予患儿静脉滴注"头孢呋辛钠"治疗2 d，未见好转。

既往史：无手术和外伤史，无输血和药物过敏史；无家族性疾病史。

问题1：针对以上，还应该询问哪些病史？（10分）

答案及评分：

（1）补充现病史：询问患病以来一般情况（2分）。结果：患病以来，精神、纳食可，大便正常。

（2）补充现病史：询问排尿时有无哭闹，有无尿色异常（2分）。结果：偶有排尿时哭闹，尿色稍浑浊。

（3）补充个人史：出生史（1分）、生长发育史（1分）、预防接种史（2分）。结果：无特殊。

（4）补充既往史。结果：既往有泌尿系感染，有2次发热病史（2分）。

【查体题干】

T 39.0 ℃，R 35次/min，P 150次/min。神志清醒，精神反应良好。无皮疹，浅表淋巴结未扪及肿大，眼睑无浮肿，结膜无充血。口唇无发绀，咽稍充血，呼吸平顺，气管居中。双肺呼吸音清，未闻及啰音。心率150次/min，心音有力，律齐，未闻及杂音。腹软，肝肋下2 cm，质软，边钝，剑突下未扪及肿大。四肢、神经系统查体未见异常。

问题2：针对以上，还应该补充哪些查体？（10分）

答案及评分：

（1）BP（2分）。结果：92/60 mmHg。

（2）瞳孔（2分）。结果：等大等圆，对光反射灵敏。

（3）外生殖器（2分）。结果：尿道口发红，可见白色分泌物。

（4）末梢循环（2分）。结果：四肢末梢温暖，CRT 0.5 s。

（5）其他脱水表现（2分）。结果：皮肤弹性正常，无眼窝凹陷。

【前期辅助检查】

门诊血常规检查：WBC 20.2×10^9/L，N 85%，L10%，RBC、Hb、PLT正常，CRP 96 mg/L。尿常规检查：白细胞酯酶（+++），白细胞656/μL。泌尿系超声：左侧肾盂轻度扩张，分离0.6 cm。

问题3：初步诊断及其依据。（10分）

答案及评分：

（1）诊断：泌尿系感染。依据：①有发热、排尿时哭闹，尿色浑浊等（2分）。②尿道口发红，可见分泌物（1.5分）。③尿常规检查中白细胞升高（1.5分）。

（2）诊断：膀胱输尿管反流（vesicoureteral reflux，VUR）。依据：①目前有2次泌尿系感染（2.5分）。②泌尿系超声提示左侧肾盂轻度扩张（2.5分）。需进一步完善膀胱造影等检查。

问题4：需要与哪些疾病鉴别？（10分）

答案及评分：

（1）颅内感染（5分）。患儿为小婴儿，反复高热，血常规较高，需警惕，但患儿精神反应良好，前囟平软，张力不高，不支持，必要时行腰椎穿刺助诊。

（2）免疫缺陷病（5分）。患儿为小婴儿，反复感染，需警惕，但患儿生长发育良好，无家族史，可完善体液免疫、细胞免疫等帮助进一步鉴别。

问题5：如何初步治疗？（10分）

答案及评分：

（1）收入院（2.5分）。依据该患儿为反复泌尿系感染，炎症指标高，需要入院治疗。

（2）一般治疗及护理（2.5分）。反复高热不退，必要时可补液，注意尿道口局部清洗。

（3）对症治疗（2.5分）。有高热时使用布洛芬或对乙酰氨基酚治疗。

（4）抗感染（2.5分）。泌尿系感染，可选用3代头孢静脉滴注，后根据尿培养药敏结果必要时可调整治疗。

问题6：需要做哪些进一步检验检查？何时做？（10分）

答案及评分：

（1）尿培养，应尽量在抗生素使用前行尿培养检查（5分）。结果：肺炎克雷伯菌阳性，6.5×10^5 cfu/mL。

（2）膀胱造影，应在感染控制后再行膀胱造影（5分）。结果：左侧VUR Ⅲ度。

问题7：根据检验检查结果，做哪些诊断和治疗调整？（10分）

答案及评分：

（1）诊断（5分）：①泌尿系感染。②左侧VUR Ⅲ度。

（2）治疗（5分）：急性期积极应用抗生素抗感染，根据药敏结果选用敏感抗生素，抗感染时间建议2周，后长期应用小剂量抗生素预防。

问题8：知识点复习——VUR分度（膀胱造影）情况有哪些？（表8-2，10分）

答案及评分：

表8-2 VUR 严重度分级情况

级别	造影结果
Ⅰ级	造影剂见于肾盂以下的输尿管（2分）
Ⅱ级	造影剂见于输尿管和肾盂，但无扩张（2分）
Ⅲ级	造影剂反流至肾盂伴扩张（2分）
Ⅳ级	反流至肾盂伴扩张，但仍可见肾盏间的乳头压迹（2分）
Ⅴ级	输尿管和肾盂明显扩张、弯曲，肾盏呈杵状变（2分）

问题9：知识点复习——怎么治疗VUR？（10分）

答案及评分：

通常有内科保守治疗和外科手术治疗两种模式。

（1）内科保守治疗（5分）。多项研究结果表明，长期小剂量预防性抗生素能有效降低泌尿道感染复发概率，但对于肾脏瘢痕无保护作用。是否适用所有等级的VUR尚有争议。

（2）外科手术治疗（5分）。接受正规内科保守治疗后患者仍存在反复泌尿系感染的可能性。DMSA显像提示有新瘢痕形成，重度反流，年龄大的VUR患者自发缓解率低，不能耐受预防性用药等。

问题10：知识点复习——VUR自发缓解的影响因素有哪些？（10分）

答案及评分：

（1）年龄（2分）：年龄小，VUR患者自发缓解率高。

（2）单侧/双侧（2分）：单侧反流比双侧反流的患者自发缓解率高。

（3）反流等级（2分）：轻度反流比重度反流的患者自发缓解率高。

（4）下尿路功能情况（2分）：伴有排尿功能障碍的患者自发缓解率低。

（5）肾脏瘢痕（2分）：伴有肾脏瘢痕的患者自发缓解率低。

第九章
血液肿瘤疾病

第一节　急性淋巴细胞白血病

【病史题干】

患儿，男，2岁1个月，以"发热5 d"为主诉入院。患儿于入院前5 d出现发热，T最高达38.6 ℃以上，伴面色、口唇苍白，不愿玩耍，无咳嗽、咳痰，无腹泻，无尿频、尿痛。自行口服"小儿氨酚黄那敏颗粒"治疗3 d，未见好转，至我院门诊就诊。

既往史：无手术和外伤史，无输血和药物过敏史。

问题1：针对以上，还应该询问哪些病史？（10分）
答案及评分：
　（1）补充现病史：询问患病以来一般情况（2分）。结果：患病以来，面色苍白，乏力，食欲不振，大小便正常。
　（2）补充现病史：询问有无牙龈/口腔/鼻出血及便血等（1分），有无腰腿痛、四肢关节疼痛（1分），有无头晕、头痛、呕吐等病史（1分），有无腹痛、腹泻等（1分）。结果：均无。
　（3）居住环境是否有接触甲醛等化学药物、射线、化疗药物等（1分）。结果：无。
　（4）补充个人史：出生史、生长发育史、预防接种史（2分）。结果：无特殊。
　（5）补充家族史，家庭成员有无恶性肿瘤史，母亲孕期有无接触射线、化疗药物（1分）。结果：无。

【查体题干】

T 37.1 ℃，R 23次/min，P 98次/min。神志清醒，精神反应正常，呼吸平顺，双下肢皮肤见散在瘀点、瘀斑，面色、口唇稍苍白，咽充血，双侧扁桃体Ⅰ度肿大，气管居中。双肺叩诊清音，呼吸音清晰，未闻及干湿啰音。心音有力，律齐，未闻及杂音。腹软，肝肋下4 cm，质中，边钝，剑突下未扪及肿大。四肢、神经系统查体未见异常。

问题2：针对以上，还应该补充哪些查体？（10分）
答案及评分：

（1）BP（2分）。结果：84/56 mmHg。

（2）淋巴结。结果：右侧颈部可扪及数个淋巴结肿大，最大直径约1 cm，质地稍硬，活动度差，无触痛（1分）。有无腮腺肿大（1分）。结果：无。

（3）胸骨压痛（1分）。结果：（+）。

（4）脾脏（2分）。结果：右肋下3 cm。

（5）睾丸有无肿胀、皮肤颜色有无改变（2分）。结果：无。

（6）脑膜刺激征（1分）。结果：（−）。

【前期辅助检查】

门诊血常规检查：WBC 36×10^9/L，Hb 82 g/L，PLT 32×10^9/L。血涂片：幼稚细胞37%。

问题3：初步诊断及其依据。（8分）

诊断：急性白血病。依据：急性起病，主要表现为发热、贫血及出血；查体见贫血貌，肝、脾及浅表淋巴结肿大；外周血液白细胞升高，幼稚细胞升高达37%（8分）。

问题4：需要进一步完善哪些检查？（10分）

答案及评分：

（1）骨髓检查：形态学、流式细胞学（免疫分型）、融合基因、染色体及DNA倍体（3分）。结果：骨髓穿刺涂片检查提示骨髓增生活跃，原始及幼稚淋巴细胞占93.5%，过氧化物酶染色（peroxidase stain，POX）（−），特异性酯酶（specific esterase，SE）（−），糖原染色（periodic acid–schiff stain，PAS）（+），非特异性酯酶（nonspecific esterase，NSE）（−），氟化钠（sodium fluoride）（−）；免疫分型提示异常B淋巴细胞占89.5%，表达为CD19、CD10、CD34、CD38、CD33/58，部分表达为CD45；56种融合基因均阴性；染色体为46，XY。

（2）生化检查：肝功能、肾功能、电解质、心肌酶、血糖、PCT等（2分）。结果：LDH 804 U/L，尿酸682 U/L，电解质、肝功能、肾功能未见明显异常。

（3）粪便常规和尿常规检查（1分）。

（4）心电图、胸部CT、头颅磁共振检查（2分）。结果：心电图、心脏超声正常。胸部CT及头颅磁共振未见异常。

（5）腰椎穿刺术、腹部超声、生殖器超声检查（2分）。结果：腹部及生殖系统超声提示肝、脾肿大，肝肋下5 cm，脾肋下3 cm，质地均匀。

问题5：诊断及诊断依据，临床分型。（10分）

答案及评分：

（1）诊断：急性淋巴细胞白血病（acute lymphoblastic leukemia，ALL）（B系）（6分）。依据：患儿，男，幼儿，急性起病，有发热、贫血，肝、脾、淋巴结肿大，外周血白细胞增多，幼稚细胞比例占43%，原始及幼稚淋巴细胞占93.5%，异常B淋巴细胞占有核细胞比例为71%，可诊断。

（2）临床分型：患儿，年龄2岁1个月，外周血白细胞<50×10^9/L，免疫分型为B系，

无染色体及融合基因异常，符合小儿ALL低危组（4分）。

问题6：需要与哪些疾病鉴别？（10分）

答案及评分：

（1）再生障碍性贫血（5分）。再生障碍性贫血表现为无肝、脾、淋巴结肿大，外周无幼稚细胞，外周血三系减少，网织红细胞减少，骨髓增生减低。

（2）骨髓异常增生综合征（myelodysplastic syndrome，MDS）（5分）。主要表现为发热、贫血及出血，肝、脾、淋巴结肿大，外周血1~3系减少，可出现幼稚细胞，但患儿骨髓检查幼稚细胞<25%。

问题7：该患儿如何治疗？（10分）

答案及评分：

（1）支持治疗（5分）。防治感染；输血纠正贫血及成分血预防出血；防治高尿酸血症（使用别嘌醇治疗）、水化治疗；增加营养、卧床休息，注意口腔卫生；骨髓抑制明显时，需要使用药物如集落刺激因子（colony stimulating factor，CSF）。

（2）选择化疗方案，及时化疗（早诊断、早化疗）（2.5分）。诱导缓解治疗、早期强化化疗、巩固治疗、延迟强化化疗、维持治疗。

（3）总疗程（2.5分）。一般男孩2年半，女孩2年。

问题8：知识点复习——临床上诊断白血病的关键点有哪些？（10分）

答案及评分：

（1）患儿是否有发热、贫血、出血和白血病浸润的表现（2分）。

（2）查体是否有肝、脾、淋巴结肿大（2分）。

（3）外周血常规检查结果是否有贫血和血小板减少，有无白细胞增多或减少，是否有幼稚细胞（2分）。

（4）骨髓涂片幼稚细胞是否>25%（2分）。

（5）确诊后尽快完善MICM分型，即细胞形态学（cell morphology）、免疫学（immunology）、细胞遗传学（cytogenetics）和分子生物学（molecular biology），并进行全面检查及危险度分型（2分）。

问题9：知识点复习——白血病浸润可引起哪些症状和体征？（10分）

答案及评分：

（1）肝、脾、淋巴结肿大（2分）。

（2）骨和关节浸润（2分）。约25%患儿以四肢长骨、肩、膝、腕、踝等关节疼痛为首发症状。原因：骨髓腔内白血病细胞大量增生，压迫和破坏邻近骨质，以及骨膜浸润。

（3）中枢神经系统浸润（2分）。早期无症状；脑膜刺激征、颅脑神经麻痹、截瘫，惊厥、昏迷等。

（4）睾丸浸润（2分）。局部肿大、触痛，阴囊皮肤可呈红黑色。

（5）绿色瘤（2分）。白血病细胞浸润眶骨、颅骨、胸骨、肋骨等，局部形成块状隆起，瘤切面呈绿色，暴露在空气中后绿色迅速消退。

问题10：知识点复习——低危患儿满足哪些条件？（12分）

答案及评分：

（1）1岁≤年龄＜10岁（2分）。

（2）WBC＜50×10^9/L（2分）。

（3）泼尼松治疗反应良好（第8 d外周血幼稚细胞＜1 000/μL）（2分）。

（4）非霍奇金淋巴瘤T-ALL、非成熟B-ALL（2分）。

（5）无t（9；22）或B细胞抗原受体（B cell antigen receptor，BCR）/β-脂蛋白缺乏症（abetalipoproteinemia，ABL）融合基因，无t（4；11）或白血病性恶性淋巴瘤（malignant lymphoma with leukemia，MLL）/AF4融合基因，无t（1；19）或E2A/前B细胞白血病转录因子1（pre B-cell leukemia homeobox 1，PBX1）融合基因（2分）。

（6）治疗第19 d评估骨髓：原始+幼稚＜5%，微小残留MRD＜1%（2分）。

第二节　免疫性血小板减少症

【病史题干】

患儿，男，4个月，以"发现皮肤有出血点6 d"为主诉入院。患儿入院前6 d，家长发现患儿皮肤有出血点，无发热，无烦躁不安，精神状态、吃奶情况好，未予特殊处理，1 d前皮肤出血点开始增多，到当地医院就诊。查血小板为10×10^9/L，门诊以"血小板减少症"收入院。

既往史：无手术和外伤史，无输血和药物过敏史。

问题1：针对以上，还应该询问哪些病史？（10分）

答案及评分：

（1）补充现病史：询问患病以来一般情况（2分）。结果：患病以来，精神状态、纳食好，大小便正常。

（2）补充现病史：询问有无其他脏器出现症状如鼻衄、血尿、血便，有无面色苍白、黄疸、湿疹等伴随症状（2分）。结果：无。

（3）补充既往史：询问近2～4周有无感染病史（2分）。结果：2周前有"上呼吸道感染"。

（4）补充个人史：出生史（1分）、生长发育史（1分）、预防接种史（1分）。结果：无特殊。

（5）补充家族史：询问家族中有无类似血小板减少患者尤其母亲方的亲戚（1分）。结果：无。

【查体题干】

T 37.0 ℃，P 125次/min，R 30次/min。神志清醒，反应好。全身皮肤可见散在出血点及瘀斑，未见血肿，呼吸平顺，气管居中。双肺叩诊清音，呼吸音清晰，未闻及干湿啰音。心率125次/min，心音有力，律齐，未闻及杂音。腹软，稍膨隆，未扪及包块，肠鸣音正常。

四肢、神经系统查体未见异常。

问题2：针对以上，还应该补充哪些查体？（10分）

答案及评分：

（1）头部。结果：前囟平软，张力不强（2分）。

（2）皮肤黏膜。结果：口腔黏膜光滑，上颚及颊黏膜可见散在出血点，无渗血（2分）。

（3）淋巴结。结果：全身浅表淋巴结，包括耳前、耳后、枕后、颈前、颈后、颌下、锁骨上、腘窝、肱骨滑车、腹股沟等。淋巴结未扪及肿大（2分）。

（4）肝、脾查体。结果：肝肋下1 cm，质软，缘锐，脾肋下未扪及肿大（2分）。

（5）末梢循环。结果：四肢末梢温暖，CRT 0.5 s（2分）。

【前期辅助检查】

外院血常规检查：WBC 10.42×10^9/L，GR 3.28×10^9/L，Hb 109 g/L，PLT 10×10^9/L。血涂片未见异常。网织红细胞百分比为1.5%。

问题3：初步诊断及其依据。（10分）

答案及评分：

诊断：免疫性血小板减少症。依据：①皮肤黏膜出血为主要表现（2分）。②血常规检查提示血小板减少，余两系（白细胞、红细胞）正常，且血细胞形态无异常（2分）。③一般无脾脏增大（2分）。④结合骨髓细胞形态学结果（2分）。⑤须排除其他继发性血小板减少症（2分）。

问题4：需要与哪些疾病鉴别？（10分）

答案及评分：

（1）再生障碍性贫血（3分）。多伴有血小板减少，两系（白细胞、红细胞）异常，网织红细胞降低。该患儿网织红细胞结果为不支持点，骨髓细胞学及骨髓活检可以鉴别。

（2）急性白血病、骨髓增生异常综合征等血液系统恶性疾病（4分）。常有发热、面色苍白，肝、脾、淋巴结肿大等症状。该患儿无以上病史，骨髓细胞学检查可以鉴别。

（3）湿疹伴血小板减少伴免疫缺陷综合征（3分）。该患儿年龄小，男性，单纯血小板减少，需警惕，但无湿疹史，无家族史，为不支持点。WAS蛋白检测及基因检测可以帮助鉴别。

问题5：如何初步治疗？（10分）

答案及评分：

（1）适当限制活动，避免外伤（2分）。

（2）有或疑有细菌感染者，酌情使用抗感染治疗（2分）。

（3）避免应用影响血小板功能的药物，如阿司匹林等（2分）。

（4）若患者有出血症状，无论此时血小板减少程度如何，都应该积极治疗；在下列临床过程中，血小板数量的参考值分别为：口腔科检查 $\geq 20 \times 10^9$/L，拔牙或补牙$\geq 30 \times 10^9$/L，小手术$\geq 50 \times 10^9$/L，大手术$\geq 80 \times 10^9$/L（2分）。

（5）一线治疗：糖皮质激素或丙种球蛋白。二线治疗：促血小板生成药物，如血小板生成素（thrombopoietin，TPO）及艾曲波帕、利妥昔单抗、脾切除。紧急治疗：伴胃肠道、泌尿生殖道、中枢神经系统或其他部位的活动性出血或需要急诊手术时，应迅速提高患者血小板计数至 50×10^9/L 以上，可输注血小板（2分）。

问题6：需要做哪些进一步检验检查？（10分）

答案及评分：

（1）复查血常规、血涂片检查血小板形态（2分）。结果：仍是血小板减少，血细胞形态无异常。

（2）骨髓细胞学检查（3分）。结果：巨核细胞增多或正常，伴有成熟障碍。

（3）血小板相关抗体检测（3分）。结果：血小板膜抗原特异性自身抗体升高。

（4）自身抗体、血小板减少相关基因检测（2分）。结果：无异常。

问题7：知识点复习——哪些属于重型免疫性血小板减少症的特征？（10分）

答案及评分：

血小板 $<10 \times 10^9$/L（2分），且就诊时存在需要治疗的出血症状（2分）或常规治疗中产生了新的出血症状（2分），且需要用其他升高血小板药物治疗（2分）或增加现有治疗药物的剂量（2分）。

问题8：知识点复习——儿童免疫性血小板减少症如何分期？（10分）

答案及评分：

（1）新诊断的特发性血小板减少性紫癜（idiopathic thrombocytopenic purpura，ITP）：指确诊后3个月以内的ITP患儿（3分）。

（2）持续性ITP：指确诊后3~12个月血小板持续减少的ITP患者。包括没有自发缓解的患儿和停止治疗后不能维持完全缓解的患儿（4分）。

（3）慢性ITP：指血小板减少持续超过12个月的ITP患儿（3分）。

问题9：知识点复习——什么是难治性ITP？（10分）

答案及评分：

难治性ITP指同时满足以下3个条件的患者。

（1）脾切除后无效或者复发（3分）。

（2）仍需要治疗以降低出血的危险（3分）。

（3）其他引起血小板减少症的原因确诊为ITP（4分）。

问题10：知识点复习——ITP一线治疗药物使用方法及注意事项有哪些？（10分）

答案及评分：

（1）肾上腺糖皮质激素如泼尼松：1.5~2.0 mg/(kg·d)开始（最大剂量不超60 mg/d），建议晨起顿服，血小板数目 $\geq 100 \times 10^9$/L后稳定1~2周，逐渐减量直至停药，一般疗程4~6周。糖皮质激素治疗4周，仍无反应，说明治疗无效，应迅速减量至停用。应用时注意监测BP、血糖的变化及胃肠道反应，防止感染（5分）。

（2）静脉内注射免疫球蛋白（intravenous immunoglobulin，IVIG）治疗：常用剂量400 mg/(kg·d)×（3~5）d；或0.8~1.0 g/(kg·d)，用1 d或连用2 d，必要时可以重复。

IVIG慎用于IgA缺乏患者、糖尿病患者和肾功能不全患者（5分）。

第三节　地中海贫血

【病史题干】

患儿，男性，1岁4个月。以"面色苍黄1年，咳嗽1周，发热1 d"为主诉入院。患儿于1年前无明显诱因出现面色苍黄，曾到当地医院住院治疗（具体诊断及治疗药物不详），症状好转出院，出院后不久又出现面色苍黄，并于1周前出现咳嗽，呈阵发性连声咳2～3声/次，咳时有痰声，1 d前出现发热。T最高达38.6 ℃，无发绀及抽搐，即来我院就诊，门诊以"贫血并肺部感染"原因收入院进一步治疗。

既往史：无手术和外伤史，无药物过敏史，输血史不详。

问题1：针对以上，还应该询问哪些病史？（10分）

答案及评分：

（1）补充现病史：询问患病以来一般情况（2分）。结果：患病以来，纳食差，大小便正常。

（2）补充现病史：询问有无异物吸入及呛咳病史（2分）。结果：无。

（3）补充个人史：出生史（1分）、生长发育史（1分）、喂养史（1分）及预防接种史（1分）。结果：G1P1足月顺产，出生WT 3 kg；生长发育明显落后于同年龄组平均水平；混合喂养，4月龄开始添加辅食，喂养好；按计划预防接种。

（4）补充家族史中有无传染病接触史，家庭中有无类似发热咳嗽的患者（2分）。结果：患儿父母既往体健。

【查体题干】

T 40.4 ℃，P 130次/min，R 38次/min。神志清醒，反应尚可，面色苍黄，全身皮肤稍黄，咽红，充血，双肺呼吸音粗，未闻及干湿啰音。心率130次/min，心音有力，律齐，胸骨左缘第2～3肋间可闻及Ⅲ收缩期杂音。腹平软，肝、脾不大，肠鸣音正常。四肢、神经系统查体未见异常。

问题2：针对以上，还应该补充哪些查体？（10分）

答案及评分：

（1）BP（2分）。结果：85/60 mmHg。

（2）瞳孔（1分）。结果：等大等圆，对光反射灵敏。

（3）有无吸气凹陷（2分）。结果：未见三凹征。

（4）末梢循环（1分）。结果：四肢末梢温暖，CRT<2 s。

（5）有无浅表淋巴结肿大（2分）。结果：未扪及肿大。

（6）有无地中海贫血面容（2分）。结果：头大、眼距宽、颧骨突出、鼻梁塌陷和面色苍白。

【前期辅助检查】

门诊血常规检查：WBC $15.2 \times 10^9/L$，Hb 69 g/L，PLT $272 \times 10^9/L$，MCV 65fl，McH 23 pg，MCHC 310 g/L，网织红细胞绝对值计数$120 \times 10^9/L$，血型O型，Rh（＋），ESR 120 mm/h，葡萄糖–6–磷酸脱氢酶值正常，尿常规，粪便常规未见异常。胸片：双肺纹理增粗。

问题3：初步诊断及其依据。（10分）

答案及评分：

（1）诊断：急性支气管炎（2分）。依据：①有咳嗽、咳痰、发热、气促等（1分）。②查体有双肺呼吸音粗、呼吸频率增快等症状（1分）。③检查：胸片提示双肺纹理增粗（1分）。

（2）诊断：贫血（1分）。依据：①有面色苍白、气促等临床表现（1分）。②血常规检查提示Hb为69 g/L，明显低于同年龄最低值（110 g/L）（1分）。③贫血的程度为中度，60 g/L＜Hb＜90 g/L（1分）。④根据贫血的形态学分类，为小细胞低色素性贫血（1分）。

问题4：该患儿为小细胞低色素性贫血，有哪些原因？（表9-1，10分）

答案及评分：

根据形态学划分的贫血病因，小细胞低色素性贫血见于营养性缺铁性贫血（2分）和地中海贫血（2分）。该患儿网织红细胞绝对值数量为$120 \times 10^9/L$，明显高于正常值，初步判断为地中海贫血（6分）。

表9-1　小儿贫血的红细胞形态分型及常见疾病

分型	MCV/fl	MCH/pg	MCHC/(g·L⁻¹)	疾病
正常值范围	80～94	27～32	320～380	—
正细胞性贫血	80～94	27～32	320～380	失血性贫血 浸润性贫血 再生障碍性贫血
小细胞性贫血	＜80	＜27	320～380	缺铁性贫血 感染性贫血
小细胞低色素性贫血	＜80	＜27	＜320	地中海贫血 缺铁性贫血
大细胞性贫血	＞94	＞32	320～380	NMA MDS

注：NMA——营养性巨幼红细胞性贫血，MDS——骨髓增生异常综合征。

问题5：需要进一步做哪些检查明确诊断？（10分）

答案及评分：

地中海贫血的相关检查。

（1）红细胞渗透脆性检查（2分）。结果：降低。

（2）血红蛋白电泳检查（2分）。结果：有异常的血红蛋白条带。

（3）家系调查（2分）。结果：有地中海贫血家族史。

（4）地中海贫血基因筛查（2分）。结果：地中海贫血基因阳性，为$\beta CD^{41\sim42}/\beta CD^{41\sim42}$纯合子。

（5）缺铁性贫血的相关检查（2分）。结果：SI、TIBC、TS、SF检查结果均正常。

问题6：根据检验结果，明确诊断及如何治疗？（10分）

答案及评分：

（1）诊断：该患儿诊断为重型β-地中海贫血，基因型为$\beta CD^{41\sim42}/\beta CD^{41\sim42}$纯合子，属于$\beta^0$-地中海贫血纯合子（5分）。

（2）治疗：需要输注同型去白细胞红细胞悬液1 U，并规律输血维持Hb在90 g/L以上，保证患儿正常的生长发育需要。当年龄到2周岁并输血次数达到10次时，需评估患儿铁过载情况，再酌情行排铁治疗。其他治疗包括异基因造血干细胞移植（allogeneic hematopoietic stem cell transplantation，allo-HSCT）（5分）。

问题7：知识点复习——地中海贫血如何分类？（10分）

答案及评分：

（1）地中海贫血是由于珠蛋白基因发生缺陷导致的一组遗传性溶血性疾病。根据受累的珠蛋白基因不同可以分成α-地中海贫血，β-地中海贫血，δ-地中海贫血，γ-地中海贫血，δβ-地中海贫血等，其中以α-地中海贫血和β-地中海贫血两种最为常见；临床根据病情的严重程度将β-地中海贫血分为重型、轻型和中间型（4分）。

（2）轻型：一般无症状或轻度贫血，多在家系调查时被筛查发现。基因型表现为β-地中海贫血杂合子（β^0/β^N，β^+/β^N），即β-地中海贫血基因携带者。根据β珠蛋白基因表达受抑制的程度分为：完全不能表达者β^0、表达减少者β^+、正常表达者β^N（2分）。

（3）中间型：中度贫血，多于幼童期出现。该类型临床表现轻重不一，贫血程度有很大差异。轻者仅表现为轻度贫血，无其他症状，重者有输血依赖，并伴有肝脾肿大等地中海贫血特征（2分）。

（4）重型者：多于出生后3~6个月开始出现症状，呈慢性进行性溶血性贫血，严重威胁患儿的生命和生存质量。基因型表现为β^0-地中海贫血纯合子或者双重杂合子（β^0/β^0，β^0/β^+）（2分）。

问题8：知识点复习——地中海贫血输血的指征和方法有哪些？（10分）

答案及评分：

（1）输血指征。输血依赖的中间型地中海贫血及重型地中海贫血（4分）。

（2）输血计划。Hb＜90 g/L时启动输血计划；每2~5周输血一次，每次输浓缩红细胞0.5~1 U/10 kg（我国将200 mL全血中提取的浓缩红细胞定义为1 U），每次输血时间＞3~4 h；输血后Hb维持在90~140 g/L（3分）。

（3）选择血液制品的原则。应选择ABO及Rh（D）血型相同的红细胞制品，有条件时还可选择与抗原C、抗原E及Kell血型相匹配的红细胞制品；推荐使用去除白细胞的浓缩红细胞制品；有严重过敏反应者应选择洗涤红细胞（3分）。

问题9：知识点复习——铁螯合剂去铁治疗的指征及方法有哪些？（10分）

答案及评分：

（1）红细胞富含铁元素，反复输血会导致体内铁负荷增加。另外，骨髓红系细胞造血过剩，肠道吸收铁也会增加，而机体缺乏有效的排铁机制，如果不给予去铁治疗，会导致铁负荷过量从而引起生长发育停滞、肝硬化、糖尿病等。重型地中海贫血患儿接受10～20次输血或者SF＞1 000 ng/mL后开始进行铁螯合剂去铁治疗（5分）。

（2）注射用甲磺酸去铁胺（Desferrioxamine）使用方法：常用剂量为每日20～60 mg/kg，每周5～7 d，输液泵皮下注射或持续静脉滴注8 h以上。SF水平低于2 000 ng/mL的患儿每日需用量大约在25 mg/kg。SF在2 000～3 000 ng/mL之间每日需用量约35 mg/kg。SF浓度较高者，最大剂量每日可达到60 mg/kg。如患儿SF持续升高或者合并铁负荷过量性心脏疾病，应以每日50～60 mg/kg的剂量24 h持续静脉滴注（5分）。

问题10：知识点复习——地中海贫血的遗传规律是什么？（10分）

答案及评分：

（1）地中海贫血属于常染色体隐性遗传病，致病基因在常染色体上，男女发病的机会均等；基因性状是隐性的，只有在纯合子或复合杂合子基因型下才发病（4分）。

（2）因此若夫妻其中一方为地中海贫血携带者，则下一代有1/2概率为地中海贫血基因携带者，1/2的概率为完全正常；若夫妻双方均为同型地中海贫血基因携带者，其下一代则有1/2概率为地中海贫血基因携带（同父母其中一方地中海贫血基因），1/4的概率完全正常，1/4的概率携带父母双方的地中海贫血基因，即一般所说的重型或中间型地中海贫血患儿（4分）。

（3）若夫妻双方均不带地中海贫血基因，则下一代不会出现地中海贫血患儿（2分）。

第四节　淋　巴　瘤

【病史题干】

患儿，男，3岁8月，以"间断腹痛1周"为主诉入院。1周前出现腹痛，呈阵发性，每次持续5～10 min，间隔20～30 min，伴有呕吐数次，非喷射状，呕吐物为胃内容物，无咖啡渣样物，无腹胀，无血尿、血便，无发热，无气促等。至外院就诊，住院期间进行超声检查提示"肠套叠"，予空气灌肠失败。

既往史：无手术和外伤史，无输血和药物过敏史。

问题1：针对以上，还应该询问哪些病史？（10分）

答案及评分：

（1）补充现病史：询问患病以来一般情况（2分）。结果：患病以来，精神反应尚可，纳食差，大便正常，小便偏少。

（2）补充现病史：询问有无诱因（1分）。结果：无。有无皮疹、面色苍白（1分）。结果：无。有无头痛、抽搐、关节疼痛、浮肿、肢体活动障碍等（2分）。结果：无。近期WT有无下降（1分）。结果：无。

（3）补充个人史：出生史、生长发育史、预防接种史（1分），补充放射线、结核患者等接触史（1分）。结果：无。

（4）补充家族史中有无肿瘤患者（1分）。结果：无。

【查体题干】

T 36.1 ℃，R 20次/min，P 98次/min。神志清醒，精神反应正常，无脱水貌，全身皮肤未见皮疹，浅表淋巴结未扪及肿大。双肺呼吸音清，未闻及干湿啰音。心音有力，律齐，未闻及病理性杂音。腹软，未见胃肠型，中上腹可扪及一包块，右下腹稍空虚，叩诊鼓音，肠鸣音活跃，5～6次/min，未闻及气过水音。四肢、神经系统查体未见异常。CRT 2 s。

问题2：针对以上，还应该补充哪些查体？（10分）

答案及评分：

（1）BP（2分）。结果：90/60 mmHg。

（2）贫血（2分）。结果：口唇红润。

（3）腹部（3分）。结果：腹平坦，软，中上腹可扪及一条形包块，大小10 cm×3 cm，质硬，轻度压痛，无静脉曲张，肝、脾未扪及肿大。

（4）睾丸（2分）。结果：无隐睾，无肿块、结节。

（5）皮肤（1分）。结果：无结节，无皮肤出血点。

【前期辅助检查】

血常规检查：WBC 3.22×10^9/L、中性粒细胞绝对值1.02×10^9/L、RBC 4.31×10^{12}/L、PLT 489×10^9/L、Hb 119 g/L、超敏C反应蛋白2.6 mg/L。腹部超声检查：右侧腹部显示中等回声团块，回声不均，团块短轴图呈"靶环"征，长轴图呈"套筒"征，提示"肠套叠"。超声引导下水灌肠整复后，复查超声提示肠管声像异常，不排除肠道淋巴瘤。

问题3：考虑淋巴瘤，需要进一步完善哪些检查？（10分）

答案及评分：

（1）术前检查：血涂片、肝功能、肾功能、电解质、心肌酶、凝血功能、血糖、血脂、传染病、免疫功能、结核免疫分析、ABO血型、心电图（2分）。结果：血涂片未见幼稚细胞，形态无异常。LDH 643 U/L。

（2）影像检查：胸腹部CT平扫+增强、颅脑+全脊柱MRI平扫+增强、心脏彩超、生殖器超声，必要时PET-CT检查（3分）。结果：胸椎+腰椎平扫+增强提示第1～4腰椎水平马尾神经异常强化，椎管外周信号伪影，结合病史，不排除转移。

（3）腰椎穿刺术、骨髓穿刺+活检术（2分）。结果：骨髓穿刺、CSF未见肿瘤细胞。

（4）腹部肿物活检（2分）。结果：回肠肿物提示伯基特淋巴瘤（Burkitt lymphoma，BL），肠系膜淋巴结5枚均未见明显肿瘤转移（0/5），*C-MYC*基因易位且呈阳性。

（5）粪便常规+隐血、尿常规检查（1分）。结果：未见异常。

问题4：诊断及其依据，临床分期及危险度分层。（10分）

答案及评分：

（1）诊断（4分）：BL（Ⅳ期 高危）。依据：患儿，男，学龄期起病，以腹痛、呕吐为主要表现，腹部可打及包块，回肠肿物病理提示BL。

（2）分期（3分）：PET-CT及脊柱MRI提示腹部、纵隔、腹股沟、腘窝、骨代谢增高灶；伴有椎管内（平腰第1～4椎体水平）条状高代谢灶，考虑中枢侵犯。

（3）危险度分层（3分）：中枢侵犯。

问题5：需要与哪些疾病鉴别？（10分）

答案及评分：

（1）急性白血病（3分）。多有血常规两系或三系异常，贫血、出血等，淋巴结及肝脾肿大，不支持，血涂片、骨髓涂片可以帮助鉴别。

（2）神经母细胞瘤（4分）。多起源于腹膜后、纵隔等，可侵犯骨髓，NSE及香草扁桃酸（vanillylmandelic acid，VMA）升高，不支持，病理形态学、免疫组化、基因检测等可以帮助鉴别。

（3）肠道结核感染（3分）。常有结核病接触病史，起病一般缓慢，有发热、盗汗、消瘦和食欲等结核中毒症状，胸部CT、结核免疫分析可以帮助鉴别。

问题6：如何治疗？（10分）

答案及评分：

（1）支持治疗（4分）。禁食、补液；防治感染；防治肿瘤溶解综合征；注意口腔及肛周卫生；骨髓抑制明显时，可予人粒细胞刺激因子、输注血制品。

（2）建立在准确的诊断和分期基础上，予短程冲击、多药联合、中枢神经系统鞘内注射方案（6疗）（4分）：V-R-AA-R-BB-R-CC-R-AA-R-BB-R-CC，总疗程约5个月。

（3）疗效评估（2分）：每2个疗程需要对肿瘤疗效进行评估，治疗结束时需要做PET-CT评估。

问题7：知识点复习——儿童淋巴瘤的诊疗要点有哪些？（10分）

答案及评分：

（1）起病年龄：多发于学龄儿童及青春期儿童（2分）。

（2）临床上主要表现为头、颈部无痛性浅表性淋巴结肿大，也可表现为颌面部、纵隔、腹腔肿块（2分）。

（3）病变以浅表淋巴结肿大为表现时尽可能进行活检或穿刺，以纵隔及腹腔淋巴结肿物为表现时可进行B超或CT引导下的穿刺活检或手术切除以明确诊断（2分）。

（4）淋巴瘤分为霍奇金淋巴瘤（Hodgkin lymphoma，HL）和非霍奇金淋巴瘤（non-Hodgkin lymphoma，NHL）两大类，NHL分T细胞NHL和B细胞NHL，后者以BL和弥漫性大B细胞淋巴瘤（diffuse large B-cell lymphoma，DLBCL）最常见（2分）。

（5）淋巴瘤的治疗是建立在准确的诊断和分期基础上的（2分）。

问题8：知识点复习——儿童BL的临床表现有哪些？（10分）

答案及评分：

（1）腹部或盆腔侵犯（2分）。腹部是散发区BL最常见的侵犯部位（占90%），多见于

5～10岁男孩。常表现为腹部巨大包块或急性阑尾炎、肠套叠、小肠梗阻。

（2）颌面部和头颈部侵犯（2分）。BL最常侵犯下颌骨、眼眶和上颌等部位。

（3）骨髓侵犯（2分）。区域性BL极少侵犯骨髓，散发区20%BL侵犯骨髓，可表现为发热、感染、贫血、出血、外周淋巴结肿大、肝脾肿大、骨髓浸润等。

（4）中枢神经系统侵犯（2分）。区域性BL1/3发生中枢神经系统侵犯，散发区20%BL10%左右侵犯中枢，表现为头痛、呕吐、脑膜浸润所致颅内高压、颅神经瘫痪、孤立硬膜外肿块等。

（5）肿瘤溶解综合征（1分）。进展快，肿瘤细胞倍增时间短、代谢快，可自发崩解或化疗后肿瘤细胞崩解，引起水和电解质紊乱、尿少、无尿、胸腹水、浮肿、呕吐、抽搐等。

（6）其他方面（1分）。侵犯其他器官：睾丸、乳腺、硬膜外腔、胰腺等。

问题9：淋巴瘤治疗过程中，需要观察什么？（10分）

答案及评分：

（1）一般情况（3分）。神志、精神反应、心理状况、胃纳情况、大小便情况。

（2）护理（3分）。勤洗手，多漱口，做好口腔及肛周卫生，保持大便通畅，适度活动，各项操作严格遵守无菌技术原则。

（3）积极防治各种并发症，预防感染，按需输注血制品，加强胃肠黏膜保护，监测化疗药物不良反应等（4分）。

问题10：知识点复习——NHL临床分期。（表9-2，10分）

答案及评分：答对Ⅰ期1分，Ⅱ期2分，Ⅲ期4分，Ⅳ期3分。

表9-2　修订国际儿童NHL分期系统（IPNHLSS）

分期	肿瘤侵犯范围
Ⅰ期	单个肿瘤（淋巴结、结外骨或皮肤）除外纵隔成腹部病变
Ⅱ期	单个结外肿瘤伴区域淋巴结侵犯； 膈肌同侧≥2个淋巴结区域侵犯； 原发于胃肠道肿瘤（常在回盲部）±相关肠系膜淋巴结受累，肿瘤完全切除；如果伴随恶性腹水或肿瘤扩散到邻近器官应定为Ⅲ期
Ⅲ期	膈肌上和/或膈肌下≥2个结外肿瘤（包括结外骨或结外皮肤）； 膈肌上下≥2个淋巴结区域侵犯； 任何胸腔内肿瘤（纵隔、肺门、肺、胸膜或胸腺）； 腹腔内或腹膜后病变，包括肝、脾、肾和/或卵巢，不考虑是否切除； 任何位于脊柱旁或硬脑膜外病变，不考虑其他部位是否有病变； 单个骨病灶同时伴随结外侵犯和/或非区域淋巴结侵犯
Ⅳ期	任何上述病变伴随中枢神经系统侵犯（Ⅳ期BM）或中枢和骨髓侵犯（Ⅳ期BM+CNS）； 采用常规形态学方法检测

注：①淋巴瘤骨髓侵犯。骨髓细胞形态学肿瘤细胞5%～25%，流式细胞术结果仅作为参考。②急性淋巴细胞白血病。骨髓原始/幼稚淋巴瘤细胞比例>25%。③中枢侵犯定义（符合以下一项或多项）。a.脑脊液中发现幼稚淋巴瘤细胞。b.孤立的脑内肿块，颅神经麻痹。c.脊柱旁或脑膜旁病灶延伸扩散至脊髓或颅内。

第五节 溶血性贫血

【病史题干】

患儿，男，2岁9月，因"皮肤黄染伴发热2 d"为主诉入院。患儿入院前2 d出现皮肤黄染，并进行性加重。同时伴有发热，T最高达38.2 ℃，发热时无畏寒、寒战，口服退热药T可缓慢降至正常。患儿无咳嗽、咳痰，无呕吐、腹泻。门诊血常规检查报告如图9-1所示，为进一步诊治收入院。

No.	项目	结果	参考值	单位
1	白细胞计数	9.12	5～12	10^9/L
2	中性粒细胞绝对值	6.35	2～7	10^9/L
3	淋巴细胞绝对值	2.35	0.8～4	10^9/L
4	单核细胞绝对值	0.32	0.12～1	10^9/L
5	嗜酸性粒细胞绝对值	0.06	0.02～0.5	10^9/L
6	嗜碱性粒细胞绝对值	0.04	0～0.1	10^9/L
7	中性粒细胞比例	69.6	50～70	%
8	淋巴细胞比例	25.8	20～40	%
9	单核细胞比例	3.5	0～9	%
10	嗜酸性粒细胞比例	0.7	0.5～5	%
11	嗜碱性粒细胞比例	0.4	0～1	%
12	红细胞	1.81 ↓	3.5～5.5	10^{12}/L
13	血红蛋白	57 ↓	110～160	g/L
14	红细胞压积	17.2 ↓	36～50	%
15	平均红细胞体积	95.0	82～96	fl
16	平均红细胞血红蛋白含量	31.5	27～32	pg
17	平均红细胞血红蛋白浓度	331	320～360	g/L
18	红细胞变异系数	13.7	0～15	%
19	红细胞分布宽度	45.1	37～50	fl
20	血小板计数	395 ↑	100～300	10^9/L
21	平均血小板体积	9.60	7.4～10.4	fl
22	血小板压积	0.380	0.108～0.282	%
23	血小板体积分布宽度	9.70	9～17	fl
24	大型血小板比率	19.40	13～43	%
25	有核红细胞绝对值	0.04	0.0～0.5	10^9/L
26	有核红细胞比例	0.40	0～1	/100WBC
27	网织红细胞绝对值	185.9 ↑	17.0～70.1	10^9/L
28	网织红细胞百分比	10.3 ↑	0.43～1.36	%
29	低荧光强度网织红细胞比率	63.1 ↓	89.9～99.4	%
30	中荧光强度网织红细胞比率	16.80 ↑	1.6～9.5	%
31	高荧光强度网织红细胞比率	20.10 ↑	0.0～1.7	%
32	未成熟网织红细胞比率	36.90 ↑	1.6～10.5	%
33	网织红细胞血红蛋白含量	34.3	32.1～38.8	pg
34	超敏C反应蛋白	1.2	0.0～10.0	mg/L

图9-1 患儿血常规检查报告

问题1：针对以上，还应询问哪些病史？（13分）

答案及评分：

（1）补充现病史：询问患病以来一般情况（3分）。结果：患儿精神萎靡，纳食差，小便色黄似浓茶，大便正常。

（2）现病史需进一步追问有无诱发因素（3分）。结果：患儿起病前，曾进食蚕豆。

（3）补充个人史：出生史（1分）、生长发育史（1分）、预防接种史（2分）。结果：无特殊。

（4）补充家族史，家庭中有无类似情况的患者（3分）。结果：无。

【查体题干】

T 38.0 ℃，P 130次/min，R 30次/min。患儿精神萎靡，状态反应差。贫血貌，皮肤及巩膜黄染，浅表淋巴结未扪及肿大。呼吸稍促，双肺呼吸音粗，未闻及干湿啰音。心率130次/min，律齐，未闻及杂音。腹部平软。四肢、神经系统查体未见异常。

问题2：针对以上，还应该补充哪些查体？（12分）

答案及评分：

（1）BP（3分）。结果：85/50 mmHg。

（2）患儿神志状况（3分）。结果：神志清醒，嗜睡、昏睡、昏迷。

（3）末梢循环（3分）。结果：四肢末梢温暖，CRT 1 s。

（4）肝、脾触诊（3分）。结果：肝右肋下2 cm，脾肋下未扪及肿大。

问题3：初步诊断及其依据。（15分）

答案及评分：

诊断：溶血性贫血（3分）。依据：①患儿血常规HGB 57 g/L，重度贫血，为正细胞正色素性贫血（3分）。②网织红细胞明显升高提示骨髓增生性贫血（3分）。③皮肤黄染提示有黄疸（黄疸是红细胞破坏增多的依据）（3分）。④茶色尿提示有血红蛋白尿，存在血管内溶血的现象（3分）。

问题4：为明确诊断及病因，还需进一步完善哪些检查？（10分）

答案及评分：

（1）红细胞破坏增多相关检查（2分），结果如下（图9-2）。

检验项目	检测值
血涂片	白细胞手工分类：中性分叶核粒细胞0.72，淋巴细胞0.23，单核细胞0.04，嗜碱性粒细胞0.01，余白细胞形态未见明显异常；红细胞大小不等，中心淡染区中度扩大，可见嗜多色性红细胞和少量碎片红细胞；血小板易见，聚集或散在分布

图9-2　红细胞破坏增多检查结果

（2）肝功能间接胆红素水平及乳酸脱氢酶水平（2分），结果如下（图9-3）。

	检验项目	检测值	提示	单位	参考值	检测方法
1	总蛋白测定	69.5		g/L	46～80	双缩脲法
2	白蛋白测定	45.8		g/L	35～55	溴甲酚绿法
3	球蛋白测定	23.7		g/L	20～30	
4	白球比值	1.93			1.1～2.5	
5	总胆红素测定	56.5	↑	μmol/L	0.9～17.1	重氮法
6	直接胆红素测定	12.5	↑	μmol/L	0～6.08	重氮法
7	间接胆红素测定	44.0	↑	μmol/L	2～17	
8	丙氨酸氨基转移酶测定	18		U/L	0～40	速率法
9	天门冬氨酸氨基转移酶测定	44	↑	U/L	0～40	速率法
10	碱性磷酸酶测定	230		U/L	40～500	速率法
11	γ-谷氨酰转肽酶测定	11		U/L	0～50	速率法
12	尿素测定	3.97		μmol/L	1.8～6.0	酶偶联速率法
13	肌酐测定	24.4		μmol/L	11～34	酶法
14	尿酸测定	234.06		μmol/L	90～420	尿酸酶比色法
15	肌酸激酶测定	132.70		U/L	24～229	速率法
16	CK-MB质量测定	2.90		ng/mL	0～6.8	化学发光
17	乳酸脱氢酶测定	478	↑	U/L	155～345	IFCC速率法
18	肌红蛋白	22.8		ng/mL	<140.2	化学发光法
19	肌钙蛋白	0.000		ng/mL	<0.112	化学发光法
20	钠测定	133.4	↓	μmol/L	135～146	离子选择电极法

图9-3 肝功能间接胆红素水平及乳酸脱氢酶水平结果

（3）尿常规尿胆原检查（2分），结果如下（图9-4）。

No.	项目	结果	参考值	单位
1	尿液分析	（仪器）		
2	颜色	黄色	淡黄色	
3	清晰度	微浑	清晰	
4	葡萄糖	阴性	阴性	
5	酮体	微量 ↑	阴性	
6	酸碱度	8.0	4.5～8.0	
7	隐血	阴性	阴性	
8	亚硝酸盐	阴性	阴性	
9	蛋白	微量 ↑	阴性	
10	胆红素	阴性	阴性	
11	比重	1.019	1.003～1.030	
12	尿胆原	66.0 ↑	3.0～16.0	μmol/L
13	白细胞酯酶	阴性	阴性	
14	尿沉渣定量	（分析）		
15	红细胞	3.80	0～13.1	/μl
16	白细胞	3.60	0～18	/μl
17	上皮细胞	1.30	0～5.7	/μl
18	管型	0.00	0～2.25	
19	细菌	0.80	0.0～385.8	
20	结晶	0.10	0～10	/μl
21	类酵母菌	0.00	0～10	/μl
22	小圆细胞	1.20	0～3	/μl

图9-4 尿常规尿胆原检查结果

注：葡萄糖——glucose，GLU；酮体——ketone body，ket；亚硝酸盐——nitrite，NIT；胆红素——bilirubin，BIL；尿胆原——urobilinogen，UBG；白细胞酯酶——leukocyte esterase，LE。

（4）患儿为血管内溶血，起病前曾进食蚕豆，考虑为G-6-PD，需进一步完善G-6-PD活性检查（图9-5，4分）。

	检验项目	检测值	提示	单位	参考值	检测方法
1	G-6-PD活性检测	456.50	↓		1 300～3 600	葡萄糖-6-磷酸脱氢酶

图9-5 G-6-PD活性检查结果

问题5：需与哪些溶血性贫血鉴别？（10分）

答案及评分：

（1）完善Coomb's试验排除自身免疫性溶血性贫血（autoimmune hemolytic anemia，AIHA）（图9-6，5分）。

	检验项目	检测值	提示	单位	参考值	检测方法
1	直接抗人球蛋白实验（direct antiglobulin test，DAT）	阴性				
2	间接抗球蛋白试验（indirect anti-globulin test，IAT）	阴性				

图9-6 Coomb's试验结果

（2）完善地中海贫血筛查排除地中海贫血等（图9-7，5分）。

检验项目	结果	参考范围	单位
血红蛋白H	未见	未见	%
血红蛋白Barts	未见	未见	%
血红蛋白A	96.60	94.5～96.5	%
血红蛋白F	0.70	0.26～2.3	%
血红蛋白A2	2.70	2.5～3.5	%
血红蛋白A2+E	未见	未见	%
血红蛋白N	未见	未见	%
血红蛋白J	未见	未见	%
血红蛋白K	未见	未见	%
血红蛋白G	未见	未见	%
血红蛋白D	未见	未见	%
血红蛋白E	未见	未见	%
血红蛋白Constant Spring	未见	未见	%

图9-7 地中海贫血筛查结果

问题6：如何给出正确初步治疗？（10分）

答案及评分：

（1）接诊患儿后，须立即监测生命体征，并进一步评估病情变化（2分）。

（2）去除诱发因素，停止食用蚕豆，禁止使用氧化药物（2分）。

（3）扩充血容量，纠正水电解质紊乱及酸碱失衡，注意肾功能（2分）。

（4）输血支持治疗。轻症患儿解除诱因后可自行恢复，中重度患儿需接受输注G-6-PD正常的红细胞支持治疗（2分）。

（5）对于危重病例，如出现高热、头痛、昏迷或休克的患者，可酌情使用糖皮质激素，减轻溶血反应（2分）。

问题7：知识点复习——溶血性贫血如何分类？（15分）

答案及评分：

（1）红细胞内部异常所致的溶血性贫血。①膜的缺陷：遗传性球形红细胞增多症（3分）。②酶的缺乏：G-6-PD、丙酮酸激酶（pyruvate kinase，PK）缺乏（4分）。③珠蛋白生成障碍，即血红蛋白病（3分）。

（2）红细胞外部因素所致的溶血性贫血。①免疫性因素：如AIHA（1分），同种免疫性溶血性贫血（1分）。②物理和机械损伤：如微血管病性溶血性贫血、人工心脏瓣膜（1分）。③大面积烧伤、放射损害（1分）。④化学药物和生物因素（1分）。

问题8：知识点复习——急性、慢性溶血性贫血临床表现有什么区别？（15分）

答案及评分：

（1）急性溶血性贫血：①头痛、呕吐、高热（2分）。②腰背、四肢酸痛，腹痛（2分）。③酱油色小便（2分）。④面色苍白，黄疸（2分）。⑤严重者有周围循环衰竭、少尿、无尿的现象（2分）。

（2）慢性溶血性贫血：①贫血（2分）。②黄疸（2分）。③肝脾肿大（1分）。

第十章
神经系统疾病

第一节 热 性 惊 厥

【病史题干】

患儿，男，2岁3个月。因"发热半天，抽搐1次"为主诉入院。患儿半天前在门诊就诊时突发抽搐1次，表现为双眼凝视上翻，牙关紧闭四肢强直，无口吐白沫，无大小便失禁，持续约1 min，当时测得T为38.5 ℃，急诊予"苯巴比妥"肌内注射后立即以"发热抽搐待查"收入院。

问题1：针对以上，还应该询问哪些病史？（20分）
答案及评分：

（1）补充现病史。①发热情况，发热与抽搐的间隔时间。结果：反复发热，热峰39 ℃，予降温处理后可降至正常，但易反复，发热间隔约4 h（3分）。②提示感染部位的其他症状：是否有鼻塞、流涕、咳嗽等呼吸道感染症状，呕吐、腹泻等胃肠道症状。结果：有鼻塞、流涕，无咳嗽，无呕吐，无腹泻等（3分）。③抽搐时及抽搐后患儿的状态：是否清醒，是否大小便失禁，有无手足活动不对称。结果：患儿清醒状态出现抽搐，无大小便失禁，抽搐结束后疲乏嗜睡，醒后精神状态尚可，手足活动对称（2分）。④有无头痛、呕吐等颅内压增高表现。结果：无（2分）。⑤补充现病史：询问患病以来一般情况。结果：患病以来，纳食差，大小便正常（2分）。

（2）补充个人史：出生史（1分）、生长发育史（1分）、预防接种史（1分）。

（3）补充家族史。家族中有无FC、癫痫、智力障碍等病史（4分）。结果：无。

【查体题干】

T 39.0 ℃，R 25次/min，P 120次/min。神志清醒，呼吸平顺，无鼻翼扇动，口唇红润，咽充血，扁桃体Ⅰ度肿大，气管居中。双肺叩诊清音，呼吸音粗，双肺未闻及干湿啰音。心音有力，律齐，未闻及杂音。腹软，肝肋下1 cm，质中，边钝，剑突下未扪及肿大。四肢肌力、肌张力正常，巴氏征阴性。

问题2：针对以上，还应该补充哪些查体？（8分）

答案及评分：

（1）BP（2分）。结果：90/60 mmHg。

（2）瞳孔（2分）。结果：等大等圆，对光反射灵敏。

（3）脑膜刺激征（2分）。结果：阴性。

（4）末梢循环（2分）。结果：四肢末梢温暖，CRT 2～3 s。

【前期辅助检查】

门诊血常规检查：WBC 10×10^9/L，N 27.8%，L 65.1%，RBC、Hb、PLT正常，CRP 11 mg/L。

问题3：初步诊断及其依据。（10分）

答案及评分：

诊断：单纯性FC，急性上呼吸道感染。

依据：（1）症状：①发热，体温上升期出现抽搐（2分）。②无精神差等意识障碍表现（2分）。③无头痛、呕吐等颅内压增高表现（2分）。

（2）体征：咽充血等上呼吸道感染体征；双侧瞳孔等大等圆；意识状态：神志清醒，脑膜刺激征阴性、病理征阴性（2分）。

（3）既往出生情况、生长发育情况正常。无FC、癫痫、智力障碍等病史（2分）。

问题4：需要与哪些疾病鉴别？（12分）

答案及评分：

（1）颅内感染（4分）。患儿有发热、抽搐，需警惕。但患儿抽搐前后无意识障碍，无颅高内压增高表现，无脑膜刺激征，不支持。

（2）癫痫首次发作（4分）。患儿有抽搐，在发热诱发下出现，需警惕。但患儿生长发育史正常，家族史阴性。查体提示无面容或皮纹改变，无神经系统定位体征，抽搐时间短，一级亲属无特发性或遗传性癫痫病史，不支持。

（3）中毒性脑病（3分）。患儿有抽搐和发热，需警惕。但患儿无意识障碍，感染中毒症状不重，炎症指标不高，不支持。

（4）其他病症（1分）。如急性中毒，遗传代谢性疾病等。

问题5：如何初步治疗？（10分）

答案及评分：

（1）收入院。有以下指征需留院观察或住院。①有嗜睡等神经系统症状或异常体征者（1分）。②首次发作年龄<18月龄尤其是已经使用抗菌药物治疗者（1分）。③感染病因不明或感染较为严重者（1分）。④复杂型FC或惊厥持续状态的患儿（1分）。⑤无明确家族史或未明确病因者（1分）。

（2）一般对症治疗及护理（2分）。退热，补充充足的液体，观察患儿精神状态及有无再抽搐情况。

（3）间歇期预防治疗和长期预防治疗（3分）。该患儿暂时不考虑。

问题6：需要做哪些进一步检验检查？（10分）

答案及评分：

（1）常规实验室检查（2分）。根据病情可选择性检查血常规、血生化、尿常规及粪便常规，如夏、秋季突发频繁惊厥者应检查粪便常规，以鉴别中毒性细菌性痢疾。

（2）CSF检查（2分）。以下情况推荐CSF检查。①有原因未明的嗜睡、呕吐或脑膜刺激征和/或病理征阳性。②6～12月龄未接种流感嗜血杆菌b结合疫苗、肺炎链球菌疫苗或预防接种史不详者。③已使用抗生素治疗，特别是<18月龄者，因这个年龄段患儿脑膜炎、脑炎症状和体征不典型，且抗生素治疗可掩盖其症状。④复杂性小儿FC患儿应密切观察，必要时进行CSF检查，以排除中枢神经系统感染。

（3）脑电图检查（2分）。以下特征均为继发性癫痫的危险因素，推荐进行脑电图检查与随访：局灶性发作、神经系统发育异常、一级亲属有特发性癫痫病史、复杂性FC且惊厥发作次数多。

（4）神经影像学检查（2分）。不推荐作为常规检查，以下情况推荐行头颅影像学检查寻找病因：头围异常、皮肤异常色素斑、局灶性神经体征、神经系统发育缺陷或惊厥发作后神经系统异常持续数小时。

（5）感染灶及病原的确定（2分）。

问题7：知识点复习——FC复发风险的评估机制是什么？（10分）

答案及评分：

小儿FC首次发作后的复发与年龄相关，首发年龄<12月龄者复发率高达50%，而首发年龄为12月龄及以上者复发率约为30%（2分）。复发的危险因素（8分）：①起始年龄小。②发作前发热时间短（<1 h）。③一级亲属中有FC史。④低热时发作。危险因素越多，复发风险越高。

问题8：知识点复习——FC继发性癫痫风险的评估机制是什么（10分）

答案及评分：

10%～15%的癫痫患者既往有FC史，FC后患不同类型继发性癫痫的比例不一；单纯性FC、复杂性FC继发性癫痫的概率分别为1%～1.5%和4%～15%（2分）。FC继发性癫痫的主要危险因素包括（8分）：①神经系统发育异常。②一级亲属有特发性或遗传性癫痫病史。③复杂性FC。具有危险因素越多，继发性癫痫的风险越高。另外惊厥发作前发热时间短及FC发作次数多也与继发性癫痫有关。

问题9：知识点复习——FC患儿能否接受疫苗接种？（10分）

答案及评分：

FC患儿原则上无预防接种禁忌（4分）。一些疫苗接种后可能引起发热，进而导致惊厥，但这并非疫苗本身对大脑的直接作用（2分）。疫苗接种后发生FC的风险与其他发热疾病诱发的风险相似（2分）。患儿不必因此禁忌接种疫苗，否则可能给患儿带来更大的疾病风险（2分）。

第二节　难治性癫痫

【病史题干】

患儿，女，3个月，以"发热伴抽搐1 d"为主诉第五次入院。患儿于入院前1 d早晨，无发热状态下出现1次抽搐，表现为右手、右脚间断抖动，有咂嘴，眨眼，呼之不应，无口吐泡沫，有呕吐1次，发作共持续2 h。入院前6 h出现发热1次，热峰达39.2 ℃后，患儿再发抽搐2次，表现同前，在当地医院先后得到镇静处理，抽搐逐渐缓解。

问题1：针对以上，还应该询问哪些病史？（10分）
答案及评分：

（1）补充现病史：询问患病以来一般情况（2分）。结果：患病以来，嗜睡、精神差、纳食差，大小便正常。

（2）补充现病史：询问有无头部外伤史（2分）。结果：无。

（3）补充个人史：出生史（1分）、生长发育史（1分）、预防接种史（2分）。结果：G5P2，足月剖宫产，出生WT 3.25 kg，出生顺利，母亲孕期健康，出生后母乳喂养。能追光、追物，能逗笑，可竖头，但欠稳。卡介苗已接种，乙肝疫苗接种2针，灭活脊髓灰质炎病毒疫苗接种2针，百白破疫苗接种1针。

（4）补充家族史：家族中有无传染病接触史，家庭中有无类似发热咳嗽的患者（2分）。结果：患儿母亲曾有口腔疱疹史，父亲1周前有反复高热史，哥哥2岁时曾有FC病史。

【查体题干】

T 37.3 ℃，P 132次/min，R 29次/min，WT 6.5 kg。镇静状态，精神差，咽充血，心、肺、腹查体未见明显异常。四肢肌张力可，右侧肢体活动减少，左侧肢体活动基本正常，颈软，布氏征、克氏征均阴性，双侧巴氏征阴性。

问题2：针对以上，还应该补充哪些查体？（10分）
答案及评分：

（1）BP（2分）。结果：80/55 mmHg。

（2）头围（2分）。结果：43 cm。

（3）四肢腱反射情况（2分）。结果：双侧肱二头肌反射、肱三头肌反射、膝反射、踝反射活跃。

（4）末梢循环（2分）。结果：四肢末梢温暖，CRT 0.5 s。

（5）全身皮肤有无异常色素沉着，皮肤弹性及其他脱水表现（2分）。结果：全身皮肤未见异常色素沉着，皮肤弹性正常，无眼窝凹陷。

【前期辅助检查】

血常规检查：WBC 17.85×10^9/L，GR 13.51×10^9/L，余未见异常。CRP<0.5 mg/L，PCT 0.22 ng/mL。电解质检查：血钠130.3 mmol/L，血氯100.7 mmol/L，肝酶、肝脏代谢、

肾功能、体液免疫、凝血四项未见异常。咽拭子检测：肺炎支原体DNA、沙眼衣原体DNA阴性，甲型流感、乙型流感抗原阴性，呼吸道病毒抗原阴性，TORCH提示巨细胞病毒（cytomegalovirus，CMV）IgG阳性，余阴性。头颅CT未见异常。

问题3：初步诊断及其依据。（10分）

答案及评分：

诊断：颅内感染，病毒性脑炎。依据：①有发热、抽搐、肢体活动障碍等，母亲曾有口腔疱疹史，父亲1周前有反复高热史（2.5分）。②查体有精神差、右侧肢体活动障碍等症状（2.5分）。

病情分度为重症，依据：①心率增快≥120次/min，精神差、一侧肢体活动障碍（2.5分）。②抽搐持续2 h（2.5分）。

问题4：需要与哪些疾病鉴别？（10分）

答案及评分：

（1）颅内出血。支持点：急性起病，突发一侧肢体抽搐，持续时间长，有一侧肢体活动障碍。不支持点：该患儿3个月，无头部外伤病史，凝血功能正常，头颅CT可以帮助鉴别（3分）。

（2）FC。患儿哥哥有FC史，但患儿年龄小，抽搐前并无发热，抽搐后出现发热，抽搐为局灶性发作，持续时间长，无FC家族史，为不支持点（4分）。

（3）癫痫。首次癫痫发作，一般不易诊断，但患儿发病前已有运动发育迟缓（竖头不稳）。母亲年龄36岁为高龄产妇，哥哥有FC史，此次发作出现局灶性癫痫发作持续状态，脑电图可以帮助鉴别（3分）。

问题5：如何初步治疗？（10分）

答案及评分：

（1）收入院（2分）。依据本患儿有癫痫发作持续状态，需要收入院进行治疗。

（2）一般治疗及护理（2分）。保持呼吸道通畅，吸痰；患儿缺氧时需要吸氧。

（3）抗病毒（2分）。患病毒性脑炎可能性未被排除。母亲曾有口腔疱疹病史，单纯疱疹病毒感染不除外，可给予阿昔洛韦抗病毒治疗。

（4）预防再次发生惊厥（2分）。患儿在外院给予镇静处理后，抽搐缓解，为防止再次发生抽搐，可给予苯巴比妥肌内注射。

（5）对症治疗（脱水、降颅压、补充电解质）（2分）。患儿抽搐时间长，可能造成急性脑水肿，可给予甘露醇脱水、降颅压；患儿血钠偏低，有可能加重脑水肿，给予补钠对症治疗，为防止液体量过多，可给予高张氯化钠静脉滴注（同时有降颅压作用）。

问题6：需要做哪些进一步检验检查？（10分）

答案及评分：

（1）CSF检查（2分）。具体项目应包括：血常规、血液生化、病原学检查、测压。结果：细胞总数70×10⁶/L，WBC 1×10⁶/L，潘氏试验阴性；生化检查结果正常；细菌培养，甲型流感、乙型流感核酸检测，肺炎链球菌抗原快速检测，A、B群链球菌快速检测、结核杆菌、EB病毒、单纯疱疹病毒Ⅰ/Ⅱ型DNA均为阴性；压力160 mmH$_2$O。

（2）头颅MRI检查（2分）。第1次头颅MRI：双侧额颞部颅板下间隙稍宽；第2次头颅MRI（5 d后），左侧大脑半球多发异常信号，灰白质分界不清。

（3）血气分析、血糖、血乳酸、血尿筛查（2分）。血气分析、血糖、血乳酸未见异常。血串联质谱：苯丙氨酸21.77 μmol/L，酪氨酸30.913 μmol/L，均降低，余未见异常；尿筛查未见异常。

（4）脑电图检查（2分）。结果不正常。第1次检测：不对称脑电图（左侧半球脑波低平），睡眠背景欠佳，睡眠可见左侧颞区为主周期性不规则尖波发放。第2次检测（10 d后）：非惊厥性癫痫持续状态，间断双侧眼球上翻、转动，伴右侧口角流涎。

（5）全外显子基因检测（2分）。结果：钙通道基因（CACNA1C）新发突变C.3968G＞A。

问题7：根据检验检查结果，做哪些诊断和治疗调整？（10分）

答案及评分：

（1）诊断（6分）：诊断修正为①癫痫，局灶性发作，非惊厥性癫痫持续状态。②遗传性癫痫。③CACNA1C新发突变。病毒性脑炎、免疫性脑炎、脑血管畸形及FC均可以排除。

（2）治疗（4分）：抗癫痫治疗，此类药物有奥卡西平、左乙拉西坦、硝西泮、丙戊酸钠、托吡酯、拉莫三嗪、氯硝西泮（需回答选药原则及常用抗癫痫药物）。

问题8：知识点复习——惊厥性癫痫持续状态如何处理？（表10-1，10分）

答案及评分：正确答出每一期或每一个阶段主要处理措施得2分。

表10-1　惊厥性癫痫持续状态的治疗流程

时间	临床处理
观察期（0～5 min）	生命体征检测； 使用鼻导管或面罩吸氧，必要时予气管插管； 静脉通路建立； 启动心电图监测； 血糖、血常规、血液生化、动脉血气分析； 血、尿药物浓度或毒物筛查
第一阶段（5～20 min）初始治疗	首选苯二氮䓬类药物： 肌内注射咪达唑仑（单次剂量0.2 mg/kg，最大剂量10 mg）或静脉滴注地西泮（单次剂量0.15 mg/kg～0.2 mg/kg，最大剂量10 mg，间隔5 min可以重复一次剂量）； 如果以上药物均不可用，请选择以下选项之一： 静脉滴注苯巴比妥（单剂量15 mg/kg）或地西泮灌肠（单剂量0.2～0.5 mg/kg，最大剂量20 mg）
第二阶段（20～40 min）二线治疗	如发作未终止，启动第二阶段静脉治疗。 首选的二线治疗（目前尚未有足够的理论证据）。 选择以下选项之一，单剂使用： 静脉滴注磷苯妥英（单次剂量20 mgPE/kg，最大剂量1 500 mgPE）或静脉滴注丙戊酸钠（单剂量40 mg/kg，最大剂量3 000 mg）或静脉滴注左乙拉西坦（单次剂量60 mg/kg，最大剂量4 500 mg）。 如果以上选项均不可用，可选用静脉滴注苯巴比妥（单次剂量15 mg/kg）

续表

时间	临床处理
第三阶段（40~60 min） 三线治疗	转入ICU，气管插管/机械通气，持续脑电监测，静脉给药终止RSE； 丙泊酚：2 mg/kg负荷静脉滴注，可追加1~2 mg/kg直至发作控制，然后1~10 mg/（kg·h）维持（注意：持续应用可能导致丙泊酚输注综合征）； 咪达唑仑：0.2 mg/kg负荷量输注，后续持续静脉泵注［0.05~0.40 mg/（kg·h）］
超级难治性癫痫持续状态 （super-RSE）	选择以下手段（可联合）： 静脉用氯胺酮； 电休克； 低温； 生酮饮食

注：RSE——难治性癫痫持续状态（refractory status epilepticus）。

问题9：知识点复习——药物难治性癫痫的定义及诊疗流程是什么？（10分）

答案及评分：

（1）定义（5分）。药物难治性癫痫（drug refractory epilepsy，DRE）指根据癫痫发作类型，合理选择并正确使用至少2种耐受性好的抗癫痫发作药物（anti seizure medications，ASMs）治疗方案，患者无发作的持续时间未达到治疗前最长发作间隔时间的3倍或者1年。

（2）药物难治性癫痫的处理流程（图10-1，5分）。

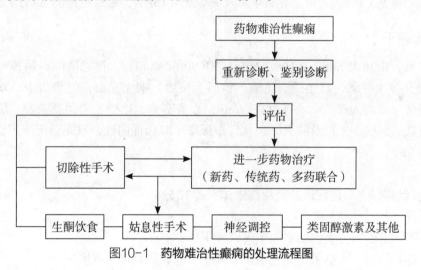

图10-1　药物难治性癫痫的处理流程图

问题10：知识点复习——癫痫的病因有哪些？（10分）

答案及评分：

（1）遗传性（2分）。

（2）结构性（2分）。

（3）代谢性（2分）。

（4）免疫性（2分）。

（5）感染性（1分）。

（6）原因不明（1分）。

第三节 脑性瘫痪

【病史题干】

患儿，女，2岁9个月，以"发现运动、语言发育落后两年半"为主诉来诊。患儿于两年半前（即出生后3个月）被发现仍不能竖头，1岁方能竖头稳，2岁独坐，2岁半可独走，但走路姿势异常，尖足，双下肢交叉呈剪刀样；语言发育落后，现仅会叫"爸爸、妈妈"，不会说句子，不能表达需求，不能理解简单指令。为进一步诊疗来我院就诊。患儿起病以来，精神可，胃纳一般，大小便无异常。

既往史：无手术和外伤史，无输血和药物过敏史。

问题1：针对以上，还应该询问哪些病史？（12分）

答案及评分：

（1）现病史需询问患儿伴随症状（2分）。结果：无伴癫痫发作，无视力、听力障碍。

（2）询问患儿症状有无进行性加重、发育倒退情况（2分）。结果：无。

（3）现病史补充既往治疗经过（2分）。结果：无特殊治疗。

（4）补充其他病史。包括既往史（1分）；个人史：出生史（1分）、生长发育史（1分）、预防接种史（1分），母亲异常生育及妊娠史（1分），家族遗传史（1分）。

【查体题干】

T 36.5 ℃，R 30次/min，P 108次/min，BP 90/60 mmHg。神志清醒，精神可，呼吸平顺，双侧瞳孔等大等圆，对光反射灵敏。口唇无发绀，咽无充血，气管居中。双肺叩诊清音，呼吸音清，未闻及啰音。心率108次/min，心音有力，律齐，未闻及杂音。腹软，肝肋下1 cm，质软，剑突下未扪及肿大。颈软，布氏征、克氏征阴性，双侧巴氏征阳性，四肢末梢暖，CRT 1 s。

问题2：针对以上，还应该补充哪些查体？（10分）

答案及评分：

（1）营养状况（1分）。结果：中度营养不良。

（2）皮肤（1分）。结果：无色素斑、咖啡牛奶斑等异常色素斑块。

（3）四肢肌力（1分）。结果：5级。四肢肌张力（1分）。结果：明显增高，拇指内收，尖足，双下肢内收交叉呈剪刀样。腱反射（1分）。结果：亢进。踝阵挛（1分）。结果：可引出。

（4）关节有无脱位（1分）。结果：无。脊柱有无畸形（1分）。结果：无。吞咽功能有无异常（1分）。结果：无。

（5）其他系统畸形（1分）。结果：无。

问题3：需要做哪些进一步检验检查？（10分）

答案及评分：

（1）头颅MRI检查（2.5分）。结果：提示脑室周围白质软化。

（2）脑电图检查（2.5分）。结果：清醒期背景活动偏慢，睡眠中见大量δ波阵发，额中央少量尖波、尖慢波发放。

（3）视觉、听觉诱发电位检查（2.5分）。结果：无明显异常。

（4）血液串联质谱法及尿常规检查（2.5分）。结果：无明显异常。

问题4：初步诊断及其依据。（12分）

答案及评分：

诊断：脑性瘫痪。依据：①出生后发现运动、语言、认知发育落后（2分）。②查体有肌张力明显增高，拇指内收，尖足，双下肢内收交叉呈剪刀样，腱反射亢进，踝阵挛阳性等症状（2分）。③头颅MRI提示脑室周围白质软化（2分）。④确定神经系统无进行性或退行性病变（2分）。⑤对脑瘫进行分类：四肢瘫（2分）。⑥对伴随疾病做出判断：智力低下，语言发育迟缓（2分）。

问题5：需要与哪些疾病鉴别？（10分）

答案及评分：

（1）脑白质营养不良（2分）。该病在1～2岁发病前运动发育正常，病情呈进行性加重；MRI提示中枢神经系统（central nervous system，CNS）广泛性脱髓鞘，脑白质受累；CSF检查常见蛋白升高。基因检测有助于明确病因。

（2）线粒体病（2分）。该病常有肌无力伴运动不耐受，共济失调，进展较缓慢，可有缓解复发；血乳酸、丙酮酸增高，血乳酸/丙酮酸比值升高；线粒体脑肌病（kearns-sayre syndrome，KSS）、亚急性坏死性脑脊髓病（subacute necrotizing encephalomyelopathy，SNE）等头颅MRI有特征性改变；肌电图（electromyogram，EMG）呈肌源性损害，肌活检提示破碎红纤维等改变。可行线粒体基因相关检测协诊。

（3）神经元蜡样质脂褐质沉积症（2分）。该病为遗传性进行性神经系统变性病，主要出现DRE和智力发育倒退，而后出现肌强直、共济失调、视力丧失、视神经萎缩等改变。基因检测有助于诊断。

（4）先天性肌病（2分）。需与肌张力低下型脑性瘫痪鉴别，出生后运动发育迟缓，肌张力极低，反射存在，智力正常，病情可逐渐好转，肌活检可明确诊断。

（5）进行性肌萎缩（2分）。需与肌张力低下型脑性瘫痪鉴别，该病于婴儿期起病，肌无力呈进行性加重，肌肉萎缩明显，腱反射减退或消失，常因呼吸肌功能不全面导致反复呼吸道感染。肌肉活检可帮助确诊。

问题6：脑性瘫痪的病因有哪些？（10分）

答案及评分：

（1）围生期脑损伤（2分）。缺氧缺血性脑病、颅内出血、产伤、脑卒中等。

（2）与早产有关的脑损伤（2分）。脑室周围白质软化症、脑室内出血等。

（3）脑发育异常（2分）。脑发育畸形、遗传学或代谢性脑发育异常。

（4）产后脑损伤（2分）。核黄疸、中枢神经系统感染。

（5）产前危险因素（2分）。宫内发育迟缓、毒物接触、先天性TORCH感染等。

问题7：脑性瘫痪的临床分类有哪些？（12分）

答案及评分：

（1）按运动障碍性质分类。①痉挛型（1分）。②手足徐动型（1分）。③肌张力低下型（1分）。④强直型（1分）。⑤共济失调型（1分）。⑥震颤型（1分）。⑦混合型（1分）。

（2）按瘫痪累及部位分类。①四肢瘫（1分）。②双瘫（1分）。③截瘫（1分）。④偏瘫（1分）。⑤单瘫（1分）。

问题8：针对该患儿，需采取哪些治疗措施？（12分）

答案及评分：

（1）功能训练（6分）。①体能运动训练。②技能训练。③语言训练。

（2）矫形器的应用（2分）。帮助矫正异常姿势。

（3）手术治疗（2分）。主要用于矫正畸形，改善肌张力。

（4）其他（2分）。高压氧、水疗、电疗等。

问题9：经过半年康复治疗，患儿运动、语言仍无明显改善，需考虑哪些因素？（12分）

答案及评分：

（1）诊断是否正确，是否有神经系统退行性疾病的可能，必要时完善相关基因检测（4分）。

（2）是否合并癫痫、癫痫性脑病的可能，尤其是不易察觉的微小发作，必要时复查脑电图（4分）。

（3）某些发作类型预后不佳，如肌张力低下型伴病理征阳性，持久性强直型等（4分）。

第四节　急性脊髓炎

【病史题干】

患儿，男，10岁6个月，以"不能行走2 d，排尿困难1 d"为主诉入院。患儿于入院前2 d出现双下肢无力、不能行走，腰背部有疼痛感，近1 d出现排尿困难。当地医院予插导尿管缓解排尿困难，建议转上级医院进一步诊治。

既往史：无手术史，无输血和药物过敏史。

问题1：针对以上，还应该询问哪些病史？（10分）

答案及评分：

（1）补充现病史：询问患病以来一般情况（2分）。结果：患病以来，患儿纳食欠佳，大便未解。

（2）补充现病史：询问有无外伤史，近期有无前驱感染史；有无伴随症状，比如头痛、呕吐、吞咽困难、呛咳、发热、腹泻等（3分）。结果：无外伤，半月前有感冒1次。无头痛、呕吐、吞咽困难、呛咳、发热、腹泻。

（3）补充个人史：出生史（1分）、生长发育史（1分）、预防接种史（1分）。结果：无特殊。

（4）补充家族史：家族中有无传染病接触史，家族中有无类似肢体无力病史（2分）。结果：无。

【查体题干】

T 36.6 ℃，R 21次/min，P 90次/min。神志清醒，反应尚可，对答切题，被动卧位，不能行走。心、肺、腹查体未见明显异常。双侧瞳孔等大等圆，对光反射灵敏。双上肢肌力5级，肌张力无异常。左下肢肌力1级，肌张力减低，右下肢肌力2级，肌张力减低。双侧肱二头肌反射对称引出。双侧膝反射、跟腱反射未引出。末梢循环可。

问题2：针对以上，还应该补充哪些查体？（10分）
答案及评分：

（1）BP和WT（1分）。结果：分别是98/67 mmHg和34 kg。

（2）其他颅神经查体（2.5分）。结果：未见口角歪斜，无额纹消失，未见鼻唇沟变浅；咽反射存在，悬雍垂居中、伸舌居中。

（3）脑膜刺激征和共济功能检查（3分）。结果：颈抵抗阴性、双侧布氏征及克氏征均阴性；指鼻试验阴性，跟膝胫因肌力差不能完成。

（4）病理征（1分）。结果：双侧巴氏征、奥本海姆征均阴性。

（5）感觉平面、腹壁反射、提睾反射（2.5分）。结果：感觉平面T6及T6以下痛觉迟钝，上腹壁反射未引出，提睾反射消失。

【前期辅助检查】

门诊血常规检查：WBC 7.2×10^9/L，N 57.6%，L 35.3%，RBC、Hb、PLT正常、CRP正常。尿常规无异常。

问题3：初步诊断及其依据。（10分）
答案及评分：

诊断：急性脊髓炎。依据：①急性起病，有前驱感染病史，双下肢无力、不能行走，早期出现尿潴留，有腰背部疼痛感等（4分）。②查体有双下肢肌力、肌张力减低，膝反射引不出，上腹壁反射未引出，感觉平面T6及T6以下痛觉迟钝等（4分）；无外伤史（2分）。

问题4：需要与哪些疾病鉴别？（10分）
答案及评分：

（1）吉兰-巴雷综合征（Guillain Barré syndrome）。双下肢对称性肢体无力，2周左右进展为高峰，通常无长时间尿潴留，无感觉平面，通过脊髓MRI无异常信号等可以鉴别（3分）。

（2）脊髓占位。亚急性病程，呈进行性加重，表现为一侧或双侧肌力减低、感觉异常，痛觉减退或消失，通过脊髓CT或MRI可鉴别（3分）。

（3）脊髓出血。由脊髓外伤或血管畸形引起，起病非常迅速，类似卒中，迅速出现剧烈背部疼痛、截瘫、尿潴留等。脊髓CT或MRI提示脊髓出血可鉴别（2分）。

（4）急性硬脊膜外脓肿。常有原发感染症状，有发热、头痛、乏力等感染中毒症状，可有神经根痛、脊柱叩击痛，外周血白细胞升高、感染指标明显升高，脊柱CT或MRI提示硬脊膜外脓肿可以鉴别（2分）。

问题5：如何初步治疗？（15分）
答案及评分：

（1）收入院（2分）。依据该患儿情况，考虑为急性脊髓炎，危重，需要收入院进行治疗。

（2）该病无特效药治疗，主要是抑制炎症、减轻脊髓损伤，防止并发症，促进功能恢复（3分）。

（3）药物治疗（5分）。大剂量甲基泼尼松龙［30 mg/（kg·d）］每日一次冲击治疗，予奥美拉唑护胃、碳酸钙D_3补钙、枸橼酸钾颗粒补钾；足量IVIG（2 g/kg，分3～5 d用）；予B族维生素营养神经，如维生素B_1、维生素B_6、维生素B_{12}。

（4）支持治疗（2分）。高压氧治疗，康复科指导康复治疗。

（5）其他护理（2分）。插导尿管、会阴部护理，辅助翻身、防止压疮等。

（6）入院后即刻上报传染病卡"急性弛缓性麻痹（acute flaccid paralysis，AFP）"（1分）。

问题6：需要哪些进一步检验检查？（10分）
答案及评分：

（1）腰椎穿刺检查（2分）。结果：CSF压力正常，CSF外观无异常，CSF细胞数、蛋白正常或轻度升高，CSF糖、氯化物正常。

（2）神经电生理检查（2分）。结果：下肢体感诱发电位波幅明显减低，运动诱发电位异常，EMG呈失神经改变。

（3）影像学检查（4分）。结果：脊柱X片无异常，脊髓MRI平扫增强提示病变部位脊髓增粗，病变脊髓节段髓内多发片状或点状病灶，呈长T1、长T2信号，液体衰减反转恢复（fluid attented inversion recovery，FLAIR）高信号，不均匀强化，病灶可以融合。

（4）血和CSF脱髓鞘抗体检查（2分）。结果：血和CSF MOG、APQ4、BMP等抗体均呈阴性。

问题7：根据检验检查结果，诊断和治疗是否需要调整？（10分）
答案及评分：

根据上述检验检查结果，结合患儿临床症状，进一步确诊为急性脊髓炎（4分）。治疗上继续予大剂量甲基泼尼松龙+免疫球蛋白行免疫调节治疗，一线免疫治疗效果不好，可考虑二线免疫治疗，如硫唑嘌呤、环磷酰胺、吗替麦考酚酯等（4分）。予高压氧治疗、康复科会诊康复治疗、B族维生素营养神经支持治疗等（2分）。

问题8：知识点复习——影响急性脊髓炎预后的因素有哪些？（10分）

答案及评分：

（1）预后不良相关因素（6分）。①年龄小。②症状在24 h内达到高峰。③背痛作为首发症状。④完全性截瘫。⑤锥体束征持续阴性。⑥感觉平面达颈段皮节。

（2）预后良好相关因素（4分）。①平台期<8 d。②锥体束征阳性。③病程1个月内能独走。

问题9：知识点复习——急性脊髓炎临床特点有哪些？（15分）

答案及评分：

（1）所有年龄人群均可起病，高峰年龄为10～19岁及30～39岁，无家族遗传倾向（3分）。

（2）起病急，进展快速，起病前常有前驱感染病史（3分）。

（3）以双侧肢体无力（通常为双下肢）伴感觉及括约肌功能障碍为主要特点，有明确的感觉（3分）。

（4）CSF正常或轻度异常，脊髓MRI可见病变部位增粗，脊髓病变节段髓内多发片状或点状病灶，呈长T1、长T2信号，FLAIR高信号，不均匀强化，病灶可以融合（3分）。

（5）主要以免疫调节治疗为主，近半数预后良好，严重者可留下肢体活动障碍甚至不能行走等后遗症（3分）。

第五节　病毒性脑炎

【病史题干】

患儿，女，6岁5个月，以"发热伴头痛3 d"为主诉入院。患儿于入院前3 d出现发热、咳嗽，T最高达39 ℃。伴咳嗽，为阵发性连声咳嗽，有痰不易咳出，有阵发性头痛，间断性呕吐，呈喷射状，呕吐物为胃内容物。当地医院予感冒药物及退热药物，未见好转，且头痛、呕吐加剧。

既往史：无手术史，无输血和药物过敏史。

问题1：针对以上，还应该询问哪些病史？（10分）

答案及评分：

（1）补充现病史：询问患病以来一般情况（2分）。结果：患病以来，精神稍差，纳食差，大小便正常。

（2）补充现病史：询问有无头部外伤史（2分）。结果：无。

（3）补充个人史：出生史（1分）、生长发育史（1分）、预防接种史（2分）。结果：无特殊。

（4）补充家族史中有无传染病接触史，家庭中有无类似发热、咳嗽及结核感染的患者（2分）。结果：无。

【查体题干】

T 39.0 ℃，R 34次/min，P 125次/min。神志清醒，状态反应稍差，呼吸性略促，无鼻翼扇动，口唇无发绀，咽充血，气管居中。双肺叩诊清音，呼吸音粗，未闻及干湿啰音。心率125次/min，心音有力，律齐，未闻及杂音。腹软，肝肋下2 cm，质中，边钝，剑突下未扪及肿大。四肢、神经系统查体未见异常。

问题2：针对以上，还应该补充哪些查体？（10分）

答案及评分：

（1）BP（2分）。结果：90/64 mmHg。

（2）瞳孔（2分）。结果：等大等圆，对光反射灵敏，眼球活动异常。

（3）脑膜刺激征（2分）。颈稍抵抗，巴氏征阴性。

（4）HC（2分）。结果：50.5 cm。

（5）皮肤（2分）。结果：口周及口腔黏膜可见少量疱疹。

【前期辅助检查】

门诊血常规检查：WBC 10.4×10^9/L，N 27.8%，L 65.1%，RBC、Hb、PLT正常。PCT正常，ESR、CRP均正常。脑电图检查：清醒状态枕区节律慢，额区可见阵发性慢波。

问题3：初步诊断及其依据。（10分）

答案及评分：

诊断：病毒性脑炎。依据：①发热、头痛、呕吐等（2.5分）。②查体有颈部抵抗等症状（2.5分）。③脑电图可见清醒状态枕区节律慢，其余导联可见阵发性慢波（2.5分）。④外周血检查提示病毒感染可能（2.5分）。

问题4：需要与哪些疾病鉴别？（10分）

答案及评分：

（1）急性感染性脑病。患儿发热且精神反应稍差，脑电图可见慢波，注意可能患该病。但该病一般意识障碍较重，多有重症感染临床表现，不支持，CSF检查可以鉴别（4分）。

（2）细菌性脑膜炎。该病表现为白细胞、中性粒细胞、CRP及PCT增高。该患儿无以上现象，CSF检查可以帮助鉴别（4分）。

（3）肺结核。常有结核病接触病史，起病一般缓慢，有发热、盗汗、消瘦和食欲差等结核中毒症状，胸片和CT可以帮助鉴别（2分）。

问题5：如何初步治疗？（10分）

答案及评分：

（1）收入院（2分）。依据该患儿为病毒性脑炎，呕吐及头痛有加重趋势，需要收入院进行治疗。

（2）一般治疗及护理（2分）。保持呼吸道通畅，退热。

（3）患儿有颅高压表现，需要给予脱水剂（2分）。

（4）补液（2分）。患儿纳食差，发热引起不显性失水，需要适当补充液体。

（5）抗感染（2分）。是否应用阿昔洛韦，有待进一步病原学检查明确。

问题6：需要做哪些进一步检验检查？（10分）

答案及评分：

（1）血氧饱和度检查或血气检测（2.5分）。结果：SpO_2 98%。

（2）凝血四项（2.5分）。结果：正常。

（3）CSF检查（2.5分）。结果：WBC 40×10^9/L，多核白细胞15%，单核白细胞85%，蛋白及葡萄糖正常；单纯疱疹病毒阳性。

（4）头颅MRI检查（2.5分）。结果：未见明显异常。

问题7：根据检验检查结果，应做哪些诊断和治疗调整？（10分）

答案及评分：

（1）诊断（5分）：CSF检查符合病毒性脑炎诊断，不支持细菌性脑膜炎诊断。患儿外周血未提示有重症感染，临床意识清醒，退热后精神尚可，不支持急性感染性脑病表现。

（2）治疗（5分）：以退热、降低颅内压和一般支持为主，抗感染方面非疱疹病毒没有特异性治疗药物。

问题8：知识点复习——各种颅内感染的CSF检查特点？（表10-2，10分）

答案及评分：化脓性脑膜炎、结核性脑膜炎及病毒性脑炎各2分，其余各1分。

表10-2 常见脑、脑膜疾患的CSF改变

疾病	压力	外观	凝固	细胞增多	蛋白增高	糖	氯化物	致病菌
化脓性脑膜炎	↑↑	混浊	可有凝块	多核细胞	中度或显著	↓↓	↓	化脓菌
结核性脑膜炎	↑或↑↑	透明或混浊	薄膜形成	早期中性粒细胞晚期淋巴细胞	中度	↓	↓↓	抗酸杆菌
病毒性脑炎	↑	透明	（−）	先为多核细胞后为淋巴细胞	轻度	正常	正常	（−）
新型隐球菌脑膜炎	↑	透明或微混	（±）	淋巴细胞	中度	↓	↓	隐球菌
脑室及蛛网膜下隙出血	↑	血性	（±）	红细胞	轻度	↓	正常	无
脑瘤	↑	透明	（−）	淋巴细胞	轻度	正常	正常	无
脑脓肿	↑	微混	（±）	淋巴细胞	轻度	正常	正常	有或无

问题9：知识点复习——病毒性脑炎的诊断依据有哪些？（10分）

答案及评分：

（1）急性或亚急性起病，多有发热（2分）。

（2）有脑实质损害的症状及体征（2分）。

（3）CSF检查：2/3以上患儿可呈非化脓性改变（2分）。

（4）病原学检查：金标准（2分）。

（5）脑电图检查：当大脑皮层受到广泛重度损害时，脑电图示广泛高电压δ波（2分）。

问题10：知识点复习——病毒性脑炎的治疗原则有哪些？（10分）

答案及评分：

（1）给予足够的热量和营养物质（1分）。

（2）予有效退热，控制体温在正常范围，以降低脑耗氧量和脑代谢（1分）。

（3）及时止惊，防止惊厥性脑损伤（1分）。

（4）降低颅内压，合理使用脱水剂防止脑疝的发生（2分）。

（5）加强护理，防止肺内感染、褥疮、尿路感染（2分）。

（6）合理使用抗病毒药物（2分）。

（7）合理应用激素、丙种球蛋白等（1分）。

第六节　细菌性脑膜炎

【病史题干】

患儿，男，9个月，以"发热3 d，呕吐伴抽搐1次"为主诉入院。患儿3 d前开始发热，T 38.5～40.0 ℃，持续不降，伴有流涕、阵发性咳嗽、烦躁不安。呕吐2次，呈喷射状，呕吐物为胃内容物。入院当天突然出现抽搐1次，表现为意识丧失、双眼凝视、四肢强直，持续3 min缓解，抽搐时伴有发热39.1 ℃。

既往史：无手术和外伤史，无输血和药物过敏史。

问题1：针对以上，还应该询问哪些病史？（10分）

答案及评分：

（1）补充现病史：询问患病以来一般情况（3分）。结果：起病以来，患儿精神萎靡，进食稍差，大便无明显异常。

（2）现病史补充有无头部外伤史以及耳、鼻异常溢液等（4分）。结果：无。

（3）补充个人史：出生史、生长发育史、预防接种史（3分）。结果：无明显异常。

【查体题干】

T 39.0 ℃，P 150次/min，R 40次/min，WT 9.0 kg。精神萎靡，嗜睡，有时烦躁。皮肤黏膜未见瘀斑，前囟长度1.0 cm，隆起，球结膜水肿，双侧瞳孔等大等圆，对光反射迟钝，咽充血，颈强直，双肺呼吸音粗。心音有力，律齐，未闻及杂音。腹软，肝肋下2 cm，质软，脾左肋下未扪及肿大。颅神经未见异常，四肢肌张力增高，膝反射活跃。

问题2：针对以上还应该补充哪些查体？（10分）

答案及评分：

（1）BP（2分）。结果：90/60 mmHg。

（2）呼吸节律（2分）。结果：呼吸节律整。

（3）外耳道、皮肤异常通道（2分）。结果：耳后窦道、潜毛窦等。

（4）末梢循环（2分）。结果：四肢末梢温暖，CRT 0.5 s。

（5）脑膜刺激征、病理征（2分）。结果：克氏征可疑，布氏征阳性，巴氏征阴性。

【前期辅助检查】

门诊血常规检查：WBC 4.2×10^9/L，中性粒细胞0.85×10^9/L，PLT 578×10^9/L，CRP 65.3 mg/L，RBC、Hb正常。胸片：双肺纹理增粗。

问题3：初步诊断及其依据。（6分）

答案及评分：

诊断：细菌性脑膜炎。依据：①病史：反复发热，呕吐，抽搐，烦躁（2分）。②查体有精神萎靡，嗜睡，有时烦躁，前囟隆起，球结膜水肿，颈强直，四肢肌张力增高症状，克氏征可疑，布氏征阳性，巴氏征阴性（2分）。③辅助检查：血常规WBC 4.2×10^9/L，中性粒细胞0.85×10^9/L，PLT 578×10^9/L，CRP 65.3mg/L（2分）。

问题4：需要与哪些疾病鉴别？（6分）

答案及评分：

（1）病毒性脑炎（2分）。患儿有反复发热，精神差，抽搐，前囟张力高，应注意病毒性脑炎，但血常规提示CRP明显增高，不支持。

（2）中毒性脑病（2分）。患儿有发热咳嗽等症状，出现精神差、烦躁，抽搐等，应注意中毒性脑病，患儿有明显脑膜刺激征，定位于脑膜，不支持中毒性脑病。

（3）FC（2分）。患儿9个月，高热时出现抽搐，注意FC。但患儿有神经系统异常体征，不支持FC。

问题5：如何初步治疗？（10分）

答案及评分：

（1）一般治疗及护理：告病重，监护生命体征，包括BP、出入量；保持呼吸道通畅；患儿纳食差，需要适当补充液体（2分），发热时及时退热（2分）。

（2）患儿烦躁，前囟隆起，球结膜水肿，降颅压治疗，予甘露醇或3%NaCl（2分）。

（3）抗感染：9月龄儿童，疑社区获得性细菌性脑膜炎，选择头孢曲松钠治疗（2分）。

（4）地塞米松0.15 mg/(kg·d)，6 h 1次，2～4 d（2分）。

问题6：入院时需要做哪些进一步检验检查？（10分）

答案及评分：

（1）电解质、凝血功能、肝功能、肾功能、细胞免疫及体液免疫、EBV/肠道病毒检测、听力检测（2分）。结果：血Na^+ 126 mmol/L，K^+ 3.3 mmol/L，余无明显异常。

（2）急诊头CT检查（2分）。结果：未见明显异常。

（3）头颅MRI+增强（2分）。结果：脑膜强化。

（4）血培养（2分）。结果：大肠埃希菌。

（5）腰椎穿刺术（2分）。结果：压力180 mmH$_2$O，外观浑浊，WBC 840×10^6/L，多核细胞占82%，蛋白900 mg/L，葡萄糖2.24 mmol/L，氯化物100 mmol/L，同期外周血糖5.1 mmol/L。CSF细菌培养：大肠埃希菌，头孢曲松钠敏感。

问题7：根据检验检查结果，做哪些诊断和治疗调整？（6分）

答案及评分：

（1）诊断（2分）：细菌性脑膜炎，CSF常规生化不符合病毒性脑膜炎、中毒性脑病、FC等。

（2）抗利尿激素分泌异常综合征（2分）。

（3）治疗（2分）：经验性抗感染治疗；患儿有低血钠血症，需适当限制液体摄入，可应用3% NaCl降颅压治疗。注意复查血钠情况。

问题8：知识点复习——不同年龄段细菌性脑膜炎的常见病原是什么？（12分）

答案及评分：

（1）新生儿（出生后1周内）。与母亲的垂直传播相关，B组链球菌、大肠杆菌（2分）。

（2）新生儿（出生1周后）。院内获得或社区获得，肺炎克雷伯菌、肠杆菌等（2分）。

（3）1～3月龄。大肠埃希菌、B组链球菌、肺炎链球菌（2分）。

（4）>3月龄。肺炎链球菌最为常见，且随年龄增大所占比例逐渐增高；大肠埃希菌（2分）。

（5）3～6岁。流感嗜血杆菌、金黄色葡萄球菌（2分）。

（6）6岁以上。脑膜炎奈瑟菌和李斯特菌（2分）。

问题9：按药敏试验给予抗生素治疗3 d，T下降后又上升，患儿高热、烦躁、尖叫，惊厥，查体发现前囟张力高，四肢肌张力增高，应考虑什么？进一步诊疗应做哪些检查？（10分）

答案及评分：

（1）可能出现细菌性脑膜炎并发症（5分），脑室管膜炎、硬膜下积脓。

（2）进一步检查：复查腰穿、头颅MRI+增强（5分）。结果：脑室管膜炎。

问题10：知识点复习——细菌性脑膜炎有哪些并发症？（10分）

答案及评分：答对1项得1分，全对得满分。

①硬膜下积液。②硬膜下积脓。③硬膜下积血。④脑积水。⑤脑室管膜炎。⑥抗利尿激素分泌异常综合征。⑦癫痫。⑧听力损伤。⑨视力障碍。⑩智力或行为障碍。

问题11：细菌性脑膜炎的出院标准是什么（10分）

答案及评分：

（1）症状体征消失，T正常1周以上，CSF压力、细胞数低于20个且均为单核细胞、CSF蛋白和CSF糖正常，CSF细胞培养阴性，没有神经系统并发症（5分）。

（2）无并发症患者，如临床及其他实验室指标均达到停药指征，CSF蛋白仍高（常见于肺炎链球菌感染）但含量低于1 g/L和/或CSF糖仍低（常见于革兰氏阴性菌，如大肠埃希菌感染）但含量>2.0 mmol/L，可停药观察，但仍需注意密切随访有无复发（5分）。

第七节　吉兰-巴雷综合征

【病史题干】

患儿，女，11岁2个月，以"四肢乏力7 d"为主诉入院。患儿于入院前7 d出现双下肢乏力，表现为行走困难，呈进行性加重，伴一过性肢体麻木，无饮水呛咳，无吞咽困难，无构音障碍，无头痛，无头晕，5 d前患儿双下肢无力逐渐向上发展，开始出现双上肢乏力，仅能抬手数秒左右，伴声音微弱、饮水呛咳，无明显呼吸困难。患儿自发病以来，无发热，无咳嗽，无呕吐、腹泻，精神、睡眠可，纳食可，大小便正常。现为进一步治疗来我院就诊。

既往史：无手术和外伤史，无输血和药物过敏史。

问题1：针对以上，还应该询问哪些病史？（10分）

答案及评分：

（1）补充现病史：询问患病以前是否有发热、呕吐、腹泻等情况（2分）。结果：患病前2周有过发热，无呕吐、腹泻。

（2）补充现病史：询问肢体无力是否对称（2分）。结果：是。

（3）补充个人史：出生史（1分）、生长发育史（1分）、预防接种史（2分）。结果：无特殊。

（4）补充家族史中有无传染病接触史，家庭中有无类似病史的患者（2分）。结果：无。

【查体题干】

T 36.6 ℃，R 18次/min，P 80次/min。神志清醒，状态反应正常，无皮疹，全身浅表淋巴结未扪及肿大，瞳孔等大等圆，对光反射灵敏，呼吸稍浅，咽无充血，气管居中。双肺叩诊清音，呼吸音清，未闻及啰音。心音有力，律齐，未闻及杂音。腹软，肝、脾肋下未扪及肿大。双上肢肌力4级，双下肢肌力3级，四肢肌张力正常，双侧肱二、肱三头肌反射正常对称，双侧巴氏征、克氏征、布氏征均为阴性。四肢末梢温暖。CRT 0.5 s。

问题2：针对以上，还应该补充哪些查体？（10分）

答案及评分：

（1）BP（2分）。结果：120/80 mmHg。

（2）是否有眼球活动障碍（2分）。结果：无。

（3）有无感觉过敏（2分）。结果：无。

（4）双侧膝反射（2分）。结果：未引出。

（5）其他神经系统查体（2分）。结果：口角无歪斜，额纹对称，鼓腮无漏气，共济运动无阳性结果。

【前期辅助检查】

无。

问题3：初步诊断及其依据。（10分）

答案及评分：

诊断：吉兰-巴雷综合征。依据：①有前驱感染史（2分）。②上行性对称性迟缓性肢体乏力，肢体麻木，声音微弱，饮水呛咳（4分）。③查体有四肢肌力下降，双侧膝反射未引出症状（4分）。

问题4：需要与哪些疾病鉴别？（15分）

答案及评分：

（1）脊髓灰质炎。瘫痪不对称，一旦出现不再进展，无感觉障碍（5分）。

（2）急性脊髓炎。上运动神经元性截瘫，但初期锥体束损害会造成断联休克；大小便障碍；传导束性感觉障碍。CSF检查可帮助鉴别（5分）。

（3）脊髓肿瘤。进展缓慢，不对称性上运动神经元性瘫痪，可有感觉障碍和排便功能障碍。脊髓MRI可帮助鉴别（5分）。

问题5：需要哪些进一步检验检查？（15分）

答案及评分：

（1）CSF检查（5分）。结果：蛋白细胞分离。

（2）肌电图检查（5分）。结果：传导速度延长，波幅减低。

（3）脊髓MRI检查（5分）。结果：无异常。

问题6：如何治疗？（10分）

答案及评分：

（1）收入院（2.5分）。患儿上行性迟缓性麻痹，呈进展性，该病有累及呼吸肌麻痹危及生命的风险，需住院。

（2）一般治疗及护理（2.5分）。严密观察患儿病情变化及呼吸情况，保持瘫痪患儿体位舒适，勤翻身，及时清除口咽部分泌物，保持呼吸道通畅；有饮水呛咳的情况，予鼻饲喂养。

（3）调节免疫（2.5分）。丙种球蛋白（每日0.3～0.5 g/kg，3～5 d）。

（4）恢复期康复训练（2.5分）。

问题7：入院第2 d患儿出现呼吸困难，该如何处理？（10分）

答案及评分：

（1）予吸氧（2分）。

（2）如吸氧时血氧饱和度仍然不能维持或持续性青紫，血气提示$PaCO_2 \geq 50$ mmHg（6.65 kPa）、$PaO_2 \leq 50$ mmHg（6.65 kPa），予人工机械呼吸（气管插管或切开）（8分）。

问题8：吉兰-巴雷综合征的病因及发病机制？（10分）

答案及评分：

（1）主要诱发因素。感染（空肠弯曲菌、巨细胞包涵体病毒及其他）、疫苗接种、免疫遗传因素（5分）。

（2）多因素诱发的周围神经的自身免疫性病变（5分）。

问题9：吉兰-巴雷综合征病例有哪些特点及预后情况？（10分）

答案及评分：

（1）多见于儿童，急性或亚急性起病，多数有前驱感染史，好发于夏、秋季，农村病例发生率＞城市病例发生率（2分）。

（2）临床特征为进行性上行性对称性迟缓性麻痹，常伴有颅神经麻痹、感觉障碍、自主神经功能紊乱（2分）。

（3）CSF呈蛋白细胞分离（2分）。

（4）电生理检查：神经传导速度（nerve conduction velocity，NCV）延长，波幅减低（2分）。

（5）85%患儿在患病后3周开始恢复，少数于数周或数月后开始恢复，极少数遗留后遗症如足下垂等。主要死亡原因为呼吸肌麻痹（2分）。

第八节　进行性假肥大性肌营养不良

【病史题干】

患儿，男，4岁2个月，以"体检发现肌酶、氨基转移酶（简称转氨酶）升高3 d"为主诉入院。患儿于入院前3 d幼儿园入学体检时发现肌酶、转氨酶升高，肌酸激酶（creatine kinase，CK）9 576 U/L，CK-MB 378 U/L，ALT 258 U/L，AST 378 U/L，患儿自述无不适，无发热，无咳嗽，精神反应正常，大小便正常。

既往史：无手术和外伤史，无输血和药物过敏史。

问题1：针对以上，还应该询问哪些病史？（10分）

答案及评分：

（1）补充患儿的家族史（4分）。结果：患儿舅舅从小走路慢，现活动能力差。父母、姐姐体健。

（2）补充个人史：出生史（2分）、生长发育史（2分）、预防接种史（2分）。结果：患儿足月顺产，出生时无缺氧窒息，Apgar评分满分。2个月抬头，7个月坐，1岁半会走。现在会跑，但比同龄人慢一些。1岁会叫"爸爸，妈妈"。现可交流，会与其他小朋友玩。预防接种史无异常。

【查体题干】

T 36.0 ℃，R 23次/min，P 100次/min。神志清醒，状态反应正常，呼吸平稳，气管居中。双肺叩诊清音，呼吸音粗，未闻及干湿性啰音。心音可，律齐，未闻及杂音。腹软，肝、脾肋下未扪及肿大。四肢、神经系统查体未见异常。

问题2：针对以上，还应该补充哪些查体？（10分）

答案及评分：

（1）深蹲试验（2分）。结果：患儿深蹲后站立困难。

（2）腓肠肌（2分）。结果：腓肠肌肥大。

（3）跑步时步态（2分）。结果：患儿跑步时慢，呈轻度摇摆步态。

（4）高尔征（Gower sign）（2分）。结果：阳性。

（5）病理反射（2分）。结果：正常。

【前期辅助检查】

CK 9 576 U/L，CK-MB 378 U/L，ALT 258 U/L，AST 378 U/L。

问题3：初步诊断及其依据。（10分）

答案及评分：

诊断：进行性假肥大性肌营养不良（duchenne muscular dystrophy，DMD）（2分）。依据：①肌酶升高（2分）。②查体有近端肌受累，深蹲后站立困难，运动发育稍落后，腓肠肌肥大症状（2分）。③有家族史：舅舅活动能力差（2分）。④高尔征阳性（2分）。

问题4：需要与哪些疾病鉴别？（10分）

答案及评分：

（1）肢带型肌营养不良（3分）。多数在青少年起病，首发症状为骨盆带肌无力、萎缩。病情发展缓慢，逐步累及肩胛带，出现两臂上举困难、翼状肩等典型症状。该患儿起病较早，明显腓肠肌肥大，未见骨盆带肌的无力和萎缩，暂不考虑。

（2）代谢性肌病（4分）。糖原累积性肌病、脂质沉积性肌病、线粒体病等，通常呈波动性病程，发病期常快速进展，血肌酶升高。肌肉活检可见肌细胞内糖原沉积、脂滴增多或破碎红纤维等特征性改变。完善代谢相关检查可以帮助鉴别。

（3）皮肌炎（3分）。皮肌炎是一种主要累及横纹肌，以淋巴细胞浸润为主的非化脓性炎症病变，可伴有或不伴有多种皮肤损害。临床上以对称性肢带肌、颈肌及咽肌无力为特征，可表现为肌酶、转氨酶升高，完善免疫相关检查，肌肉活检、EMG等检查可协助诊断。

问题5：如何初步治疗？（10分）

答案及评分：

（1）一般治疗及护理（4分）。避免剧烈运动，进行适度运动，合理饮食，营养均衡。

（2）营养肌肉治疗（4分）。予维生素E、肌苷、三磷酸腺苷、辅酶Q10等。

（3）动态观察病情变化，防止关节挛缩、肌肉萎缩（2分）。

问题6：需要哪些进一步检验检查？（10分）

答案及评分：

（1）大腿肌肉MRI（2.5分）。结果：受累肌群出现不同程度的水肿，脂肪浸润和间质增生，呈"蚕食"现象，股薄肌、缝匠肌、半腱肌相对保持完好。

（2）EMG（2.5分）。结果：双下肢胫神经，腓总神经运动和感觉传导速度正常，波幅未见减小，对胫前肌、腓内侧肌、股内肌进行同心圆针电极肌电图检查，可见大量正锐波和纤颤电位，MUP窄小，多相波增多，大力收缩呈现病理性干扰相。

（3）肌肉活检（2.5分）。结果：肌纤维大小不等，变性坏死，再生；肌核内移；肌细胞萎缩和代偿性增生镶嵌分布。肌细胞间质内可见大量脂肪和结缔组织增生，免疫组化可见抗肌萎缩蛋白（dys trophin，Dys）缺失或异常。

（4）基因检测（2.5分）。结果：DMD基因49-50号外显子重复。

问题7：根据检验检查结果，做哪些诊断和治疗调整？（10分）
答案及评分：

（1）诊断（4分）。DMD（无义突变）。

（2）治疗（6分）。加用激素0.75 mg/(kg·d)加强补钙补钾维生素D。同时康复科会诊，制订康复计划，定期随诊（神经内科、呼吸内科、心内科、康复科、骨科、心理科的医生，专职的护理人员和社会工作者）。

问题8：知识点复习——DMD的临床特点有哪些？（10分）
答案及评分：

不同年龄具有不同的临床特点：

（1）新生儿至3岁前：主要表现为运动发育延迟，多数患儿在18月后开始走路，行走能力比同龄儿差（2分）。

（2）学龄前期（3～5岁）：主要表现为双小腿腓肠肌肥大，足尖走路，上楼梯、跳跃等运动能力较同龄儿明显落后（2分）。

（3）学龄早期（6～9岁）：除上述症状外，还可表现为四肢近端萎缩，高尔征，腰前凸，鸭步逐渐加重，下蹲后不能站立，上楼更加困难，常有踝关节挛缩（2分）。

（4）学龄晚期（10～12岁）：上述症状进行性加重，马蹄内翻足明显，行走困难或不能行走（2分）。

（5）青少年期（13～17岁）：表现为起居等生活不能自理，需要轮椅外出活动，常有双膝关节、髋关节、肘关节挛缩（1分）。

（6）成年期（18岁以上）：表现为全身肌肉萎缩，脊柱侧弯，关节挛缩进行性加重，生活完全不能自理，呼吸困难，常因肺部感染诱发呼吸衰竭和心衰（1分）。

问题9：知识点复习——DMD如何治疗？（10分）
答案及评分：

（1）提倡综合治疗（4分）。以神经科医生为主，联合呼吸科，心内科，康复科，骨科，心理科的医生，专职的护理人员和社会工作者，在病情的不同阶段进行相应的处理和治疗。

（2）药物治疗（1分）。4～6岁患儿运动功能进入平台期后开始长期服用泼尼松每日0.75 mg/kg。同时补充钾、钙和维生素D，加用维生素E、辅酶Q10、肌苷等，并控制饮食和适量运动。

（3）康复治疗（1分）。需要终身接受不同类型的康复治疗，以维持肌肉的伸展性和预防关节挛缩，改善肌肉的组织循环，促进代偿性肥大，延缓肌纤维的变性和坏死，最大限度地维持残留的肌肉功能，维持心肺功能并延长生命。

（4）呼吸系统并发症的治疗（1分）。①如果出现肺部感染，要及时使用抗生素，有效控制感染。②肺活量低于50%的患者应及时使用无创呼吸机。③当患者咳嗽无力和不能排痰时，应切开气管吸痰，保持呼吸道通畅。④2岁以上的患儿可接种肺炎疫苗，每年接种流感疫苗。

（5）心脏病的治疗（1分）。主要表现为扩张型心肌病和心律失常。根据不同的症状可选用血管紧张素转化酶抑制剂，血管紧张素Ⅱ受体阻滞剂等。

（6）外科矫形治疗（1分）。随着病情的变化，患儿出现脊柱侧凸、后凸，对呼吸功能、进食、坐位等有较大影响，可进行脊柱侧凸手术治疗。若在可步行期间骨折，应进行内固定手术。若失去行走能力后骨折，可用夹板或石膏固定。

（7）基因治疗（1分）。无义突变选择口服PTCl24治疗、移码突变选择外显子跳跃治疗。现已进入临床试验阶段。

问题10：知识点复习——DMD的产前诊断有哪些？（10分）

答案及评分：

（1）孕期产前诊断（5分）。在有资质的医院，DMD基因携带者可在妊娠9~12周取胎盘绒毛或17~23周取羊水进行产前基因检测，若为携带有与先证者相同突变基因的男胎，应采取人工流产措施；若为携带有与其母亲相同突变基因的女胎，也应该告知父母。8%左右的女性携带者表现为轻重不同的症状，而且其下一代男孩仍将有发病风险。

（2）胚胎种植前遗传学诊断（5分）。在有资质的医院，对于基因诊断明确的DMD基因携带者，可经体外人工授精后检测囊胚中的一个细胞，以确定该囊胚的DMD基因是否正常，对正常囊胚进行移植，可以生育健康后代。

第九节　重症肌无力

【病史题干】

患儿，女，3岁3个月，因"右眼睑下垂5 d"来诊。患儿于5 d前被发现右侧眼睑下垂，无斜视及复视。家长开始未予以特殊注意，5 d后仍然不见好转，于是来院就诊。

既往史：无手术和外伤史，无输血和药物过敏史。

问题1：针对以上，还应该询问哪些病史？（10分）

答案及评分：

（1）询问患病以来一般情况（2分）。结果：患病以来，纳食正常，无呛咳，大小便正常。

（2）现病史补充患儿眼睑下垂有无"晨轻暮重"现象（2分）、有无肢体无力表现（2分）。结果：不对称眼睑下垂，有"晨轻暮重"现象，无肢体无力表现。

（3）补充个人史：出生史（1分）、生长发育史（1分）。结果：出生史无异常，生长发育正常。

（4）补充既往史：最近1个月来有无呼吸道、消化道感染史，预防接种史（2分）。结果：无呼吸道、消化道感染史，按时接种。

【查体题干】

T 36.7 ℃，R 26次/min，P 82次/min。神志清醒，反应佳，右侧眼睑略下垂。呼吸平顺，双肺呼吸音清。心率82次/min，心音有力，律齐，未闻及杂音。腹软，肝肋下1.5 cm，质软，剑突下未扪及肿大。病理征阴性。

问题2：针对以上，还应该补充哪些查体？（15分）

答案及评分：

（1）BP（3分）。结果：90/60 mmHg。

（2）眼睑疲劳试验（3分）。结果：阳性。

（3）眼球活动是否受限（3分）。结果：不受限。

（4）面部是否对称（3分）。结果：对称。

（5）四肢肌力是否正常（3分）。结果：上下肢近端、远端肌力5级。

问题3：初步诊断及其依据。（15分）

答案及评分：

诊断：重症肌无力（3分）（眼睑型）（2分）。依据：①急性起病（1分）。②不对称眼睑下垂（3分）。③有"晨轻暮重"现象（3分）。④查体见右侧眼睑下垂，伴疲劳试验阳性，四肢肌力正常（3分）。

问题4：为明确诊断，需要继续进行哪些检查检验？（15分）

答案及评分：

（1）肌电图（重复电刺激）检查（5分）。结果：波幅递减现象。

（2）血清抗乙酰胆碱受体抗体检查（5分）。结果：浓度升高。

（3）新斯的明试验（5分）。结果：阳性。

问题5：应该和哪些疾病相鉴别？（10分）

答案及评分：

（1）线粒体脑肌病（4分）。该病可以引起眼外肌麻痹、眼睑下垂，一般为双侧对称出现，应予以鉴别。另外，重复电刺激无波幅递减现象，新斯的明试验阴性，乙酰胆碱受体抗体阴性。需要进一步检查：头颅MRI、血乳酸测定，必要时进行基因、肌肉病理检查以排除。

（2）脑干病变（炎症或肿瘤）（3分）。该病需要进行头颅MR（增强）以排除。

（3）吉兰-巴雷综合征（3分）。除了可以引起眼外肌麻痹外，该病具有多会合并共济失调及膝反射消失等特点。通过CSF检查会有蛋白细胞分离现象。

问题6：重症肌无力的致病机制是什么？（10分）

答案及评分：

（1）重症肌无力是发生于神经-肌肉接头处的疾病（3分）。

（2）重症肌无力是由骨骼肌突触后膜抗乙酰胆碱受体（acetylcnoline receptor，AchR）

抗体介导的自身免疫性疾病（3分）。

（3）乙酰胆碱受体抗体和乙酰胆碱竞争性结合突触后膜上的乙酰胆碱受体（AchR）（3分）。

（4）乙酰胆碱受体抗体与突触后膜的AchR结合后，导致活性AchR数量减少，阻滞神经肌肉递质传递；同时激活补体系统，形成攻膜复合物（membrane attack complex，MAC），造成AchR破坏（1分）。

问题7：治疗重症肌无力（眼睑型）常用的药物有哪两种？其作用机制是什么？（10分）

答案及评分：

（1）皮质激素（如泼尼松）（2分），作用机制：免疫抑制作用（3分）。主要是抑制T淋巴细胞，进而减少B淋巴细胞的抗AchR-Ab的产生。

（2）乙酰胆碱酯酶抑制剂（如溴吡斯的明）（2分），作用机制：通过减少突触间隙乙酰胆碱的降解，增加突触间隙乙酰胆碱的浓度，供之作用于残存的乙酰胆碱受体，增强神经肌肉传递，从而缓解症状（3分）。

问题8：什么是重症肌无力危象及分类、处理措施？（15分）

答案及评分：

（1）重症肌无力危象定义（5分）。由于肌无力的突然加重，尤其是呼吸肌及咽喉肌严重无力，导致呼吸困难，气管分泌物增多而无法排出，需要辅助通气。

（2）重症肌无力分类及处理措施。①肌无力危象（5分）。由于疾病本身原因引起的肌无力加重及乙酰胆碱酯酶抑制剂的用量不足所致，加大乙酰胆碱酯酶抑制剂的用量可以缓解。②胆碱能危象（5分）。由于乙酰胆碱酯酶抑制剂用量过度，使乙酰胆碱无法分解，在突触间隙浓度过大，出现胆碱能毒性反应，肌无力加重，肌束颤动，瞳孔缩小，出汗，唾液增多等症状。减少乙酰胆碱酯酶抑制剂的用量，临时给予阿托品拮抗。

第十一章

风湿免疫性疾病

第一节 风 湿 热

[病例1]

【病史题干】

患儿，男，11岁，因"游走性关节痛半月余"为主诉入院。患儿半月前偶诉右踝关节不适，无触痛，无局部红肿、发热，无皮下结节，无跛行及活动受限，无皮疹，无胸闷、心慌，无呕吐、腹泻，无尿色异常及泡沫尿，无行为异常，无惊厥，未予重视。9 d前右踝关节出现触痛，于当地医院就诊，右踝关节X线检查无明显异常，予对症处理后，患儿疼痛无明显好转。后出现双下肢无力伴游走性关节痛，主要累及左膝关节及右踝关节，再次至当地医院就诊，被诊断为"右踝扭伤，急性上呼吸道感染，轻度贫血，结缔组织病"，先后予头孢地嗪、青霉素、哌拉西林舒巴坦、甲硝唑、阿奇霉素等抗感染治疗6 d后，患儿关节痛较前明显加重，伴红肿，活动受限，无晨僵、关节畸形、皮下结节，为进一步诊疗，入我院治疗。

患儿病初有腹痛及便秘史5 d，病程中有一过性低热，持续约3 d，热峰<38.5 ℃，精神、纳食一般，约3 d一次大便，尿量略减少，WT无明显改变。

既往史：体健；2周前有可疑右踝外伤史；无手术史；无输血和药物过敏史。

问题1：针对以上，需要补充询问哪些病史？（10分）

答案及评分：

（1）询问诱因：详细询问2周前的可疑右踝外伤史，及有无其他部位外伤史（2分）。结果：无明显外伤证据。

（2）询问诱因：详细询问低热史（2分）。结果：病初出现发热，热峰<38.5 ℃，持续约3 d，伴咽痛。

（3）详细询问贫血及腹痛病史，有无地中海贫血家族史，有无家族成员炎性肠病（inflammatory bowel disease，IBD）病史（2分）。结果：无。

（4）补充个人史：出生史（1分）、生长发育史（1分）、预防接种史（2分）。结果：G1P1，足月顺产，生长发育无明显异常，按计划全程接种。

【查体题干】

T 36.8 ℃，HR 106次/min，R 20次/min。神志清醒，精神反应正常。咽红，双侧扁桃体Ⅰ度肿大。呼吸平稳。双肺呼吸音清，对称，无明显啰音。心音有力，律齐。腹软，肝、脾肋下未扪及肿大，肠鸣音可闻及。双踝关节轻度肿胀，触痛明显，活动受限。左膝关节稍红肿。

问题2：针对以上，还应补充哪些查体？（10分）

答案及评分：

（1）BP（1分）。结果：105/75 mmHg。

（2）心脏查体（2分）。心尖搏动，心界是否扩大，心包是否有摩擦音，心前区是否有杂音。结果：心界无扩大，无心包摩擦音，心前区可闻及Ⅱ/Ⅵ级收缩期吹风样杂音。

（3）全身皮肤、黏膜、浅表淋巴结情况（2分）。结果：无皮疹，无口腔溃疡，颈部淋巴结可扪及。

（4）全身关节查体（2分）。结果：其余关节无肿痛，无活动受限。

（5）神经系统查体（2分）。意识、颅神经、运动（尤其是肌力、肌张力、不自主运动）、感觉等是否正常。结果：神经系统未见明显异常。

（6）末梢循环（1分）。结果：四肢末梢温暖，CRT<1 s。

【前期辅助检查】

血常规检查：WBC 15.3×10^9/L，N 81%，L 13.2%，Hb 98 g/L，PLT 596×10^9/L，CRP>180 mg/L。肝功能、肾功能、电解质、心肌酶正常。尿常规检查：蛋白（+/-），余正常。腹部超声：未见包块及积液。肠系膜淋巴结可见。右踝关节正侧位片：未见明显异常。

问题3：还需完善哪些辅助检查？（10分）

答案及评分：

（1）ESR检测（1分）。结果：108 mm/h。

（2）ASO检测（1分）。结果：4.89 U/L。

（3）自身抗体、补体检测（1分）。结果：阴性。

（4）病原学检测（1分）。结果：咽拭子培养、血培养、病毒抗原、支原体抗体及DNA、结核抗体及干扰素释放实验均阴性。

（5）粪便常规检查+隐血试验（1分）。结果：阴性。

（6）四肢大关节超声检查（1分）。结果：左侧髋关节滑膜囊积液。

（7）心电图检查（1分）。结果：窦性心动过速。

（8）心脏彩超检查（1分）。结果：二尖瓣大量反流。

（9）胸部CT检查（1分）。结果：双肺慢性炎症，双侧少量胸腔积液。

（10）必要时，行骨髓穿刺术及胃肠镜检查（1分）。

问题4：初步诊断及诊断依据。（10分）

答案及评分：

诊断：初发风湿热（2.5分）。依据：①有前驱链球菌感染证据（2.5分）。2周前有发热，咽红，双侧扁桃体Ⅰ度肿大，ASO 4 890 U/mL，ESR及CRP明显升高。②心脏炎（2.5分）。患儿静息情况下HR 106次/min，心前区可闻及Ⅱ/Ⅵ级收缩期吹风样杂音，心电图示窦性心动过速，心脏彩超示二尖瓣大量反流。③关节炎（2.5分）。患儿存在大关节游走性、多发性关节炎。

问题5：需和哪些疾病相鉴别？（10分）

答案及评分：

（1）化脓性关节炎（2.5分）。表现为感染后2～5 d急性发热，关节疼痛、肿胀、活动受限，多为单关节受累。该患儿2周前发热，表现为多个关节的游走性疼痛，不支持，可行膝关节腔穿刺术及膝关节腔液培养以辅助诊断。

（2）幼年型特发性关节炎（2.5分）。为发生在16岁以下儿童的一组异质性疾病，关节症状持续6周以上，可致关节畸形，伴或不伴不同组织和器官损害。该患儿有发热、关节痛、活动受限，需考虑，但病情仅2周，可继续观察病情，完善关节MRI等以辅助诊断。

（3）IBD（2.5分）。患儿有腹痛，贫血，关节炎，ESR升高，需考虑。但患儿无口腔溃疡，无结节性红斑，无黏液便、血便，不支持，可行肠镜以辅助诊断。

（4）感染性心内膜炎（2.5分）。亚急性感染性心内膜炎可表现为持续低热、乏力、关节痛、肌痛等；急性感染性心内膜炎疾病凶险，可出现高热、栓塞现象等。该患儿有发热、乏力、关节痛、窦性心动过速、心脏杂音，需考虑，但心脏彩超未见赘生物，血培养阴性，故不考虑。

问题6：初步治疗方案是什么？（10分）

答案及评分：

（1）卧床休息（2分）。

（2）青霉素控制链球菌感染（2分）。若青霉素过敏，可考虑克林霉素，或根据药敏结果选用。

（3）肾上腺糖皮质激素（2分）。起始剂量为每日2 mg/kg，后逐渐减量。

（4）大剂量阿司匹林抗炎（2分）。起始剂量为每日80～100 mg/kg，每日最大量≤3 g，后逐渐减量。

（5）患儿存在二尖瓣大量反流，可考虑口服利尿剂（2分）。

问题7：出院后如何随访？（10分）

答案及评分：

（1）出院后每月肌内注射苄星青霉素（5分）。

（2）定期随访血常规、CRP、ESR、ASO、肝功能、肾功能、凝血功能、心电图、心脏彩超检查与检测（5分）。

问题8：知识点复习——风湿热主要有哪些临床表现？（10分）

答案及评分：

（1）一般表现（1分）。在典型症状出现前1～6周，常有咽喉炎、扁桃体炎或猩红热等感染史。患儿可出现发热、头痛、精神不振、疲倦、食欲减退、WT减轻、面色苍白、多汗、鼻出血、腹痛等表现。发热热型不规则，多为低热。

（2）心脏炎（2分）。包括心肌炎、心内膜炎及心包炎。心肌炎：可表现为心率及呼吸加快，心律失常，重者可出现心衰。心内膜炎：最常累及二尖瓣及主动脉瓣，心脏不同听诊区可闻及杂音。心包炎：多有心前区疼痛，心底部或胸骨左缘可闻及心包摩擦音。大量渗出时，可出现呼吸困难，听诊心音遥远。

（3）关节炎（2分）。多为大关节多发性、游走性关节炎。

（4）风湿性舞蹈症（2分）。表现为突发无节律的不自主运动，肌无力及情绪障碍。

（5）皮下结节（2分）。常位于关节伸侧腱鞘附着处和骨性突起处，直径多<0.5 cm，与皮肤无粘连，能自由活动，无压痛。

（6）环形红斑（1分）。常见于躯干及四肢近端屈侧，时隐时现，无瘙痒，无脱屑及色素沉着。受热后皮疹加重。

问题9：知识点复习——初发风湿热的Jones诊断标准是什么？（10分）

答案及评分：

（1）我国属风湿热中高风险地区，根据2015年修订的Jones诊断标准，初发风湿热须满足：有前驱链球菌感染证据，满足2条主要标准，或1条主要标准+2条次要标准（1分）。

（2）主要标准：

心脏炎（临床和/或亚临床证据）（1分）、关节炎（单关节炎或多关节炎，多关节痛）（1分）、风湿性舞蹈症（1分）、环形红斑（1分）、皮下结节（1分）。

（3）次要标准：单关节痛（1分）、发热（≥38 ℃）（1分）、ESR峰值≥30 mm/h和/或 CRP≥51.3 μmol/L（1分）、PR间期延长（1分）（注：如果心脏炎为主要标准，则心电图异常不再作为次要标准）。

问题10：知识点复习——A组链球菌（group A streptococcus，GAS）感染可导致哪些疾病？（10分）

答案及评分：

（1）急性咽炎（1分）。

（2）急性扁桃体炎（1分）。

（3）猩红热（1分）。

（4）蜂窝织炎（1分）。

（5）丹毒（2分）。

（6）急性链球菌感染后肾小球肾炎（2分）。

（7）风湿热（2分）。

[病例2]

【病史题干】

患儿，女，8岁8个月，以"多关节肿痛1个月"为主诉入院。患儿于入院前1个月出现左膝关节疼痛，伴活动受限，于当地医院就诊，考虑为"滑膜炎"，给予口服"布洛芬"后左膝关节疼痛好转，但相继出现右膝、双踝及右肘关节疼痛，可自行缓解，但易反复，为进一步诊治来我院就诊，门诊以"关节痛查因"收入院。

既往史：无手术和外伤史，无输血和药物过敏史。

问题1：针对以上，还应该询问哪些病史？（10分）

答案及评分：

（1）补充现病史：询问起病前有无诱因（1分）。结果：患儿起病前2周曾因"咽痛、咳嗽2 d"于当地医院就诊，被诊断为"急性扁桃体炎"。

（2）补充现病史：询问关节症状的性质，如关节有无活动受限，关节局部有无肿胀、发红，关节痛是否呈对称性，疼痛的持续时间，关节痛与活动和休息的关系，有无关节晨僵（2分）。结果：患儿关节肿痛，伴活动受限，局部皮肤无发红，呈游走性、阵发性及非对称性，不伴关节晨僵，活动后关节疼痛加重。

（3）补充现病史：询问病程中有无发热（1分）；有无皮疹（1分）；有无胸闷、心悸、乏力（1分）；有无骨骼肌的不自主运动频率增加及神经肌肉协调性降低，如四肢动作增多、僵硬，不能持物，书写障碍，口舌多动，颜面肌肉抽搐等（1分）；有无咳嗽、咳痰，有无腹痛、腹泻，有无口腔溃疡、脱发、光过敏等（1分）。结果：患儿起病时有发热，以中低热为主，每日发热1~2次，热峰38.2 ℃，T可自行下降至正常，热型不规则，不伴畏寒、寒战；入院前2周患儿自觉乏力，偶有胸闷；病程中无皮疹，无咳嗽、咳痰，无恶心、呕吐，无腹痛、腹泻等其他伴随症状。

（4）补充现病史：询问患儿一般情况（1分）。结果：患儿自起病以来，睡眠、食欲及精神尚可，大小便正常，近期WT无增减。

（5）补充家族史及个人史，家族成员有无家族遗传病史或风湿类疾病史（0.5分），患儿出生史、生长发育史及预防接种史（0.5分）。结果：无特殊。

【查体题干】

T 36.0 ℃，R 23次/min，P 110次/min，WT 25 kg。神志清醒，精神反应正常，浅表淋巴结未扪及肿大，呼吸平顺，双肺呼吸音清，未闻及干湿性啰音。心音有力，律齐。腹平软，肝、脾肋下未扪及肿大，肠鸣音正常，左膝、双踝及右肘关节肿胀。神经系统查体未见明显异常，四肢末梢温暖，CRT 1 s。

问题2：针对以上，还应该补充哪些查体？（10分）

答案及评分：

（1）BP（2分）。结果：90/60 mmHg。

（2）皮肤（2分）。结果：全身未见皮疹及皮下结节。

（3）咽部（2分）。结果：咽充血，双侧扁桃体Ⅱ度肿大，未见异常分泌物。

（4）心脏（2分）。结果：心尖区可闻及Ⅱ级收缩期杂音。

（5）关节（2分）。结果：局部轻压痛，局部无发红，皮温稍升高，双踝、右肘关节活动受限，左膝关节浮髌试验阳性，双侧4字试验阴性，其余关节无异常。

【前期辅助检查】

门诊血常规检查：WBC 9×10^9/L，N 30%，L 65%，Hb 110 g/L，PLT 250×10^9/L，

CRP 70 mg/L；ESR 90 mm/h；ASO 1 500 U/L，RF、CCP阴性；咽拭子培养提示A组β溶血性链球菌。

问题3：初步诊断及其依据。（10分）

答案及评分：

诊断：风湿热（5分）。依据（5分）：根据Jones诊断标准，患儿符合1项主要标准（累及大关节的游走性关节炎）及2项次要标准（急性期反应物水平升高、发热），并且存在链球菌感染证据（咽拭子培养提示GAS、ASO明显增高）。

问题4：需要与哪些疾病鉴别？（10分）

答案及评分：

感染性疾病（5分）。

（1）化脓性关节炎。本病通常为单关节受累，局部有红肿热痛表现，可有局部感染诱因，血常规检查可出现白细胞、中性粒细胞及急相蛋白升高。但该患儿为多关节受累，关节肿痛呈游走性、自限性，血常规无细菌感染证据，故不支持。

（2）结核性关节炎。本病受累关节通常为负重大关节，可有咳嗽、午后潮热、乏力疲倦及WT减轻等结核中毒症状，PPD试验或结核免疫分析阳性等结核感染依据，关节影像学可有骨质破坏。但该患儿无结核接触史及结核感染中毒症状，受累关节呈游走性、自限性，故不支持。

非感染性疾病（5分）。

（1）急性白血病。该患儿无贫血，无出血，无肝、脾淋巴结肿大与胸骨长骨压痛等表现，血三系未见异常，且患儿血涂片未见幼稚细胞，故不支持，必要时可行骨髓检查协助鉴别。

（2）系统性红斑狼疮。该病通常有多系统受累表现，同时有特异性自身抗体阳性。但该患儿除发热、关节炎外，无蝶形红斑、口腔溃疡、光过敏等其他脏器受累表现，暂不支持，可完善自身抗体协助鉴别。

问题5：如何初步治疗？（10分）

答案及评分：

（1）一般治疗及护理（3分）。卧床休息并控制活动量，根据疾病活动度、心脏受累程度调整卧床休息时间；选择易消化，富有蛋白质、糖类及维生素C的饮食。

（2）控制链球菌感染（4分）。首选长效青霉素肌内注射1次，WT＞27 kg者，剂量为120万U/次；WT≤27 kg者，剂量为60万U/次。结合该患儿WT，给予苄星青霉素60万U肌内注射1次。

（3）对症治疗（3分）。患儿存在关节炎，可加用非甾体抗炎药治疗（如阿司匹林或萘普生等）；根据心脏受累评估情况决定是否加用糖皮质激素治疗。

问题6：需要哪些进一步检验检查？（10分）

答案及评分：

（1）心电图检查（2分）。结果：窦性心动过速，Ⅰ度房室传导阻滞。

（2）心肌酶检查（1分）。结果：无异常。

（3）心脏超声检查（2分）。结果：提示二尖瓣中度反流，二尖瓣关闭不全。

（4）病原学检查（1分）。结果：血培养、PPD试验、结核免疫分析、支原体抗体及DNA均阴性。

（5）自身抗体谱检测（1分）。结果：ANA、抗ENA抗体及ANCA均阴性。

（6）四肢关节超声检查（1分）。结果：提示左膝、双踝及右肘关节积液。

（7）胸片检查（1分）。结果：未见异常。

（8）血涂片及骨髓涂片（1分）。结果：未见异常。

问题7：根据检验检查结果，做哪些诊断和治疗调整？（15分）

答案及评分：

（1）诊断。患儿PPD试验、结核免疫分析阴性，不支持结核性关节炎（2分）；患儿血涂片及骨髓涂片均无异常，不支持血液肿瘤性疾病（2分）；患儿自身抗体谱检测结果均阴性，不支持SLE（2分）。结合患儿胸闷症状、心前区杂音、心电图提示Ⅰ度房室传导阻滞以及心脏超声提示二尖瓣关闭不全，考虑患儿存在风湿性心脏炎（2分）。

（2）治疗。患儿存在关节炎和心脏炎，应长期、定期给予苄星青霉素肌内注射治疗，每3周1次，并定期复查心脏超声，如无心脏后遗症（永久性瓣膜病），则治疗10年或至少至21岁；如遗留心脏后遗症，则至少治疗至40岁，必要时终身治疗（3分）。现有证据表明，阿司匹林、糖皮质激素及IVIG不能降低风湿性心脏炎发生率，故不建议使用（2分）。

（3）护理（2分）。患儿存在关节炎和心脏炎，应绝对卧床休息，待体温正常、心动过速受到控制、心电图改善、ESR正常后，继续卧床休息3～4周后恢复活动。

问题8：知识点复习——风湿性心脏炎的具体临床表现有哪些？（15分）

答案及评分：

风湿性心脏炎主要包括心肌炎、心内膜炎及心包炎（2分）。

（1）心肌炎（5分）。轻者仅出现心率稍快或心电图轻度一过性改变，重者呈弥漫性心肌炎并发心衰。心肌受累可出现下列表现。①心率及呼吸的改变：心率异常增快（通常可达110～120次/min以上），与T升高不成比例；呼吸加快，急性左心衰时呈端坐呼吸。②心律失常：最常见为Ⅰ度房室传导阻滞，心电图表现为PR间期延长及T波改变。③影像学异常：胸片或心脏超声可发现心脏不同程度扩大。④心衰：除心率、呼吸增快外，还可出现颈静脉怒张、肝脏肿大、第一心音低钝、奔马律、肺部湿啰音等表现。

（2）心内膜炎（4分）。最常受累为二尖瓣，其次为主动脉瓣。二尖瓣关闭不全患儿可在其心尖区闻及收缩期杂音，心脏超声可见二尖瓣不同程度反流。

（3）心包炎（4分）。重症患儿可出现心包炎，多伴心内膜炎、心肌炎同时存在。根据渗出物不同，可分为纤维素性心包炎和浆液性心包炎。患儿多有心前区疼痛，心底部或胸骨左缘可闻及心包摩擦音，有助于诊断纤维素性心包炎；当浆液性心包炎出现大量渗出时，可出现呼吸困难、心音遥远。胸片可见心影增大，呈烧瓶状。心脏超声可发现心包积液。

问题9：知识点复习——风湿性心脏病的三级预防策略是什么？（10分）

答案及评分：

（1）基础预防（1分）。采取社会、经济和环境的综合措施，预防和限制GAS感染对高危人群的影响。

（2）一级预防（3分）。减少GAS的传播与定植，积极治疗GAS感染，以防患儿出现风湿热。

（3）二级预防（3分）。对患有风湿热的患儿给予抗生素预防性治疗，预防风湿性心脏病的发生；对已患有风湿性心脏病的患儿进行抗生素长期治疗，预防心脏病变。

（4）三级预防（3分）。积极治疗风湿性心脏病，以减轻症状和避免残疾，提高生存质量和生存率。

第二节　幼年特发性关节炎

【病史题干】

患儿，女，9岁，以"持续发热伴关节肿痛20 d"为主诉入院。患儿于入院前20 d出现发热，呈弛张热，T最高达40 ℃，伴左踝关节肿痛，活动稍受限。当地医院予抗生素治疗7 d，病情无好转。病程中发热的时候间断出现皮疹，波及躯干及四肢。

既往史：无手术史，否认外伤史，无输血和药物过敏史。

问题1：针对以上，还应该询问哪些病史？（10分）
答案及评分：

（1）补充现病史：询问患病以来一般情况（2分）。结果：患病以来食欲可，大小便正常。

（2）补充现病史：询问有无前驱感染病史（2分）。结果：患病前无肺炎、腹泻、皮肤软组织感染病史。

（3）现病史补充有无其他伴随症状（2分）。是否伴有咳嗽、咳痰，腹痛、腹胀，头晕、头痛，肌肉酸痛等表现，结果：无。

（4）补充家族史中有无传染病（结核、肝炎）接触史（2分）。结果：无。

（5）补充家族史（2分）。结果：否认强直性脊柱炎、类风湿性关节炎、银屑病等相关家族史。

【查体题干】

T 38.7 ℃，R 22次/min，P 88次/min。精神反应正常，躯干、胸、背部及四肢可见大小不等的红色红疹，无瘙痒，压之褪色，咽无充血，扁桃体Ⅰ度肿大，无分泌物，颈软，心肺查体无异常。腹软，肝脏右肋下未扪及肿大，脾脏左肋下未扪及肿大。四肢肌张力正常，双踝关节稍肿胀，局部无红肿，皮温正常，屈曲时有疼痛及活动受限，双手指间关节稍肿胀，无明显活动受限，余关节及脊柱活动正常。

问题2：针对以上，还应该补充哪些查体？（10分）
答案及评分：

（1）BP（2分）。结果：110/70 mmHg。

（2）有无贫血貌（2分）。结果：面色红润。

（3）皮肤及皮下有无包块（2分）。结果：无。

（4）浅表淋巴结有无明显肿大（2分）。结果：无。

（5）胸骨及四肢长骨有无压痛（2分）。结果：无。

【前期辅助检查】

门诊血常规检查：WBC 8.7×10^9/L，GR 65.8%，LY 31.5%，RBC 3.73×10^{12}/L，Hb 101 g/L，PLT 370×10^9/L；超敏CRP 105 mg/L；ESR 107 mm/h。

血涂片：N 65%，L 32%，M 3%；各细胞形态未见明显异常。

肝功能、心肌酶、体液免疫、血脂、肾功能、电解质检测基本正常。

风湿筛查：RF<20 U/mL，ASO 830 U/mL，CCP阴性。

问题3：初步诊断及其依据。（10分）

答案及评分：

诊断：发热伴关节肿痛（1分）。临床思路：该患儿持续发热超过2周，可按照长期发热原因待查进行分析，区分感染性和非感染性发热。

（1）感染性疾病（1分）。可能病原：细菌、病毒、支原体、衣原体、真菌、结核等。

（2）非感染性疾病。主要涵盖肿瘤性疾病（如白血病、淋巴瘤、实体瘤）（1分）和风湿免疫性疾病（如幼年特发性关节炎、系统性红斑狼疮、皮肌炎、混合型结缔组织病等）（1分）。

依据：

（1）感染性疾病（2分）。该患儿发热时伴关节肿痛、皮疹等症状，考虑有无骨关节感染；进一步诊断应从发热伴随症状展开分析，有无呼吸道、消化道、泌尿道及神经系统等感染症状。结合该患儿为学龄期儿童，有发热、皮疹、关节炎表现，无其他感染表现，ASO增高，考虑链球菌感染后反应性关节炎可能性大，但使用抗生素无效为不支持点。

（2）肿瘤性疾病（2分）。该患儿有中长程发热伴关节肿痛，CRP、ESR异常增高，需警惕该病，但患儿无明显贫血及肝、脾淋巴结肿大为不支持点。

（3）风湿免疫性疾病。如幼年特发性关节炎（2分）：持续弛张发热超过2周，伴随发热消长的皮疹以及关节炎为主要表现，热退后精神反应好，应考虑该病，待进一步排除感染及其他非感染性疾病的可能性。

问题4：需要完善哪些进一步检查？（10分）

答案及评分：

（1）病原学检查（2分）。结果：PPD及结核免疫三项、肺炎支原体抗体及DNA检测、EBV抗体及DNA检测等均为阴性，咽拭子培养为正常菌群，血培养阴性。

（2）免疫学检查（2分）。结果：甲胎蛋白、癌胚抗原正常，ANA、ANCA、自身抗体未见异常，SF 682.6 ng/mL。

（3）骨髓检查（1分）。结果：骨髓增生明显活跃，粒系细胞、红系细胞、巨系细胞未见明显异常。

（4）重要脏器检查（2分）。结果：肺部CT、心电图未见异常，心脏、肝、胆、脾、胰、肝门淋巴结、泌尿系彩超、腹膜后超声均未见异常。

（5）关节检查（3分）。结果：关节彩超示双侧踝关节滑膜积液，滑膜未见明显异常，双膝关节未见积液；双踝关节X线检查未见明显异常；踝关节MRI示骨髓弥漫性病变，诸骨皮质完整，周围软组织及肌肉未见明显肿胀。

问题5：根据病史、检验检查结果，可做哪些诊断调整？仍需要与哪些非感染性疾病相鉴别？（10分）

答案及评分：

根据患儿病史、体格检查及辅助检查结果，排除感染、肿瘤及其他风湿性疾病后，考虑全身型幼年特发性关节炎（systemic-onset juvenile idiopathic arthritis，SoJIA）可能性大（2.5分），但必须进行全程动态排他诊断。

治疗过程中仍需要与下列非感染性疾病鉴别：

（1）肿瘤性疾病（如白血病、淋巴瘤、实体瘤等）（2.5分）。

（2）自身免疫性疾病［如SoJIA、SLE、干燥综合征（SS）等］（2.5分）。

（3）其他自身炎性疾病（如单基因SoJIA自身炎症性疾病、多基因自身炎症性疾病等）（2.5分）。

问题6：如何初步治疗？（10分）

答案及评分：

幼年特发性关节炎（juvenile idiopathic arthritis，JIA）治疗目的是控制临床症状，抑制关节炎症，维持关节功能和预防关节畸形。针对SoJIA，迅速退热、缓解关节炎症是关键（2分）。

（1）入院后首选NSAIDs，如布洛芬等（2分）。

（2）如NSAIDs无效，可选择加用皮质激素类药物或生物制剂（2分）。

（3）如关节症状持续，应联合缓解病情抗风湿病药物（dieasea-modifying anti-rheumatic drugs，DMARDs）或生物制剂（2分）。

（4）如合并MAS，则应联合甲泼尼龙静脉冲击或依托泊苷等免疫抑制剂治疗（2分）。

问题7：该患儿的预后情况？（10分）

答案及评分：

（1）JIA呈慢性经过，可迁延反复，总体预后较好，并发症主要是关节功能丧失和虹膜睫状体炎所致的视力障碍（4分）。

（2）SoJIA预后存在异质性：可表现为单次发病，2～4年内病情缓解；或反复复发，以全身症状伴轻度关节炎为特点（2分）；或持续存在破坏性关节炎，通常在全身症状得到控制后更为突出（2分）；病死率明显大于其他亚型，尤其是合并MAS后患儿死亡率较高（2分）。

问题8：知识点复习——幼年特发性关节炎诊断标准是什么？（10分）

答案及评分：

2001年ILAR明确提出诊断标准：主要依靠临床表现，采用排除诊断法。

（1）JIA（2分）。16岁以下儿童持续6周以上的原因不明的关节炎。

（2）关节炎定义（2分）。关节肿胀或关节积液同时伴有至少2项指征：①活动受限。

②活动时关节疼痛或触痛。③关节局部发热。

（3）SoJIA（4分）。发热至少2周，且弛张热至少3 d，同时存在以下1项或1项以上表现：皮疹、淋巴结肿大、肝和/或脾肿大、浆膜炎。

（4）完成全面排他诊断，需要考虑JIA诊断明确的基础上，再对相关分型做出判断（2分）。①全身型应排除下列情况：银屑病；大于6岁、人类白细胞抗原B27（human leukocyte antigen-b27，HLA-B27）阳性的男性关节炎患儿；家族中一级亲属有HLA-B27相关的疾病，如强直性脊柱炎、与附着点炎症相关的关节炎、骶髂关节炎或急性前葡萄膜炎；间隔3个月以上2次风湿热（rheumatic fever，RF）阳性。②少关节炎型应排除下列情况：银屑病；大于6岁、HLA-B27阳性的男性关节炎患儿；家族中一级亲属有HLA-B27相关的疾病，如强直性脊柱炎、与附着点炎症相关的关节炎、骶髂关节炎或急性前葡萄膜炎；间隔3个月以上2次RF阳性；SoJIA。③多关节炎型应排除下列情况：银屑病；大于6岁、HLA-B27阳性的男性关节炎患儿；家族中一级亲属有HLA-B27相关的疾病，如强直性脊柱炎、与附着点炎症相关的关节炎、骶髂关节炎或急性前葡萄膜炎；间隔3个月以上2次RF阳性；SoJIA。④银屑病性JIA应排除下列情况：大于6岁、HLA-B27阳性的男性关节炎患儿；家族中一级亲属有HLA-B27相关的疾病，如强直性脊柱炎、与附着点炎症相关的关节炎、骶髂关节炎或急性前葡萄膜炎；间隔3个月以上2次RF阳性；SoJIA。⑤与附着点炎症相关JIA应排除下列情况：银屑病；间隔3个月以上2次RF阳性；SoJIA。⑥未分化的关节炎：不符合上述任何1项或符合上述2项以上类别的关节炎。

问题9：知识点复习——幼年特发性关节炎具体分型及特点有哪些？（表11-1，10分）

答案及评分：

表11-1　幼年特发性关节炎具体分型及特点

JIA类型	特点
全身型关节炎（3分）	发热至少2周； ≥1个关节受累及至少以下症状之一：皮疹、淋巴结肿大、肝和/或脾肿大、浆膜炎
少关节型关节炎（2分）	发病最初6个月1~4个受累关节，分为持续性少关节型关节炎、扩展型少关节型关节炎。约20%~30%患慢性虹膜睫状体炎
多关节型（RF+）关节炎（1分）	发病最初6个月，受累关节≥5个，RF阳性
多关节型（RF-）关节炎（1分）	发病最初6个月，受累关节≥5个，RF阴性
与附着点炎症相关的关节炎（1分）	关节炎和/或附着点炎症，四肢关节炎常为首发症状
银屑病关节炎（1分）	≥1个关节炎，合并银屑病，40%有银屑病家族史，发生骶髂关节炎或强直性脊柱炎，HLA-B27阳性
未分化的关节炎（1分）	不符合上述任何1项或符合上述2项以上类别的关节炎

问题10：知识点复习——感染性关节炎如何鉴别？（10分）

答案及评分：

（1）化脓性关节炎（2分）。多为单关节受累，关节局部红肿、热痛明显，全身中毒症状重，关节穿刺液培养可检出致病菌。

（2）病毒性关节炎（2分）。常见于乙肝病毒、EB病毒、风疹病毒等，一般出现在病毒感染的前驱期，以小关节受累为主，关节炎持续时间短，呈自限性，无关节破坏，实验室检查可检出致病菌。

（3）链球菌感染相关性关节炎（2分）。关节炎持续典型游走性，伴有持续发热，并常伴心脏受累。

（4）结核性关节炎（2分）。除关节炎表现外，常可在其他部位找到结核病种，X线检查早期可见骨质破坏现象。

（5）真菌性关节炎（2分）。一般侵犯单一关节，受侵关节常表现肿胀、积液，疼痛感较轻，晚期可有关节畸形，常伴发热、乏力、WT下降等全身症状。

第三节　系统性红斑狼疮

【病史题干】

患儿，女，10岁10个月，以"发热11 d，面部红斑6 d"为主诉入院。患儿于入院前11 d出现发热，热峰达39 ℃，中高热为主，无畏寒、寒战，无抽搐，予口服退热药后，T可降至正常，但间隔4~6 h反复，至当地医院予"青霉素抗感染治疗2 d，头孢类抗生素治疗3 d（具体剂量不详）"，发热无明显好转。入院前6 d，患儿出现面部红斑，伴痒感、刺痛，日晒后更明显，家长未予特殊处理。入院2 d前出现关节疼痛，以膝、踝关节为主，活动时加剧，发热间隔较前延长，12~24 h，仍以中高热为主，面部红斑无消退。再至当地医院就诊，尿常规检查结果提示隐血（+），蛋白（+），未予治疗。为求进一步诊治，来我院就诊，门诊以"发热皮疹查因"收入院。自患病以来，患儿精神食欲一般，无消瘦，大小便未见异常。

既往史：患儿于2018年7月出现无热抽搐1次，表现为双眼凝视，双手紧握，牙关紧闭，呼之不应，持续5~6 min后缓解，至我院门诊就诊考虑"癫痫"，予口服"奥卡西平"治疗后，我院神经内科门诊长期随访，患儿未再出现抽搐表现。

无手术和外伤史，无输血和药物过敏史。否认传染病病史，否认癫痫、结缔组织疾病家族史。

问题1：针对以上，还应该询问哪些病史？（10分）
答案及评分：
（1）补充现病史：询问（9分）。起病前有无诱因（1分），有无口腔溃疡（1分），有无头晕头痛、视物模糊等症状（1分），有无鼻塞流涕、咳嗽气促等呼吸道症状（1分），有无呕吐、腹泻等消化道症状（1分），有无鼻衄、血尿、黑便等出血表现（1分），有无胸闷心慌等表现（1分），有无面色苍白等贫血表现（1分），有无浮肿、尿少等表现（1分）。
结果：起病前无明显诱因，入院前1 d出现咽痛，关节疼痛加重，累及右手食指第2指间关节，活动时疼痛加剧，伴活动受限，病程中无口腔溃疡，无头晕头痛、视物模糊，无咳嗽、咳痰，无气促发绀，无呼吸困难，无面色苍白，无心慌胸闷，无呕吐腹泻，无出血表现，无浮肿、尿少。

（2）补充个人史（1分）。出生史、生长发育史、预防接种史。结果：无异常。

【查体题干】

T 38.0 ℃，R 22次/min，P 108次/min，WT 57 kg。神志清醒，精神反应正常，双侧面颊可见对称性鲜红色皮疹，融合成片，其上可见细小脱屑，伴痒感，其余部位未见皮疹。颈部可扪及数枚淋巴结，约1 cm×1 cm，与周围组织无粘连，无压痛。双侧结膜充血，口唇红润，咽红，扁桃体Ⅱ度肿大，未见分泌物。双肺呼吸音清，未闻及干湿性啰音。心音有力，律齐，无杂音。腹平软，无压痛及反跳痛，肝肋下3 cm，质中缘钝，脾肋下3 cm，质中缘钝，肠鸣音正常。右手食指第2指间关节有压痛感，活动时加剧，双下肢无浮肿。神经系统查体为阴性。

问题2：针对以上，还应该补充哪些查体？（10分）

答案及评分：

（1）Bp（1分）。结果：142/98 mmHg。

（2）眼部（2分）。结果：瞳孔等大等圆，对光反射灵敏；巩膜无黄染。

（3）口腔（1分）。结果：口腔黏膜光滑，未见口腔溃疡。

（4）关节（3分）。结果：四肢关节无肿胀，双膝、双踝关节有压痛感，伴活动稍受限，局部皮肤无发红、皮温不高，双侧"4"字试验阴性。脊柱活动正常。

（5）肌力、肌张力（1分）。结果：四肢肌力、肌张力正常。

（6）末梢循环（2分）。结果：四肢末梢温暖，CRT 0.5 s。

【前期辅助检查】

当地医院血常规检查：WBC 10.15×10^{9}/L，RBC 4.32×10^{12}/L，Hb 119 g/L，PLT 288×10^{9}/L。超敏CRP 27.66 mg/L。尿常规检查：隐血（+），蛋白（+），镜检红细胞0～2个/HPF。

问题3：初步诊断及诊断思路是什么？（15分）

答案及评分：

（1）诊断（3分）：发热、皮疹，伴关节痛查因。

（2）急性、传染性、出疹性疾病（2分）。从发热与皮疹出现的时间及皮疹形态上判断，麻疹、水痘、风疹、猩红热等急性、传染性、出疹性疾病除外。

（3）其他传染性疾病（4分）。EBV感染（2分）。患儿有发热、皮疹表现，需考虑，但病程中无眼睑水肿、鼻塞，查体扁桃体未见白膜，外周淋巴结无明显肿大，结合皮疹形态及分布，可能性小，完善EBV抗体或DNA、血涂片等相关检查除外。结核感染（2分）。患儿有较长时间发热，需警惕，但患儿无结核接触史，已接种卡介苗，无咳嗽及明显结核中毒症状，可能性小，有待胸部CT及痰找抗酸杆菌除外。

（4）肿瘤性疾病（2分）。患儿因不明原因发热超过10 d，同时伴有皮疹、关节症状，肝、脾增大，要警惕，有待骨髓细胞学检查协助诊断。

（5）风湿免疫性疾病（4分）。幼年特发性关节炎（2分）。患儿有发热、皮疹及多关节疼痛症状，要警惕，但患儿病程不足2周，暂时不支持，需进一步完善关节MRI明确诊断；SLE（2分）。患儿为青春期女孩，以发热、皮疹、关节疼痛为主要表现，既往有癫痫病史，皮疹为面部对称性蝶形红斑，有光过敏现象，且尿检异常，要高度警惕该病，进一步完善系统评估及免疫学检查明确诊断。

问题4：需要做哪些进一步检验检查？（20分）

答案及评分：

（1）系统性评估（14分）。①心血管（2分，各0.5分）：心脏彩超，心电图，心肌酶、肌钙蛋白。结果：心肌酶、肌钙蛋白正常，心脏彩超及心电图未见异常。②肺部（1分）：胸片或胸部CT检查（1分）。结果：胸部CT提示肺炎，双侧胸腔少量积液。③肾脏病变（2分，各0.5分）。肾功能，泌尿系彩超，尿常规，24 h尿蛋白定量。结果：肾功能未见异常。泌尿系统彩超未见异常。尿常规检查提示隐血（++），红细胞42.24/μL，蛋白（+）。24 h尿蛋白定量596.48 mg。④血液系统（3.5分，各0.5分）。血常规、ESR、血涂片、骨髓穿刺检查、抗球蛋白Coomb's试验、网织红细胞、凝血功能。结果：血常规WBC 2.56×10^9/L，N 1.01×10^9/L，L 1.39×10^9/L，RBC 3.40×10^{12}/L，Hb 97 g/L，PLT 214×10^9/L。Ret 1.7%。ESR 56 mm/h。血涂片未见异常形态细胞。骨髓穿刺检查未见明显异常。直接抗球蛋白实验（+），间接抗球蛋白实验（−）。超敏CRP 7.37 mg/L。凝血功能正常。⑤神经系统（2分，各1分）。头颅MRI，脑电图。结果：头颅MRI平扫未见异常；脑电图提示不正常，睡醒各期可见左侧中颞区为主大量（多）尖棘慢波发放。⑥关节（1分）。关节B超或MRI。结果：关节超声提示双侧膝关节、踝关节、肘关节滑膜囊积液。⑦其他（2.5分，各0.5分）。肝脾B超、腹膜后B超、肝功能、电解质、血脂等。结果：肝功能、电解质、血脂无异常。肝脾B超和腹膜后B超提示肝、脾弥漫性增大，腹膜后未见占位性病变。

（2）免疫学检查（3分，各1分）。①抗磷脂抗体。结果：均为阴性。②自身抗体。结果：抗dsDNA（+++），ANA1 320，抗组蛋白（++）。③体液免疫。结果：补体C3 0.38 g/L、C4 0.03 g/L均降低；IgG 23.36 g/L，明显增高。

（3）病原学检查（3分，各0.5分）。结核检查、EBV及CMV检查、呼吸道病原及痰培养、链球菌感染、血培养、骨髓培养等。结果：病原学检查均为阴性。

问题5：诊断及诊断依据。（10分）

答案及评分：

诊断：SLE（1分）。依据：符合1997年ACR诊断标准4条或以上即可诊断。①颊部红斑（1分）。双侧面颊可见蝶形红斑。②光过敏（1分）。面部红斑，伴痒感、刺痛，日晒后更明显。③关节炎表现（1分）。非侵蚀性关节炎表现，有多关节疼痛，压痛，B超提示滑膜囊积液。④浆膜炎（1分）。双侧胸腔少量积液。⑤肾脏病变（1分）。尿常规可见Hb、24 h尿蛋白增多＞0.5 g。⑥神经系统异常（1分）。既往有无热惊厥病史，脑电图异常。⑦血液系统异常（1分）。Coomb's试验阳性，Ret增高，WBC下降。⑧免疫学异常（1分）。抗dsDNA（+++），补体C3降低，IgG增高。⑨抗核抗体（1分）。ANA1 320。

问题6：如何治疗？（10分）

答案及评分：

（1）一般治疗（2分）。健康宣教、认识疾病、规律用药、长期随诊、避免过多的紫外线暴露及过度疲劳。

（2）常用药物治疗（4分）。强调早期诊断和早期治疗，根据病情的轻重程度给药。包括：①非甾体抗炎药。②抗疟药，如羟氯喹。③肾上腺糖皮质激素。④免疫抑制剂，如环磷酰胺、硫唑嘌呤、甲氨蝶呤、骁悉、来氟米特、环孢素或他克莫司等。

（3）靶向性生物制剂（2分）。抗CD20单抗（利妥昔单抗）、其他针对B细胞表面抗原和B细胞共刺激信号抑制剂等生物制剂。

（4）其他治疗（2分）。IVIG：0.4 g/(kg·d)，3～5 d为1个疗程。血浆置换和特异性免疫吸附：去除血浆中抗原、抗体及免疫复合物。

问题7：在什么情况下考虑狼疮危象，治疗原则是什么？（5分）

答案及评分：

（1）定义（3分）。狼疮危象是指急性的危及生命的重型SLE，包括急进性狼疮性肾炎、严重的神经精神狼疮、血栓性微血管病、严重心脏损害、严重的狼疮性肺炎/肺出血、严重的狼疮性肝炎、严重的狼疮性血管炎、灾难性抗磷脂抗体综合征等。

（2）治疗原则（2分）。治疗目的在于挽救生命、保护受累脏器、减少后遗症。通常需要使用大剂量甲基泼尼松龙冲击治疗，以及针对受累脏器对症支持治疗。后续治疗可按照重型SLE的治疗原则，继续诱导缓解和维持治疗。

问题8：知识点复习——SLE疾病活动度评价是什么？（10分）

答案及评分：

评分以评估前10 d以内的症状及检查为准（总分105分，见表11-2）。

目前该患儿为狼疮重度活动（1分）。具体评分项如下：

（1）关节炎表现（1分）。2个以上关节疼痛伴有炎症体征。

（2）血尿（1分）。>5个/HPF红细胞。

（3）蛋白尿（1分）。24 h尿蛋白>0.5 g。

（4）新出皮疹（1分）。双侧面颊可见蝶形红斑。

（5）胸膜炎（1分）。胸腔积液。

（6）低补体血症（1分）。补体C3 0.38 g/L、C4 0.03 g/L均降低。

（7）抗dsDNA抗体增高（1分）。抗dsDNA（+++）。

（8）发热（1分）。

（9）白细胞减少（1分）。WBC 2.56×10⁹/L。

表11-2 SLE疾病活动指数评估量表（SELENA-SLEDAI）

如果在就诊前或近10 d内存在下述临床表现，请勾选选择框

项目	临床表现	积分	勾选
癫痫发作	近期开始发作（最近10 d）的（除外代谢、感染、药物所致）	8	□
精神症状	严重干扰正常活动（除外尿毒症、药物影响）	8	□
器质性脑病	智力改变伴定向力、记忆力或其他智力功能损害并出现反复不定的临床症状，至少同时有以下两项：感觉紊乱、语言松散或不连贯、失眠或白天瞌睡、精神活动增多或减少（除外代谢、感染、药物所致）	8	□
视觉受损	SLE视网膜病变（除外高血压、感染、药物所致）	8	□
颅神经异常	累及颅神经的新出现的感觉、运动神经病变包括狼疮引起的眩晕	8	□
狼疮性头痛	严重持续性头痛，麻醉性止痛药无效	8	□

续表

如果在就诊前或近10 d内存在下述临床表现，请勾选选择框

项目	临床表现	积分	勾选
脑血管意外	新出现的脑血管意外（应除外动脉硬化或高血压）	8	☐
脉管炎	溃疡、坏疽、有触痛的手指小结节、甲周碎片状梗死、出血或经活检、血管造影证实	8	☐
关节炎	2个以上关节痛和炎性体征（压痛、肿胀、渗出）	4	☐
肌炎	近端肌痛或无力伴肌酸激酶/醛缩酶升高，或肌电图改变，或活检证实	4	☐
管型尿	颗粒管型或红细胞管型	4	☐
血尿	>5个/HPF红细胞（除外结石、感染和其他原因）	4	☐
蛋白尿	新发的蛋白尿，或近期24 h尿蛋白增加>0.5 g	4	☐
脓尿	>5个/HPF白细胞（除外感染因素）	4	☐
脱发	由于红斑狼疮病情活动引起的持续的异常、斑驳或弥漫性脱发	2	☐
皮疹	持续发炎的SLE	2	☐
黏膜溃疡	由于红斑狼疮病情活动引起的口腔或鼻腔溃疡	2	☐
胸膜炎	典型和严重的胸膜炎，胸痛或胸膜摩擦或积液，或由于狼疮引起的胸膜增厚	2	☐
低补体	CH50、C3或C4的降低，低于实验室的正常下限	2	☐
抗dsDNA升高	通过Farr试验测定>25%结合或高于实验室测量的正常范围	2	☐
心包炎	典型和严重心包疼痛或积液，或通过心电图确认	2	☐
发热	>38 ℃（需除外感染因素）	1	☐
血小板降低	<100 × 10^9/L	1	☐
白细胞减少	<3 × 10^9/L（需除外药物因素）	1	☐
总分（0~4分：基本无活动；5~9分：轻度活动；10~14分：中度活动；≥15分：重度活动）			

问题9：知识点拓展——最新系统红斑狼疮诊断评估表（2019年欧洲抗风湿联盟（European League Against Pheumatism，EULAR）/美国风湿学会（American College of Rheumatology，ACR）。（10分）

答案及评分：

依据最新2019年EULAR/ACR评分表（表11-3）。①对于每条标准，均需要排除感染、恶性肿瘤、药物等原因；②至少符合一条临床标准；③在每个方面，只取最高权重标准得分计入总分；④总分≥10分可以分类诊断SLE。

该患儿抗核抗体阳性（1分），可使用该评分表，评分为42分，可诊断为SLE。具体评分项如下。

（1）皮肤病变（1分）。颊部红斑。

（2）全身症状（1分）。发热。

（3）关节炎病变（1分）。2个以上关节疼痛伴有炎症体征。

（4）浆膜炎（1分）。双侧胸腔少量积液。

（5）肾脏病变（1分）。尿常规可见Hb，24 h尿蛋白增多，>0.5 g。

（6）神经系统异常（1分）。癫痫病史。

（7）血液系统异常（1分）。Coomb's试验阳性，Ret增高，WBC下降。

（8）免疫学异常（1分）。抗dsDNA（+++）。

（9）补体异常（1分）。补体C3和C4均降低。

表11-3 2019年EULAR/ACR系统性红斑狼疮诊断评分表

入围标准	ANA阳性史（HEp-2免疫荧光法，滴度≥1∶80）		权重	最高分
临床分类标准及权重				
全身症状	发热	排除其他原因导致的发热，T>38.3 ℃	2	
皮肤黏膜病变	口腔溃疡	并非需要医生观察到	2	
	非疤痕性脱发	并非需要医生观察到	2	
	亚急性皮肤红斑狼疮	环形或丘疹鳞屑性皮疹（常分布于曝光部位）	4	
	急性皮肤狼疮	颊部红斑或斑丘疹，伴或不伴光过敏	6	
关节病变	≥2个关节滑膜炎或≥2个关节压痛伴晨僵≥30 min	以关节肿胀及压痛为特征，如X线存在骨侵蚀或CCP抗体滴度超过3倍，则不计该项	6	
神经/精神系统受累	谵妄	①意识改变或唤醒水平下降，②症状在2 d内进展，③1 d内症状起伏波动，④认知力急性或亚急性改变，或习惯、情绪改变	2	
	精神错乱	无洞察力的妄想或幻觉，但没有精神错乱	3	
	癫痫	癫痫大发作或部分/病灶性发作	5	
浆膜炎	胸腔积液或心包积液	需影像学证据支持，如超声、X线、CT、MRI	5	
	急性心包炎	≥以下两项：①心包胸痛（锐痛，吸气时加重，前倾位减轻），②心包摩擦音，③心电图广泛ST段抬高或PR段偏移，④影像学新发或加重的心包积液	6	
血液系统受累	白细胞减少	白细胞<4×10⁹/L	3	
	血小板减少	血小板<100×10⁹/L	4	
	免疫性溶血	存在溶血证据，如网织红细胞升高、Hb下降、间接胆红素升高或LDH升高，以及Coomb's试验阳性	4	
肾脏受累	24 h蛋白尿>0.5 g	24 h尿蛋白定量>0.5 g	4	
	肾脏病理符合狼疮性肾炎	Ⅱ或Ⅴ型狼疮性肾炎	8	
		Ⅲ或Ⅳ型狼疮性肾炎	10	
免疫学分类标准及权重				
抗磷脂抗体	IgG型ACA>40 GPL或IgG型抗β₂GP₁>40 U或狼疮抗凝物阳性		2	
补体水平	补体C3或补体C4中仅有一项减低		3	
	补体C3和补体C4两项同时减低		4	
特异性抗体	抗dsDNA抗体阳性或抗Sm抗体阳性		6	
总分（Cut-off值≥10分）				

注：1GPL即1 μg/mL纯化的IgG型ACL结合抗原的活性。CCP——抗环瓜氨酸肽（cyclic citrullinateol peptide）；ACA——抗心磷脂抗体（anticardiolipin antibody）；抗β2GP1——抗β2糖蛋白1抗体（anti-beta 2-glycoprotein 1 antibody）。

第四节　过敏性紫癜

【病史题干】

患儿，男，6岁6个月，以"双下肢皮疹6 d，腹痛4 d"为主诉入院。患儿6 d前出现双下肢紫红色皮疹，散在于双足、双小腿及臀部，不伴痒感。4 d前患儿出现阵发性腹痛，双下肢皮疹较前加重，为进一步诊治入院。

既往史：无手术和外伤史，无输血和药物过敏史。

问题1：针对以上，还应该询问哪些病史？（10分）

答案及评分：

（1）补充现病史：询问起病前是否存在诱因（1分）。结果：无。

（2）补充现病史：询问是否有其他伴随症状，如有无发热（1分），有无关节肿痛及活动受限（1分），腹痛的部位、性质、与体位和进食的关系（1分），有无呕吐、腹泻、便血、呕血（1分），有无血尿、泡沫尿及少尿（1分）。结果：病程中有双膝、双踝关节肿痛伴活动受限，腹痛以脐周为主，呈阵发性、弥漫性，与体位、进食无关，不伴呕吐、腹泻、呕血及便血，病程中无发热，无血尿、泡沫尿及少尿。

（3）补充现病史：询问诊疗经过（1分）。结果：家属自行予"氯雷他定糖浆"口服1次，患儿皮疹及腹痛症状无缓解。

（4）补充现病史：询问患儿一般情况（1分）。结果：患儿起病以来，食欲稍差，精神、睡眠尚可，大小便正常。

（5）补充既往史：询问既往有无类似病史，如血小板减少或其他出血性疾病病史、过敏性紫癜病史等（1分）。结果：患儿既往体健，无类似病史。

（6）补充个人史：出生史、生长发育史及预防接种史（1分）。结果：足月顺产，母孕期无特殊疾患，出生WT 3 kg，无窒息、产伤及黄疸病史，Apgar评分10分；生长发育大致同正常同龄儿；按预防接种计划正常接种疫苗。

【查体题干】

T 36.0 ℃，R 25次/min，P 90次/min。神志清醒，精神反应正常，双下肢散在皮疹，咽无充血，双侧扁桃体无肿大，呼吸平顺。双肺呼吸音清，双肺未闻及干湿性啰音；心音有力，律齐，各瓣膜听诊区未闻及杂音。腹平软，肝、脾肋下未扪及肿大，神经系统查体未见异常。

问题2：针对以上，还应该补充哪些查体？（10分）

答案及评分：

（1）BP（2分）。结果：95/65 mmHg。

（2）皮疹形态、性状（2分）。结果：患儿双下肢可见可触性紫癜样皮疹，以臀部、双小腿及足部为主，呈对称性，大小不等，压之不褪色，部分融合成片，未见抓痕及破溃，疹间皮肤正常。

（3）腹部（2分）。结果：腹部有轻压痛，无肌紧张及反跳痛，未扪及包块，肠鸣音正常。

（4）关节（2分）。结果：双膝及双踝关节肿胀，有压痛，局部皮肤无发红、皮温不高，双膝及双踝关节活动均受限，其余关节查体无异常。

（5）其他（2分）。结果：浅表淋巴结无肿大，四肢末梢温暖，CRT 0.5s。

【前期辅助检查】

急诊血常规检查：WBC 9×10^9/L，N 30%，L 60%，Hb 100 g/L，PLT 250×10^9/L，CRP 2.5 mg/L。

问题3：初步诊断及其依据。（10分）

答案及评分：

诊断：过敏性紫癜（4分）。依据：目前参照2010年EULAR、儿科风湿国际试验组织（Paediatric Rheumatology International Trials Organization，PRINTO）及欧洲儿童风湿病学会（Paediatric Rheumatology European Society，PRES）共同制定的标准，患儿符合如下标准。①皮肤紫癜（2分）。患儿存在双下肢可触性紫癜，无血小板减少。②腹痛（2分）。患儿存在急性阵发性脐周腹痛。③关节炎（2分）。患儿存在双膝、双踝关节肿痛及活动受限。

问题4：需要与哪些疾病鉴别？（10分）

答案及评分：

（1）免疫性血小板减少性紫癜（immunologic thrombocytopenic purpura，ITP）（5分）。患儿皮疹形态、分布与ITP不符，且患儿血小板数量正常，故不支持。

（2）外科急腹症（3分）。患儿腹痛位置不固定，压痛较轻，无腹肌紧张及反跳痛，无呕血、便血，肛门排气、排便正常，故不支持。

（3）SLE（2分）。患儿年龄偏小，无蝶形红斑、盘状红斑、脱发、光过敏及口腔溃疡等表现，可完善自身抗体协助鉴别。

问题5：如何初步治疗？（10分）

答案及评分：

（1）一般治疗（3分）。卧床休息，避免剧烈活动，腹痛较轻时可适当予低敏、流质、清淡饮食，腹痛较重或消化道出血时应禁食，适当补充液体，保持水电解质平衡。

（2）对症治疗（3分）。可给予H2受体阻滞剂（如西咪替丁）和钙剂对症治疗。

（3）糖皮质激素（4分）。如该患儿关节症状或消化道症状明显时，可适当加用糖皮质激素治疗。

问题6：需要做哪些进一步检验检查？（10分）

答案及评分：

（1）尿常规检查（2分）。结果：尿蛋白（++），尿红细胞10个/HPF。

（2）粪便常规检查+隐血检测（2分）。结果：粪便常规未见红、白细胞，隐血阴性。

（3）肝肾功能检查（2分）。结果：肝肾功能无异常。

（4）腹部超声检查（2分）。结果：腹部超声提示部分肠管壁增厚。

（5）CRP、ESR检测（1分）。结果：CRP、ESR无异常。

（6）自身抗体谱检测（1分）。结果：ANA、抗ENA抗体及ANCA均阴性。

问题7：根据检验检查结果，做哪些诊断和治疗调整？（10分）

答案及评分：

（1）诊断：①患儿尿常规检查提示尿蛋白、尿红细胞增多，应警惕紫癜性肾炎，应定期复查尿常规，完善24 h尿蛋白、尿蛋白-肌酐比值及尿微量蛋白检测，必要时应完善肾脏病理活检（4分）。②患儿粪便常规及隐血无异常，腹部超声无肠梗阻、肠套叠等，可排除外科急腹症（2分）。③患儿自身抗体阴性，可排除SLE（2分）。

（2）治疗（2分）：患儿应警惕紫癜性肾炎，必要时根据临床分型或病理分型选择糖皮质激素和/或免疫抑制剂治疗。

问题8：知识点复习——紫癜性肾炎的诊断标准是什么？（10分）

答案及评分：

在过敏性紫癜病程6个月内，出现血尿和/或蛋白尿，其中血尿和蛋白尿的诊断标准如下。

（1）血尿（2分）。肉眼血尿或1周内3次镜下血尿红细胞≥3个/HPF。

（2）蛋白尿（3分）。满足以下任一项者。①1周内3次尿常规检查提示尿蛋白阳性。②24 h尿蛋白定量>150 mg或尿蛋白/肌酐（mg/mg）>0.2。③1周内3次尿微量白蛋白>正常值。

（3）少数患儿在过敏性紫癜急性病程6个月后，再次出现紫癜复发，同时首次出现血尿和/或蛋白尿者，应争取进行肾穿刺活检术，如为IgA系膜区沉积为主的系膜增生性肾小球肾炎，仍可诊断为紫癜性肾炎（5分）。

问题9：知识点复习——过敏性紫癜有哪些皮肤外表现？（10分）

答案及评分：

（1）消化道表现（2.5分）。最常见的症状为腹痛，其他包括黑便、便血、呕血等消化道出血表现，部分患儿可出现肠套叠、肠梗阻及肠穿孔等表现，少数可出现肠系膜血管炎、胰腺炎、胆囊炎等表现。

（2）关节表现（2.5分）。可出现关节痛或关节炎，以大关节受累为主，膝关节、踝关节受累最为常见，其他关节如腕关节、肘关节及指间关节亦可受累。

（3）肾脏表现（2.5分）。可表现为肉眼血尿或镜下血尿、蛋白尿或管型尿等急性肾小球肾炎或肾病综合征表现，严重者可出现急性肾衰竭。

（4）其他表现（2.5分）。生殖系统受累可出现睾丸炎，神经系统受累可出现头痛等表现，肺部受累可出现肺出血、间质性肺炎等。

问题10：知识点复习——过敏性紫癜的糖皮质激素治疗适应证有哪些？（10分）

答案及评分：

（1）有严重的消化道病变，如腹痛明显或出现消化道出血（2分）。

（2）关节症状严重者（2分）。

（3）血管神经性水肿症状严重者（2分）。

（4）肾损伤严重者（2分）。

（5）其他器官的严重血管炎（2分）。

第五节 川 崎 病

【病史题干】

患儿，男，2岁6个月，以"发热6 d，皮疹4 d，眼红3 d"为主诉入院。患儿6 d前开始出现发热，热峰达39.8 ℃，伴寒战，无抽搐，予口服退热药后T下降，但难以下降至正常T，间隔4～6 h反复。4 d前，四肢及躯干部开始出现红色皮疹。3 d前，开始出现眼红症状，当地医院予抗感染治疗4 d后症状无缓解，为求进一步诊治入院。

既往史：无手术和外伤史，无输血和药物过敏史。

问题1：针对以上，还应该询问哪些病史？（10分）

答案及评分：

（1）补充现病史：询问起病前是否存在诱因（1分）。结果：无。

（2）补充现病史：询问是否有其他伴随症状，如有无唇红，有无手足肿胀（1分）；有无鼻塞、流涕、咳嗽、气促等呼吸道症状（1分）；有无纳食差、呕吐、腹泻等消化道症状（1分），有无哭闹、烦躁不安、嗜睡等神经系统症状（1分）；有无排尿哭闹、尿色异常等泌尿系表现（1分）。结果：3 d前开始出现唇红；无手足肿胀；病程中偶有流涕、鼻塞，无咳嗽、气促；食量尚可，入院3 d前开始大便稍稀，4～5次/d，无黏液及血便；无哭闹、烦躁不安，无嗜睡等表现；无排尿哭闹，无尿色异常。

（3）补充现病史：询问诊疗过程中使用的具体药物（1分）。结果：外院予"头孢曲松钠治疗4 d"。

（4）补充现病史：询问患儿一般情况（1分）。结果：患儿起病以来，食欲可，精神、睡眠欠佳，入院3 d前开始大便稍稀，4～5次/d，无黏液及血便，尿量可。

（5）补充既往史：询问有无类似病史，有无食物及药物过敏史（1分）。结果：患儿既往体健。1岁龄时于外院行青霉素皮试阳性。

（6）补充个人史：出生史、生长发育史及预防接种史（1分）。结果：患儿出生史无特殊情况。生长发育基本与同龄儿童相同。按计划预防接种。

【查体题干】

T 39.1 ℃，R 30次/min，P 152次/min。神志清醒，精神反应正常，患儿躯干部及四肢可见红色充血样斑丘疹，压之褪色。右侧颈部可扪及2枚大小约1.0 cm×1.5 cm淋巴结，质软，活动度可。咽稍红，双侧扁桃体无肿大，未见分泌物。呼吸不促，双肺呼吸音稍粗，未闻及干湿性啰音。心音有力，律齐，未闻及奔马律，各瓣膜听诊区未闻及杂音。腹软不胀，按压腹部无哭闹，肝、脾肋下未扪及肿大。手足红肿，未见脱皮。肛周红，可见脱皮。神经系统查体未见异常。

问题2：针对以上，还应该补充哪些查体？（10分）

答案及评分：

（1）BP（2分）。结果：88/52 mmHg。

（2）卡疤（2分）。结果：红，无破溃。

（3）眼部（2分）。结果：双眼结膜充血，未见分泌物。

（4）末梢循环（2分）。结果：四肢末梢温暖，CRT 1 s。

（5）其他（2分）。结果：口唇潮红无皲裂，可见杨梅舌。

问题3：初步诊断及其依据。（10分）

答案及评分：

诊断：川崎病（4分）。依据：参照日本川崎病研究会2002年提出的诊断标准。不明原因发热5 d以上（1分），伴下列5项临床表现中4项者，排除其他疾病后可诊断。①双眼结膜充血，无渗出物（1分）。②口唇潮红，皲裂，口腔黏膜充血，杨梅舌（1分）。③病初手足指趾肿胀，掌趾潮红。恢复期出现指趾端膜状脱屑或肛周脱屑（1分）。④躯干、四肢多形性红斑（1分）。⑤颈部淋巴结非化脓性肿大，直径达1.5 cm或更大（1分）。

问题4：需要与哪些疾病鉴别？（10分）

答案及评分：

（1）渗出性多形红斑（2分）。患儿眼部未见分泌物，无口唇及黏膜破损表现，不支持渗出性多形红斑。

（2）出疹性病毒感染（3分）。如麻疹、幼儿急疹、风疹病毒感染等。患儿具有眼红、唇红、杨梅舌、手足红肿等表现，不支持。

（3）猩红热（2分）。患儿皮疹在发热数天后出现，为多形性皮疹，非粟粒样皮疹，抗生素治疗无效，不支持猩红热。

（4）幼年特发性关节炎（全身型）（3分）。患儿发热时间较短，有手足红肿，无关节症状等，不支持。

问题5：如何初步治疗？（10分）

答案及评分：

（1）IVIG治疗（3分）。单剂量丙种球蛋白2 g/kg静脉滴注，建议用药为发病后5～10 d。若患儿为高风险川崎病，一旦诊断即可用药，若患儿病程超过10 d，仍有炎症活动，也可用药。

（2）阿司匹林（3分）。每日30～50 mg/kg，分3～4次服用，以后逐渐减量至每日3～5 mg/kg。无冠脉损害者用药6～8周，合并冠脉损害者延长用药至冠脉恢复正常。

（3）糖皮质激素（4分）。推荐剂量：泼尼松每日2 mg/kg或甲基泼尼松龙20～30 mg/kg静脉滴注。该患儿暂时不使用。

问题6：需要做哪些进一步检验检查？（10分）

答案及评分：

（1）血常规+CRP、尿常规、粪便常规检查（2分）。结果：WBC 18×10^9/L，

GR 75%，Hb 115 g/L，PLT 405×10^9/L，超敏CRP 85mg/L。大小便未见异常。

（2）PCT（1分）、血培养（1分）。结果：未见异常。

（3）ESR（1分）。结果：62 mm/h。

（4）肝肾功能、电解质、心肌标志物检查（1分）。结果：Na$^+$ 128 mmol/L，其余无异常。

（5）心脏超声检查（1分）。结果：未见异常。

（6）心电图检查（1分）。结果：未见异常。

（7）G-6-PD酶活性（1分）、输血前全套检查（1分）。结果：G-6-PD酶活性下降，输血前检查无异常。

问题7：知识点复习——不完全川崎病的诊断标准是什么？（10分）

答案及评分：

（1）不明原因发热＞5 d，伴其他诊断标准5项中的2项或者3项（5分）。

（2）＜6月龄婴儿除发热，仅有其他标准中的1项或2项者，或无其他标准，但伴CRP升高，不能用其他疾病解释时，应进行超声及有关实验室指标如ESR及CRP检查，排除其他具有相似表现的疾病（5分）。

问题8：知识点复习——IVIG无反应性川崎病的诊断和治疗有哪些？（10分）

答案及评分：

（1）诊断（5分）。川崎病患儿在发病10 d内接受丙种球蛋白2 g/kg治疗，48 h后T仍＞38 ℃，或给药2～7 d（甚至2周）后再次发热，并至少出现1项川崎病诊断标准的临床表现，除外感染可能后，可考虑IVIG无反应性川崎病。

（2）治疗（5分）。诊断IVIG无反应性川崎病后应尽早再次予丙种球蛋白治疗，如两剂丙种球蛋白无效可考虑予糖皮质激素治疗。也可应用英夫利昔单抗治疗。

问题9：知识点复习——川崎病并发症有哪些？（10分）

答案及评分：

（1）心血管并发症（3分）。如冠状动脉扩张、冠状动脉瘤、心功能降低等。

（2）川崎病休克综合征（3分）。

（3）川崎病合并噬血细胞综合征（2分）。

（4）其他并发症（2分）。如胆囊积液、关节炎或关节痛、神经系统改变等。

问题10：知识点复习——川崎病的糖皮质激素治疗适应证？（10分）

答案及评分：

（1）IVIG初始治疗失败的患儿（3分）。

（2）川崎病合并休克综合征（3分）。

（3）川崎病合并噬血细胞综合征（4分）。

第十二章
内分泌及遗传代谢病

第一节　儿童糖尿病

【病史题干】

患儿，女，9岁2个月，因"食欲增加、多饮、多尿2月余"为主诉入院。2个月前患儿无明显诱因出现食欲较前明显增加，饭量1～2碗/餐，肉菜进食增多，饮水次数增多，小便次数也增多，无尿频、尿急、尿痛，伴乏力，易困倦，无发热、咳嗽、气促，无呕吐、腹泻、腹痛，无多汗、心悸，无关节疼痛、四肢麻木等表现。

既往史：无手术和外伤史，无输血和药物过敏史，按时接种疫苗，无传染病患者接触史。

问题1：针对以上，还应该询问哪些病史？（10分）

答案及评分：

（1）补充现病史：询问患病以来具体的饮水量、尿量、夜尿情况（3分）。结果：饮水量约2 500 mL/d，小便次数增多且每次尿量多，夜尿2～3次。

（2）补充有无WT减轻的情况（3分）。结果：WT下降约2 kg/月。

（3）补充家族史：有无糖尿病、肥胖、高血压、甲亢等家族史（2分）。结果：无。

（4）补充个人史：出生史、生长发育史（2分）。结果：第2胎第1产，38周顺产出生，出生WT3.2 kg，HT 50 cm，生时无窒息抢救史，母孕期体健。3个月开始抬头，7个月会坐，10个月会站，14个月会独走，18个月说话，现读小学3年级，各科成绩中等。

【查体题干】

T 37.0 ℃，R 18次/min，P 98次/min，BP 106/73 mmHg。神志清醒，精神反应正常，全身皮肤未见皮疹、出血点，毛发分布正常。浅表淋巴结未扪及肿大，咽部无充血。双肺呼吸音清，未闻及啰音。心音有力，律齐，未闻及杂音。腹软，未扪及包块，肠鸣音4次/min。神经系统查体未见异常。

问题2：针对以上，还应该补充哪些查体？（10分）

答案及评分：

（1）皮肤黏膜、口唇有无干燥（2分）。结果：皮肤弹性正常，口唇红润。

（2）瞳孔（2分）。结果：双侧瞳孔等大等圆，对光反射灵敏。

（3）有无深大呼吸，呼气中有无烂苹果味（2分）。结果：呼吸平顺，无特殊气味。

（4）末梢循环（2分）。结果：四肢末梢温暖，CRT<1 s。

（5）专科查体（2分），HT、WT、BMI、乳房及外生殖器发育的情况。结果：HT 138.5 cm（+0.7SD），WT 26.8 kg（–0.5SD），BMI 13.9 kg/m²，双乳B1期，阴毛PH1期，外生殖器无异常。

【前期辅助检查】

当地医院尿常规检查：尿糖（+++），尿酮体（++），尿比重1.04，尿蛋白阴性，其余无异常，随机指尖血糖16.8 mmol/L。WBC 6.4×10^9/L，N 57.8%，L 35.1%，RBC 3.4×10^{12}/L、Hb 116 g/L、PLT 238×10^9/L，CRP 0.1 ng/mL。入院后复测血糖19.6 mmol/L，血酮体1.8 mmol/L。

问题3：初步诊断及其依据。（10分）

答案及评分：

诊断：儿童糖尿病。依据：患儿有"三多一少"的表现（多食、多饮、多尿、WT减轻）。外院及我院查2次随机指尖血糖>11.1 mmol/L，尿糖（+++），故考虑是否患该病。

问题4：需要与哪些疾病鉴别？（10分）

答案及评分：

（1）尿崩症（2.5分）。有多饮、多尿表现，需考虑，但该患儿除多饮、多尿表现外，还伴有多食及WT减轻，尿常规检查提示葡萄糖（+++），尿比重1.04，不支持。

（2）甲状腺功能亢进症（2.5分）。有多食、WT减轻、乏力的表现，需考虑，但患儿同时伴有多饮、多尿表现，无多汗、心悸、腹泻等，尿常规检查提示葡萄糖（+++），指尖血糖升高，不支持。完善甲状腺功能五项检查以鉴别。

（3）应激性高血糖（2.5分）。患儿血糖升高，需考虑，但患儿无发热、创伤等应激病史，同时伴有"三多一少"的表现，不支持。完善糖化血红蛋白测定以鉴别。

（4）皮质醇增多症（2.5分）。患儿血糖升高，需考虑，但患儿无WT增加、烦躁不安等表现，查体见毛发分布正常，不支持。完善皮质醇测定以鉴别。

问题5：如何初步治疗？（10分）

答案及评分：

（1）糖尿病教育（3分）。认识糖尿病。

（2）糖尿病饮食（3分）。糖尿病4号餐，能量1 600 Kal，保证儿童正常生长发育的需要，均衡膳食，保证蛋白质的供应，避免高糖高脂食物，多选择高纤维素食物，烹调宜清淡，定时、定量。

（3）监测血糖（3分）。包括三餐前、三餐后2 h、睡前及夜间血糖。

（4）适当运动（1分）。

问题6：为进一步明确诊断，需要做哪些进一步检验检查？（10分）

答案及评分：

（1）血气分析、静脉血空腹葡萄糖（2分）。结果：pH 7.361，HCO_3^- 20.5，BE-4，血钠138 mmol/L，血钾4.2 mmol/L，iCa^+ 1.2，葡萄糖18.8 mmol/L。空腹葡萄糖9.6 mmol/L。

（2）血清C肽、胰岛素、糖化血红蛋白、甲状腺功能五项、血浆皮质醇、促生产因子（IGF-1）（3分）。结果：血清C肽0.3 ng/mL、胰岛素1.9 μU/mL、糖化血红蛋白10.5%、甲状腺功能五项未见明显异常、皮质醇118 μg/mL、IGF-1 217 ng/mL。

（3）生化检查：肝功能、肾功能、心肌酶、血脂（3分）。结果：肝肾功能及心肌酶未见明显异常；血脂中甘油三酯6.34 mmol/L，总胆固醇7.00 mmol/L，低密度脂蛋白胆固醇2.87 mmol/L，高密度脂蛋白胆固醇0.87 mmol/L。

（4）糖尿病自身抗体、自身免疫性抗体11项（2分）。结果：抗胰岛素IgG抗体阴性、抗胰岛细胞抗体阴性、血清抗谷氨酸脱羧酶抗体1 912.62 U/mL。自身免疫性抗体11项阴性。

问题7：根据检验检查结果，做哪些诊断和治疗调整？（10分）

答案及评分：

（1）诊断（5分）：①儿童1型糖尿病。患儿有"三多一少"的表现，空腹葡萄糖＞7 mmol/L，随机血糖＞11.1 mmol/L，尿糖（+++），糖化血红蛋白＞6.5 mmol/L，血清C肽水平下降、血清抗谷氨酸脱羧酶抗体1 912.62 U/mL，故诊断。②脂代谢紊乱（高甘油三酯血症，高胆固醇血症，低、高密度脂蛋白胆固醇血症）。结合患儿血脂示甘油三酯6.34 mmol/L，总胆固醇7.00 mmol/L，高密度脂蛋白胆固醇0.87 mmol/L，故诊断。结合甲状腺功能五项、血浆皮质醇、肾功能未见明显异常，可排除甲状腺功能亢进症、皮质醇增多症、肾性糖尿病等继发性高血糖。

（2）治疗（5分）。"五驾马车"，即开始胰岛素皮下注射治疗，继续当前治疗；糖尿病健康教育；糖尿病饮食；密切监测血糖；适当运动。

问题8：知识点复习——儿童糖尿病的分型有哪些，如何鉴别1型糖尿病与2型糖尿病？（10分）

答案及评分：

（1）儿童糖尿病的分型：1型糖尿病（T1DM）、2型糖尿病（T2DM）、其他特殊类型糖尿病（表12-1，3分）

表12-1　儿童糖尿病分型

特征	T1DM	T2DM
家族史	3%～5%	80%以上
年龄	不定	＞10岁
合并DKA	常见	少见
肥胖	少见	常见
黑棘皮症	无	有
C肽	减少	正常或升高
糖尿病自身抗体	常阳性	少见阳性

注：DKA——糖尿病酮症酸中毒（diabetic ketoacidosis）。

（2）1型糖尿病与2型糖尿病的鉴别要点包括：①发病年龄不同（2分）：1型糖尿病发病人群比较年轻，10～20岁。2型糖尿病患者的发病年龄比较大，即中老年患者比较多；②发病机制不同（3分）：1型糖尿病主要的原因是身体不能产生胰岛素或者产生的量少，即胰岛素缺乏。而2型糖尿病早期是胰岛素抵抗，2型糖尿病早期机体胰岛素分泌水平相对增加，但是随着病程的发展，2型糖尿病患者在中晚期由于胰腺功能衰竭，导致胰岛素功能分泌不足。③并发症不同（2分）：1型糖尿病患者比较容易发生DKA，因为胰岛素缺乏会经常动员脂肪，从而产生酮体。而2型糖尿病患者的DKA发生相对不明显，但是2型糖尿病患者会经常发生糖尿病的高糖高渗状态。（7分）

问题9：知识点复习——儿童糖尿病并发症有哪些？（10分）
答案及评分：
（1）急性并发症（5分）。DKA、低血糖、感染、糖尿病非酮症高渗性昏迷。
（2）慢性并发症（5分）。糖尿病视网膜病变、糖尿病肾病、糖尿病周围神经病变、生长障碍、糖尿病足。

问题10：胰岛素的分类有哪些？（5分）
答案及评分：
（1）速效胰岛素（1分）：门冬胰岛素、赖脯胰岛素。
（2）短效胰岛素（1分）：常规胰岛素。
（3）中效胰岛素（1分）：中性鱼精蛋白锌胰岛素。
（4）长效胰岛素（1分）：地特胰岛素、甘精胰岛素。
（5）预混胰岛素（1分）：预混胰岛素类似物（如诺和锐30、优泌乐25/50）。

问题11：低血糖的表现有哪些？如何处置低血糖？（5分）
答案及评分：
（1）低血糖的表现（2分）。①交感神经兴奋：心悸、焦虑、出汗、饥饿感、震颤等症状和面色苍白、心动过速等体征。②中枢神经症状：虚弱、乏力、头晕、头痛、行为异常、神志改变、认知障碍、抽搐、昏迷等症状和低体温、癫痫发作等体征。
（2）低血糖的处置（3分）。①对于糖尿病患者，血糖≤3.9 mmol/L 需要立即补充葡萄糖或含糖食物。（相当于15 g葡萄糖的碳水化合物：2～5个葡萄糖片，依据不同商品标识测定；10块水果糖；2块大方糖；150～200 mL新鲜水果汁、可乐；一杯脱脂牛奶；一大勺的蜂蜜或玉米汁）。②对于意识清醒者可以口服15 g糖类食品，意识障碍者给予10%葡萄糖液2～5 mL/kg静脉注射，或胰高血糖素0.5～1.0 mg肌内注射。③每15 min监测血糖，如血糖仍然≤3.9 mmol/L，再给予葡萄糖口服或注射；血糖在3.9 mmol/L以上但距离下一次进餐时间＞1 h，给予含有淀粉或蛋白质的食物；血糖仍然≤3.0 mmol/L，继续给予10%葡萄糖2 mL/kg静脉注射。

第二节 甲状腺功能亢进症

【病史题干】

患儿，女，10岁2个月，因"食欲增加，伴WT减轻2个月"为主诉入院。2个月来患儿食量较前明显增多，伴多汗、易发脾气，自述乏力，上课时难以集中注意力，学习成绩较前下降，近1周自测T波动在37.3～37.8 ℃之间，WT减轻约2 kg。

既往史：无手术和外伤史，无食物及药物过敏史，按时接种疫苗。

问题1：针对以上，还应该询问哪些病史？（10分）
答案及评分：

（1）补充现病史：询问患病以来有无多饮、多尿的情况（2分）。结果：患病以来，患儿饮水量约800 mL/d，小便次数正常，无夜尿。

（2）补充现病史：询问有无腹泻的情况（2分）。结果：解黄色稀便4～5次/d。

（3）补充现病史：询问T测量的时间（2分）。结果：清晨及睡前。

（4）补充个人史：出生史（1分）、生长发育史（1分）、传染病患者接触史（1分）。结果：第1胎第1产，37周顺产出生，出生WT 2.7 kg，HT 48 cm，生时无窒息抢救史，母孕期体健。生长发育史：3个月开始抬头，7个月会坐，10个月会站，14个月会独走，18个月说话，现读小学4年级，各科成绩一般，其中语文及数学成绩下降至不及格。无传染病患者接触史。

（5）补充家族史：有无甲状腺疾病、糖尿病病史（1分）。结果：无。

【查体题干】

T 37.6 ℃，R 20次/min，P 136次/min，BP 106/63 mmHg。神志清醒，精神好，全身皮肤未见皮疹、出血点，浅表淋巴结未扪及肿大，双肺呼吸音清，未闻及啰音。心音有力，律齐，未闻及杂音。腹软，未扪及包块，肝、脾肋下未扪及肿大，肠鸣音6次/min。神经系统查体未见异常。

问题2：针对以上，还应该补充哪些查体？（10分）
答案及评分：

（1）眼睛查体、眼球运动（6分）。结果：Dalrymple征阴性、眼裂无增宽、眼睑可闭合；vonGraefe征阴性，上睑无挛缩，无角膜外露；Stellwag征阴性，无瞬目减少或凝视；Joffroy征阴性，眼睛向上看时，前额皮肤可皱起；Mobius征阴性，眼球可内聚；双眼球无凸出。

（2）甲状腺查体（3分）。结果：甲状腺弥漫性Ⅱ度肿大，质地中等，未扪及结节，无压痛、震颤、血管杂音。

（3）末梢循环、手颤抖（1分）。结果：CRT 1 s，双手潮湿，无手颤抖。

【前期辅助检查】

门诊血常规检查：WBC 6.4×10^9/L，N 57.8%，L 35.1%，RBC 3.4×10^{12}/L，Hb 116 g/L，PLT 238×10^9/L，CRP 0.1 ng/mL。空腹葡萄糖4.6 mmol/L。尿常规、肝肾功能正常。甲功五项中血清游离甲状腺素（free thyroxine，FT4）72.87 pmol/L、血清游离三碘甲状原氨酸（free triiodothyronine，FT3）33.72 pmol/L、血清促甲状腺激素（thyroid-stimulating hormone，TSH）0.001 µU/mL。

问题3：初步诊断及其依据。（10分）

答案及评分：

诊断：甲状腺功能亢进症。依据：①临床主要表现为食欲增加但WT减轻，伴多汗、腹泻、乏力、注意力不集中等表现（4分）。②查体有颈部甲状腺肿大、心率增快、肠鸣音亢进、手潮湿症状（4分）。③甲状腺功能检查示FT3及FT4明显升高、TSH明显下降（2分）。

问题4：需要与哪些疾病鉴别？（10分）

答案及评分：

（1）亚急性甲状腺炎（4分）。多有发热伴甲状腺肿痛的表现，患儿无甲状腺疼痛，甲状腺功能异常、血常规正常为不支持，完善甲状腺超声可帮助鉴别。

（2）糖尿病（3分）。多有"三多一少"的表现，患儿无多饮、多尿，为不支持，尿糖及血糖正常可帮助鉴别。

（3）肺结核（3分）。常有结核病接触病史，起病一般缓慢，有发热、盗汗、消瘦等结核中毒症状，但患儿无结核患者接触史，无午后潮热，完善胸片和PPD以帮助鉴别。

问题5：需要做哪些进一步检验检查？（10分）

答案及评分：

（1）心电图、心肌酶检查（2分）。结果：窦性心动过速，心肌酶正常。

（2）胸片、PPD检查（2分）。结果：胸片未见异常，PPD（−）。

（3）甲状腺彩超检查（2分）。结果：甲状腺彩超提示甲状腺弥漫性病变，甲状腺弥漫性增大，左侧叶大小4.7 cm×1.8 cm×1.4 cm、右侧叶大小4.8 cm×1.7 cm×1.8 cm，峡部厚0.25 cm，包膜回声欠光滑，实质回声强弱不均，未显示明显液性暗区及实质性占位性回声，未显示明显钙化强回声。甲状腺未显示增大淋巴结回声。彩色多普勒血流图（color Doppler flow imaging，CDFI）提示甲状腺实质血流信号丰富。

（4）甲状腺抗体检查（1分）。结果：抗甲状腺球蛋白抗体149.2 U/mL、促甲状腺素受体抗体21.1 U/L、抗甲状腺过氧化物酶抗体727.13 U/mL。

（5）电解质、自身抗体、其他内分泌激素检查（3分）。结果：电解质、糖尿病自身抗体三项、自身抗体11项+ANA均未见异常。肾上腺激素、性激素未见明显异常。

问题6：如何初步治疗？（10分）

答案及评分：

（1）监测（2分）。T、P、R、BP，计算基础代谢率。

（2）饮食及护理（4分）。减少含碘食物的摄取，如海带、海苔、紫菜等，低碘或无碘饮食。避免剧烈运动，少吃刺激性食物，尤其是咖啡和茶。

（3）药物治疗。抗甲状腺药物（甲巯咪唑）（2分）、β受体阻滞剂（普萘洛尔）（2分）。

问题7：根据检验检查结果，诊断及治疗是否需要调整？（10分）

答案及评分：

（1）诊断：Graves病（Graves disease，又称毒性弥漫性甲状腺肿）。结合患儿促甲状腺素受体抗体明显升高（TRAb 21.1 U/L），故诊断（3分）。结合患儿胸片结果，不符合肺结核（2分）；结合患儿甲状腺超声结果，不符合甲状腺炎（2分）。

（2）治疗：继续当前治疗，不需要调整治疗方案（3分）。

问题8：知识点复习——甲状腺功能亢进症的病因有哪些？（5分）

答案及评分：

儿童甲状腺功能亢进症的病因包括：Graves病、垂体TSH腺瘤、毒性结节性甲状腺肿、甲状腺自主高功能腺瘤、碘致性甲状腺功能亢进症（5分）。

问题9：知识点复习——儿童甲状腺功能亢进症的临床表现有哪些？（5分）

答案及评分：

高代谢表现（多食但消瘦、多汗、乏力、腹泻、注意力不集中、失眠、心悸、学习成绩下降等）、甲状腺肿大、手震颤、突眼（5分）。

问题10：知识点复习——甲亢的治疗方法有哪些（适应证）？（10分）

答案及评分：

（1）药物治疗（3分）。①适用于儿童、无法行甲状腺大部分切除术者、中到重度活动性甲状腺功能亢进症眼病者。②儿童Graves病的首选治疗方案：首选甲巯咪唑（methimazole，MMI），除了甲状腺危象、对甲巯咪唑治疗反应差或拒绝行放射碘或手术治疗的患者，应考虑使用丙基硫氧嘧啶（propylthiouracil，PTU）。

（2）手术治疗（3分）。①有压迫症状或甲状腺肿大明显（≥80 g）。②证实或怀疑为甲状腺恶性肿瘤（如细胞学检查怀疑或不能定性）。③大的无功能或低功能结节。④合并甲状旁腺功能亢进需要手术治疗的。⑤中到重度活动性甲状腺功能亢进症眼病。⑥经药物治疗无法获得缓解者。

（3）碘-131治疗（4分）。①计划怀孕的女性患者（假如甲状腺激素水平正常，放射碘治疗后4～6个月）。②老年患者、外科手术风险较高患者。③既往曾手术治疗或颈部外照射治疗，无法进行甲状腺大部分切除术患者。④有药物使用禁忌的患者。

问题11：知识点复习——甲状腺功能亢进症药物治疗的注意事项有哪些？（10分）

答案及评分：

（1）告知患者药物治疗的疗程及缓解率（4分）。药物治疗3～5年后缓解率仍可达到50%左右，延长药物疗程并不会使患者的缓解率增加。甲状腺肿较大（≥80 g）患者的缓解率较低。TRAb持续高水平和CDFI提示甲状腺血流丰富的患者复发率较高，此类患者在停用甲状腺药物后需要更密切地监测甲状腺功能。

（2）告知患者抗甲状腺药物的副反应，出现以下情况需立即就诊（3分）。痒疹、黄疸、白陶土样便或尿色加深、关节痛、腹痛、恶心、疲乏、发热和咽炎。在使用抗甲状腺药物前和随后的随访中，出现粒细胞缺乏时立刻终止用药。如转氨酶水平达到正常上限2～3倍（无论是在治疗初期、偶然发现或临床检查）且在1周内复查无改善者，需停用药物。在停药后，应每周监测肝功能，如果无证据表明肝功能改善，需转诊至胃肠专家或肝病专家。

（3）告知患者监测注意事项（3分）。在开始治疗后1周检测血常规，2周复查肝功能，4周需监测血清FT4水平，并根据结果调整剂量。在调整至最小治疗剂量后甲状腺功能正常时，4～8周监测甲功1次较为合适，在甲状腺功能完全正常后，评估生化和临床情况的间隔可延长至2～3个月。

第三节　矮　小　症

【病史题干】

患儿，男，10岁8个月，以"HT增长缓慢4年余"为主诉入院。患儿于4年前（当时年龄6岁）无明显诱因出现HT增长缓慢，年HT增长具体情况不详（自述6岁前与同龄人HT相仿，6岁后逐渐较同龄人矮，HT在班级中排倒数第二）。

问题1：针对以上，还应该询问哪些病史？（10分）
答案及评分：
（1）补充现病史：询问饮食习惯、喂养方式、夜间睡眠时间、运动量、生病情况、特殊药物使用情况、有无重大事件发生、第二性征发育情况（2分）及伴随症状（2分）。结果：食量一般，无挑食，无乏力和多汗，无腹胀及便秘，无性格异常及畏寒，无肤色改变和多毛，无睾丸增大及阴毛生长，无头晕及头痛，无视物模糊和呕吐，无多饮和多尿，无长期发热及咳喘，无长期腹泻。自发病以来，患儿精神状态良好，睡眠情况良好，22:00—23:00入睡，大小便未见异常。平素体健，智力正常，学习成绩中等，体育运动正常（喜欢打篮球）。
（2）既往史补充询问特殊药物使用情况、生病情况（2分）。结果：无。
（3）补充个人史：出生史（1分）、生长发育史（1分）。结果：无特殊。
（4）补充家族史：父母发育年龄，有无男性HT<160 cm，女性HT<150 cm，同胞兄弟姐妹HT，有无骨骼发育不良史、遗传代谢性疾病病史（2分）。结果：爷爷170 cm，奶奶155 cm，外公170 cm，外婆155 cm，父153 cm，母153 cm，大姐25岁 145 cm，二姐23岁152 cm，三姐21岁 153 cm，四姐17岁 145 cm，五姐14岁 150 cm，其姐姐均初中月经初潮。

【查体题干】

T 36.4 ℃，R 20次/min，P 89次/min，BP 112/68 mmHg，HT 119.8 cm，WT 25.4 kg。神志清醒，精神状态较好。正常面容，全身皮肤黏膜无皮疹、色素痣、色素沉着及皮下出血点，浅表淋巴结未扪及肿大。眼睑无水肿，结膜无充血，巩膜无黄染，双侧瞳孔等大等圆，对光反射灵敏。颈无抵抗，甲状腺无肿大。双肺呼吸音清，未闻及干湿性啰音。心律齐，心音有力，未闻及杂音。腹平软，未扪及包块，肝、脾肋下未扪及肿大。四肢活动自如，双下肢无浮肿。神经系统查体未见异常。

问题2：针对以上，还应该补充哪些查体？（10分）

答案及评分：

（1）坐高、指距、BMI（2分）。结果：坐高65.6 cm，指距122 cm，BMI 17.64 kg/m²。

（2）特殊面容（2分）。结果：耳位稍低，余无异常。

（3）全身皮肤（2分）。结果：皮肤黝黑，右腿部可见一咖啡斑8 cm×4 cm。

（4）阴毛、腋毛、乳房（2分）。结果：A1/PH1/B1。

（5）阴茎、睾丸（2分）。结果：双侧睾丸2～3 cm，阴囊发育正常，无色素沉着，阴茎5 cm×1.8 cm。

【前期辅助检查】

骨龄：9.5岁（落后1岁）。

问题3：初步诊断及其依据。（10分）

答案及评分：

（1）诊断：矮小症。依据：HT 119.8 cm，低于同年龄、同性别、同种族儿童平均HT−2SD（2.5分）或低于同年龄、同性别、同种族儿童平均HT第3百分位（2.5分）。

（2）诊断：匀称型矮身材。依据：坐高/HT（2.5分）、指距/HT（2.5分）。

问题4：需要与哪些疾病鉴别？（10分）

答案及评分：

（1）家族性矮小（2.5分）。患儿智力正常，父亲153 cm，母亲153 cm，外婆、奶奶155 cm，大姐25岁145 cm，二姐23岁152 cm，三姐21岁153 cm，四姐17岁145 cm，五姐14岁150 cm，需要考虑，予生长激素（growth hormone，GH）激发试验进一步明确。

（2）生长激素缺乏症（2.5分）。患儿体形匀称，主要表现为HT增长缓慢，智力正常，且骨龄落后于实际年龄1年，故考虑，予GH激发试验、垂体MRI平扫+增强进一步明确。

（3）甲状腺功能减退症（2.5分）。患儿有生长迟缓、骨龄落后，需要注意，但患儿无黏液面容、智力低下、皮肤粗糙、毛发蜡黄等，不支持，予完善甲状腺功能相关检查协诊。

（4）骨、软骨发育不全（2.5分）。患儿主要表现为身材矮小，需考虑，但患儿无特殊面容、头颅大小正常，上下部量比例正常等不支持，暂不考虑。

问题5：如何初步治疗？（10分）

答案及评分：

矮身材儿童的治疗措施取决于其病因，故需全面评估（10分）。

问题6：需要做哪些进一步检验检查？（10分）

答案及评分：

（1）血尿常规、生化、甲状腺功能、肿瘤标志物检查（2.5分）。结果：无异常。

（2）IGF-1、IGFBP-3、生长激素GH激发试验（2.5分）。结果：IGF-1 63 ng/mL，IGFBP-3 3.1 μg/dL，GH峰值7.21 ng/mL。

（3）垂体MRI平扫+增强（2分）。结果：无异常。

（4）促肾上腺皮质激素（adrenocorticotropic hormone，ACTH）、皮质醇、促黄体生成素（luteinzing hormone，LH）、卵泡刺激素（follicle-stimulating hormone，FSH）测定（1分）。结果：无异常。

（5）全脊柱正侧位片（1分）。结果：脊柱侧弯。

（6）染色体检查（1分）。结果：无异常。

问题7：根据检验检查结果，做哪些诊断和治疗调整？（10分）

答案及评分：

（1）诊断（5分）：家族性矮小。GH激发试验、垂体MRI、甲状腺功能不符合生长激素缺乏、甲状腺功能减退症。

（2）治疗（5分）。生长激素治疗0.15~0.2 U/(kg·d)，皮下注射，疗程视需要而定，通常不宜短于1~2年。

问题8：知识点复习——儿童矮身材的病因有哪些？（10分）

答案及评分：

（1）非内分泌缺陷性矮身材（2分）。家族性、特发性矮小身材；体质性青春发育期延迟，营养不良性矮小身材。

（2）生长激素缺陷（2分）。垂体发育异常、生长激素及生长激素释放激素缺陷、生长激素受体缺陷、IGF-1缺陷。

（3）颅脑损伤（2分）。围产期损伤，颅底骨折、放射线损伤、术后损伤等。

（4）脑浸润病变（2分）。肿瘤、朗格罕氏组织细胞增生症。

（5）其他（2分）。小于胎龄儿（small for gestational age infant，SGA）、精神心理性、染色体畸变、发育障碍、慢性系统性疾病。

问题9：知识点复习——生长激素激发试验常用药物的机制是什么？（10分）

答案及评分：

（1）胰岛素（2.5分）：低血糖、抑制生长抑素释放。

（2）精氨酸（2.5分）：抑制生长抑素释放。

（3）左旋多巴（2.5分）：兴奋生长激素释放激素。

（4）溴比斯的明（2.5分）：抑制生长抑素释放。

问题10：知识点复习——生长激素常见副作用有哪些？（10分）

答案及评分：

（1）甲状腺功能减低（2分）。

（2）糖代谢改变（2分）。

（3）特发性良性颅高压（1分）。

（4）抗体产生（1分）。

（5）股骨头滑脱、坏死（2分）。

（6）注射局部红肿、皮疹（1分）。

（7）诱发肿瘤的可能性（1分）。

第四节　糖尿病酮症酸中毒

【病史题干】

10岁男孩，以"多饮、多食、夜尿2个月，呕吐、精神差1 d"就诊。患儿2个月前出现食欲增加、食量增大。伴多饮，每日饮水多于2 000 mL，伴小便量增加（具体量不详），并夜尿逐渐增多，每日1～2次，否认头痛、呕吐、腹泻病史，无视物模糊。于外院就诊嘱其控制饮水量，无其他治疗。症状无明显缓解。1 d前患儿因低热于外院就诊，后出现呕吐，非喷射性，呕吐物为胃内容物，无咖啡渣样物。伴精神差，萎靡不振，无抽搐及明显意识障碍。患儿腹痛无缓解，为进一步治疗来我院就诊。

问题1：针对以上，还应该询问哪些重要病史？（10分）

答案及评分：

（1）补充现病史：询问有无消瘦，WT减轻情况（2分）。结果：有，近2个月WT减轻2 kg。有无腹痛及具体情况（1分）。结果：无腹痛。外院就诊情况（1分）。结果：外院予输注5%葡萄糖、氯化钠溶液对应处理。一般情况（1分）。

（2）补充既往史：询问有无糖尿病家族史（2分）。结果：无。有无其他内分泌疾病（1分）。结果：无。有无药物、毒物接触、放射线接触等（1分）。结果：无。

（3）补充个人史（1分）：出生史、生长发育史、预防接种史。

【查体题干】

入院查体：T 37.0 ℃，R 28次/min，P 110次/min。鼻翼扇动，咽充血，气促，双肺呼吸音清。心音有力，律齐，未闻及杂音。腹软，肝、脾未扪及肿大，无固定压痛。四肢活动度可。克氏征、巴氏征未见异常。

问题2：针对以上情况，还应该补充哪些重要体征？（10分）

答案及评分：

（1）BP（1分）。结果：100/66 mmHg。WT及HT（1分）。结果：分别为28 kg、139 cm。

（2）神志及瞳孔（2分）。结果：嗜睡，对光反射灵敏。

（3）脱水程度评估（2分）。结果：皮肤口唇干燥、眼窝凹陷、口唇樱红。

（4）有无深大呼吸及酮味，呼吸节律是否规则（2分）。结果：有。

（5）末梢循环及CRT（2分）。结果：四肢末梢温暖，CRT 2 s。

【前期辅助检查】

患儿急查：尿糖（+++）；血糖28 mmol/L，酮体3.6 mmol/L。急查血气分析提示如下：pH 6.96，PaO_2 86 mmHg，$PaCO_2$ 22 mmHg，SO_2 95%，BE −14 mmol/L，HCO_3^- 4.8 mmHg，Na^+ 136 mmol/L，K^+ 3.6 mmol/L，Cl^- 104 mmol/L，GLU 28 mmol/L。

问题3：初步诊断及诊断依据。（10分）

答案及评分：

诊断：儿童糖尿病伴DKA，重度脱水（4分）。依据：①10岁男孩，"三多一少"典型症状（2分）。②查体有伴皮肤干燥及口唇干燥，眼窝凹陷的脱水征、鼻翼扇动、深大呼吸、口唇樱红症状（2分）。③尿糖（+++）；血糖 28 mmol/L，酮体升高，血气分析提示酸中毒（2分）。

问题4：需要和哪些重点疾病鉴别？（10分）

答案及评分：

（1）尿崩症。多饮、多尿，有脱水征，需要与之鉴别。但尿崩症患儿多血钠升高，不伴有深大呼吸、口唇樱红表现；血糖、尿糖升高、酮体升高及血气分析提示酸中毒不支持尿崩症诊断（5分）。

（2）急腹症。DKA患儿常有呕吐、腹痛等消化道症状，需要与之鉴别。但急腹症患儿常伴外伤、感染病史，腹部固定压痛及血常规、PCT等感染指标升高，腹部平片、超声及CT等有助于鉴别诊断（5分）。

问题5：应如何进行初步处理？（10分）

答案及评分：

（1）立即收入院（2分）。

（2）告病重、心电监护，必要时给氧支持（2分）。

（3）对神志、生命体征、脱水程度、酸中毒程度、呼吸节律、循环状态进行评估并急诊予血糖、血气分析、电解质、血酮体等检查（2分）。

（4）建立2条或2条以上静脉通路（2分）。

（5）生理盐水20 mL/kg在30～60 min匀速输入，如末梢循环无改善可继续应用生理盐水或胶体液扩容，但扩容总量不超过30 mL/kg（2分）。

问题6：叙述DKA治疗目标及中心内容。（10分）

（1）治疗目标（5分）。纠正脱水酸中毒，维持血糖接近正常，避免相关的并发症，注意识别和处理突发事件。

（2）中心内容（5分）。补液和小剂量胰岛素应用等降低血糖、纠正酮症酸中毒的相关处理。

问题7：以国际推荐的48 h均衡补液法为例，扩容后后续治疗中如何为患儿补液及监测要点？（15分）

答案及评分：

补液。

（1）首先按照脱水程度计算出累计损失量。累积丢失量（mL）= 估计脱水百分数（%）× WT（kg）× 1 000（mL）；对于难以准确判断脱水程度的患者，每日液体总量一般不超过每日维持量的1.5～2倍（2分）。

（2）维持量计算。体表面积法：维持量每日1 200～1 500 mL/m²（2分）。

（3）补液总量 = 累积丢失量 + 维持量。总液体张力约1/2张。48 h匀速输入（2分）。

（4）扩容后继之以0.45%的生理盐水输入。对于输含钾液无禁忌的患儿，尽早将含钾液加入上述液体中，并逐渐减慢输液速度，进入序贯补液阶段（2分）。

（5）当血糖降至12～17 mmol/L，改为输入含糖液，使血糖维持在8～12 mmol/L（2分）。

监测要点。

（1）生命体征（2分）。

（2）神志（1分）。

（3）出入量、循环状态（1分）。

（4）血渗透压、电解质、血糖、血酮体（1分）。

问题8：简述加入胰岛素治疗应用条件及初始剂量。（10分）

答案及评分：

（1）胰岛素一般在补液后1 h后开始应用（2分），特别是对有休克的患儿，只有当休克恢复、含钾盐水补液开始后，才可应用胰岛素（3分）。

（2）小剂胰岛素最初为0.1 U/(kg·h)（2分），血糖下降速度一般为每小时2～5 mmol/L（2分），胰岛素输注速度一般不低于0.05 U/(kg·h)（1分）。

问题9：治疗观察中，患儿突发烦躁或昏睡交替，不易唤醒。初步考虑哪种合并症？如何处理？（15分）

答案及评分：

合并症为脑水肿（5分）。

处理如下。①限制液体输入量（2分）。②甘露醇0.25～1 g/kg 20 min内泵入，如无反应30～120 min后可重复（2分）。③甘露醇无效且伴低钠血症患者可予3%NaCl 5～10 mL/kg 30 min内输入（2分）。④输液速度减慢1/3（2分）。⑤抬高床头，必要时呼吸支持（2分）。